# 肿瘤 PET/CT 图谱
## ——神经和头颈部肿瘤卷

主　编　姚稚明　李思进

主　审　李亚明

副主编　徐　浩　樊　卫　杨国仁　王跃涛

编　委（按姓氏笔画排序，* 为核心编委）

王振光*　　王跃涛　　艾　林*　　龙　斌　　兰晓莉*　　李林法*

李思进　　杨国仁　　邱　春　　邵晓梁　　庞伟强　　姚稚明

徐　浩　　凌雪英　　靳　水　　缪蔚冰*　　樊　卫

人民卫生出版社

图书在版编目（CIP）数据

肿瘤 PET/CT 图谱.神经和头颈部肿瘤卷/姚稚明,
李思进主编. —北京:人民卫生出版社,2020
ISBN 978-7-117-30096-4

Ⅰ.①肿… Ⅱ.①姚…②李… Ⅲ.①神经系统疾病
-肿瘤-计算机 X 线扫描体层摄影-影像诊断-图谱②头颈
部肿瘤-计算机 X 线扫描体层摄影-影像诊断-图谱
Ⅳ.①R730.4-64

中国版本图书馆 CIP 数据核字(2020)第 097042 号

| | |
|---|---|
| 人卫智网　www.ipmph.com | 医学教育、学术、考试、健康,购书智慧智能综合服务平台 |
| 人卫官网　www.pmph.com | 人卫官方资讯发布平台 |

肿瘤 PET/CT 图谱——神经和头颈部肿瘤卷

主　　编:姚稚明　李思进
出版发行:人民卫生出版社(中继线 010-59780011)
地　　址:北京市朝阳区潘家园南里 19 号
邮　　编:100021
E - mail:pmph @ pmph.com
购书热线:010-59787592　010-59787584　010-65264830
印　　刷:北京顶佳世纪印刷有限公司
经　　销:新华书店
开　　本:889×1194　1/16　　印张:19
字　　数:602 千字
版　　次:2020 年 7 月第 1 版　2020 年 7 月第 1 版第 1 次印刷
标准书号:ISBN 978-7-117-30096-4
定　　价:238.00 元

打击盗版举报电话:010-59787491　E-mail:WQ @ pmph.com
质量问题联系电话:010-59787234　E-mail:zhiliang @ pmph.com

# 编 者（按姓氏笔画排序）

王　运　浙江省肿瘤医院
王振光　青岛大学附属医院
王跃涛　常州市第一人民医院
牛　荣　常州市第一人民医院
艾　林　首都医科大学附属北京天坛医院
龙　斌　浙江省肿瘤医院
卢婷婷　山东省肿瘤医院
叶雪梅　浙江省肿瘤医院
兰晓莉　华中科技大学同济医学院附属协和医院
李大成　青岛大学附属医院
李林法　浙江省肿瘤医院
李思进　山西医科大学第一医院
杨国仁　山东省肿瘤医院
邱　春　常州市第一人民医院
张　洁　华中科技大学同济医学院附属协和医院
张飞飞　常州市第一人民医院
陈少明　福建医科大学附属第一医院
陈聪霞　北京医院
邵晓梁　常州市第一人民医院
林晓平　中山大学附属肿瘤医院
庞伟强　浙江省肿瘤医院
郑　山　福建医科大学附属第一医院
姚稚明　北京医院
徐　浩　暨南大学附属第一医院
凌雪英　暨南大学附属第一医院
靳　水　浙江省肿瘤医院
缪蔚冰　福建医科大学附属第一医院
樊　卫　中山大学附属肿瘤医院

**学术秘书**　陈聪霞　李　旭　郝新忠
**工作秘书**　秦　嵩　石　磊　武　萍

3

# 主编简介

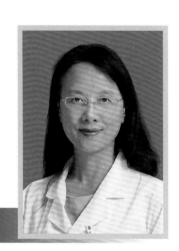

姚稚明

　　博士、主任医师、教授,现任北京医院核医学科和教研室主任、医学影像中心和教研室副主任,北京大学医学部核医学学系副主任,中华医学会核医学分会常务委员,《中华核医学与分子影像杂志》常务编委,中国医学装备协会核医学装备与技术专业委员会副主任委员。

　　1983年获医学学士学位后从事心肺内科临床12年,期间获急救医学心血管病专业硕士学位。1992年在日本县立广岛医院循环器内科访问学者。1998年毕业于中国协和医科大学,获心血管核医学专业医学博士学位;其后在北京医院核医学科工作至今。

　　从事临床核医学医教研工作20余年,主要侧重PET/CT诊断学和心血管核医学,所领导的核医学科为国家临床重点医学影像科专科组成科室。先后主持承担了国际原子能机构、国家自然科学基金、中央保健局、首都医学发展基金重点课题、首都临床特色应用研究专项课题以及国家科技支撑项目的子课题。长期主办国家级继续教育项目PET/CT学习班。参加了3个核医学相关临床药物试验研究和国产PET/CT设备临床试验研究。担任国家原子能机构(IAEA)多项亚太地区合作项目的中国协调员和培训医师的工作。主编PET/CT专著2部,副主编SPECT/PET/CT专著1部。在 *European Journal of Nuclear Medicine and Molecular Imaging*、*Journal of Nuclear Cardiology* 等国内外杂志发表论文。

# 主编简介

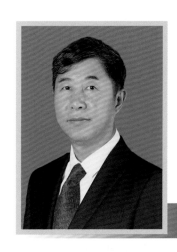

李思进

医学博士、主任医师、教授,现任山西医科大学校长,中华医学会核医学分会主任委员,《中华核医学与分子影像杂志》副总编辑,分子影像精准诊疗省部共建协同创新中心主任。

于1985年、1988年毕业于山西医科大学并获医学学士和硕士学位,1995年毕业于中国协和医科大学,获医学博士学位。2005年在牛津大学John Radcliffe医院高级访问学者。从事临床核医学工作30多年,主持承担国家科技重大专项、国际原子能机构、国家自然科学基金等科研课题10多项。主编、主译专著各1部,副主编、参编全国统编教材8部。作为PI主持3项国内多中心临床药物研究及3项大型设备临床试验研究。主持编写了我国《核素心肌显像临床应用指南》《临床核医学辐射安全专家共识》等。多篇代表性论文发表在 *Journal of Nursing Measurement*、*European Journal of Nuclear Medicine and Molecular Imaging* 杂志,已授权发明专利4项,国际专利2项,软件著作2项。2019年获评"国之名医"称号。

# 序　一

　　和平利用核能是人类命运共同体发展的客观需求之一。中国为推进世界和平利用核能作出了巨大贡献，也引领着核能应用的世界先进潮流，在农、工、医等行业推进科技发展、造福民众，为世人所称道。每当看见我国又取得核能应用新进展，总是倍感欣慰。

　　核医学是利用核技术造福人类的典范。通过核素显像诊断、核素辐射治疗疾病而为患者服务。正电子发射型断层/CT仪（PET/CT）是目前临床上最尖端的分子影像设备，其诊断效能极高。虽然PET/CT诞生只有十余年的历史、国际上也只有为数不多的厂家能够生产PET/CT，但是，我国就已有数个厂家能够生产包括最顶级的PET/CT在内的、不同档次的PET/CT，PET/CT应用在我国逐渐得以推广。这是可喜可贺的好事！

　　随着我国PET/CT应用的发展，高度专业化的PET/CT人才和专著相对匮乏。姚稚明教授、李思进教授本着认真实干的精神，组织一批我国富有经验的PET/CT知名专家编写了这套《肿瘤PET/CT图谱》系列专著。这样的系统性图谱具有很好的参考性，能为读者答疑解惑，一定可以成为PET/CT诊断医师的案头工具书。

李冠兴

中国工程院院士　中国核学会理事长

2020年2月

# 序 二

PET/CT 是分子影像最尖端的设备,自十余年之前走向临床实践以来,PET/CT 在世界范围内迅速为临床医师所称道、重视,尤其在推进肿瘤临床诊断学发展中发挥了举足轻重的作用。

我国 PET/CT 临床应用经历了一个从缓慢发展到较快增长的历程。跟随这个历程发展的,是我国 PET/CT 临床能力的不断提升,人才逐渐壮大,PET/CT 检查应用持续扩展。截至 2019 年,我国已经安装 300 多台 PET/CT。

作为横跨医学影像学中核医学和放射学的 PET/CT,其对跨学科人才要求非常高。我国除了核医学科运行了大部分的 PET/CT 以外,放射科或医学影像中心也运行了一部分 PET/CT,这就充分体现了这种跨学科需求。虽然经过十几年的发展,我国 PET/CT 专业人才数量有了极大的增长,并涌现出一批高质量的 PET/CT 专著,但与国家 PET/CT 发展规划的增长速度相比,未来相关人才及其培养仍有很大缺口。

姚稚明教授、李思进教授组织我国众多知名 PET/CT 专家编写的《肿瘤 PET/CT 图谱》系列丛书,是我国首部肿瘤专科领域的系统性 PET/CT 图谱。他们以相当务实和精益求精的精神,系统展示了各种肿瘤的 PET/CT 征象和诊断要点、鉴别诊断要点。由于肿瘤种类繁多、表现各异,尤其是不同肿瘤 PET 征象之间的差异、同一肿瘤不同病理生理亚型的 PET 征象之间的差异,对于 PET/CT 诊断医师而言,没有长期的积累,很难全部遇到。因此,《肿瘤 PET/CT 图谱》这种系统性的、以扩展影像诊断角度为特色的 PET/CT 全视野图谱,肯定能够成为从事 PET/CT 诊断医师的案头工具书,同时,也能够成为临床医师快速查阅性 PET/CT 工具书。

中华医学会核医学分会第四届主任委员
2020 年 2 月

# 序 三

PET/CT 是目前分子影像中最为成熟的设备,已广泛应用。随着 PET 分辨率不断提高、消除呼吸运动影响等新技术的出现,以及临床实践经验的不断积累,再加上基于 PET/CT 影像病理大数据融合的影像组学分析开始在临床中的应用,明显提高了 PET/CT 检出病灶的精确性和对疾病诊断的准确性,使更多的患者受益,临床依赖性逐步增强。毋庸置疑,PET/CT 是使核医学科在医院地位持续升高的关键设备之一。

在 2018 年国家发布的 18 个肿瘤病种规范指南中,有 15 种肿瘤诊疗规范对 PET/CT 的临床应用进行推荐,特别是对原发性肺癌和淋巴瘤的诊疗 PET/CT 被推荐为最佳方法,另外 13 种肿瘤对 PET/CT 在诊断、分期与再分期、疗效评价和预后评估等不同方面的优势进行了介绍,并推荐有条件时使用。以上彰显了 PET/CT 在我国的应用正逐步走向规范化。

我国约 70% 的 PET/CT 由核医学科运行,其他为医学影像中心或放射科主管。PET/CT 一次检查全身成像决定了 PET/CT 整体化、跨学科的诊断模式。为此,从事 PET/CT 诊断的医生属跨学科人才,既要有非常广泛的医学临床和影像学专业知识,又要有非常深厚的各专科诊断功底。近年来,我国出版了一批高质量 PET/CT 理论、临床和病例分析的专著,为培养 PET/CT 专业人才作出了很大贡献。

世界上商用 PET/CT 于 2001 年 5 月问世,随后 2002 年国内引进第一台 PET/CT,截至 2019 年已达 330 余台。按照国家规划,未来 3 年内,PET/CT 数量将翻一番,因此对从事 PET/CT 的专业人员有更多的需求,培养人才的任务也更为迫切。由姚稚明教授和李思进教授组织我国具有临床经验的 PET/CT 专家奉献给读者的《肿瘤 PET/CT 图谱》系列丛书(4 册),是我国首部肿瘤专科领域系统性的 PET/CT 图谱,总计 902 个病例,每个案例中不仅包含简短的病史、尽可能收集到的相关影像学和病理学资料,还参照专著和历史文献,对病例进行了简要分析,突出的展示了各系统肿瘤 PET/CT 的征象、诊断要点以及其需要鉴别病变的特点。

图谱的教学方式特别适用于影像医学专业(放射医学、核医学和超声医学),因为这些专业要依据图像进行诊断。笔者在职业生涯中,很喜欢阅读国内外图谱类专著,且从中受益匪浅,印象很深的是当在工作中发现比较少见的病例时,经常翻阅图谱查找对照,有些问题即迎刃而解,有的还写成个案报道在杂志上发表。本人期望,这一系统性的肿瘤 PET/CT 图谱,能够得到读者的青睐,成为 PET/CT 诊断医师的案头书,临床医师快速查阅有关 PET/CT 的工具书,临床肿瘤学和放射治疗学医师系统地了解 PET/CT 在肿瘤诊断和治疗中应用的参考书,对培养 PET/CT 专业人才发挥重要的作用。

屈婉莹

中华医学会核医学分会第五届主任委员

2020 年 2 月

# 前　言

　　PET/CT 作为影像医学的重要组成部分,在分子影像精准诊疗方面发挥着越来越重要的作用,其优势和临床价值逐渐得到认可,并在临床实践中得到越来越广泛的应用。全球每年有千百万例患者(我国目前为 90 万例)通过接受 PET/CT 检查而得到了早期、精准的诊断,进而得到了精确的治疗,使患者本人、家庭以及社会均获益匪浅。随着医学技术的进步,知识日新月异,核医学科医、技人员和研究生、临床医生和相关影像科医生及研究生迫切需要对 PET/CT 相关知识及其临床应用价值进行进一步全面、系统的掌握和了解。

　　为了适应我国核医学的快速发展,满足广大医务人员的需求,我们组织国内 27 所大学附属医院和 16 所三级甲等医院的 171 位一线优秀核医学专家和学者,历时两年余,从各自单位精心挑选出最好、最完整的病例,编辑成了这部由 4 卷分册组成的《肿瘤 PET/CT 图谱》。

　　《肿瘤 PET/CT 图谱》由 4 个分卷组成,分别为神经和头颈部肿瘤卷、胸部肿瘤卷、腹盆部肿瘤卷、淋巴血液和骨骼软组织肿瘤卷。各卷以不同肿瘤自成章节,以典型病例的影像分析为主线,融合 PET/CT 专业知识、临床、影像和病理等相关内容为一体。具体内容包括:临床概述、PET/CT 诊断要点、影像的典型和不典型表现、容易混淆疾病的 PET/CT 表现。本书的特点是以 FDG PET 影像为主,兼有多种显像剂 PET 图像;以常见肿瘤为主,兼有少见肿瘤;各分卷既相对独立,又相互关联,内容丰富,图像清晰。

　　本书撰写的宗旨是注重临床实践、满足临床所需、提升影像解析能力。撰写过程中强调内容的新颖性、实用性、可读性以及知识的全面性和系统性。我们的初心就是想为大家奉献一部全面、系统、精美的案头书。

　　感谢众多专家为该书的撰写奉献了宝贵时间和聪明才智,分享了宝贵经验,向他们一丝不苟、精益求精的工作作风和治学态度学习、致敬!

　　由于诸多原因,尽管我们力求完美,但受水平所限,难免存在不足和疏漏之处,敬请广大读者批评与指正。

姚稚明　李思进

2020 年 5 月 7 日

# 目　录

# 第一篇

## 神经系统肿瘤 PET/CT

# 第一章　总　　论

## 一、临床与病理

1. **颅内肿瘤**　颅内肿瘤分原发性和继发性两大类,占所有成年人恶性肿瘤的 1%～2%。原发性肿瘤可发生于脑组织、脑膜、脑神经、血管、垂体及残余胚胎组织等,继发性肿瘤是指身体其他部位的恶性肿瘤转移或侵入颅内形成的肿瘤。颅内肿瘤可发生于任何年龄,以 20～50 岁年龄组多见。儿童及青少年患者以颅后窝中线部位的肿瘤为多,如髓母细胞瘤、颅咽管瘤及松果体区肿瘤等。成人患者多为胶质细胞瘤,其次为脑膜瘤、垂体瘤、神经鞘瘤、中枢神经系统淋巴瘤等。老年患者胶质细胞瘤及脑转移瘤多见。颅内原发性肿瘤的发病率无明显性别差异。颅内肿瘤的预后较差,已成为成年人神经系统疾病第 2 位死因。儿童脑肿瘤的发病率与死亡率均占儿童全身肿瘤的第 2 位。

颅内肿瘤的病因目前尚不完全清楚,诱发肿瘤的可能因素与遗传、物理、化学及生物因素相关。大多数脑肿瘤的临床表现为颅内高压引起的症状,肿瘤浸润、破坏脑、脑神经引起面轻偏瘫、失语、抽搐等脑定位性症状,以及人格、行为的改变,幻视、幻听、乱语等精神症状。脑肿瘤导致神经系统症状、体征的发生率和发作时间随肿瘤的类型、部位而不同。

颅内肿瘤的病理分类主要基于肿瘤的组织学特征。2007 年中枢神经系统(central nervous system,CNS)肿瘤分为七大类,分别为神经上皮组织起源肿瘤、脑神经和脊神经根起源肿瘤、脑膜起源肿瘤、淋巴和造血组织肿瘤、生殖细胞起源肿瘤、鞍区肿瘤、转移性肿瘤。2016 年世界卫生组织(World Health Organization,WHO)发布有关 CNS 肿瘤新分类,首次在常规组织学特征基础上增加分子分型来对 CNS 肿瘤进行定义,较 2007 年版最主要的变化包括:①确立在分子病理时代诊断 CNS 肿瘤的新概念;②弥漫型胶质瘤大范围重新分类,整合入基因诊断的新病种;③髓母细胞瘤大范围重新分类,整合入基因诊断的新病种;④其他胚胎性肿瘤大范围重新分类,整合入基因诊断的新病种,并去除了"原始神经外胚层肿瘤"的术语。

2. **椎管内肿瘤**　椎管内肿瘤占中枢神经系统肿瘤的 10%～20%,可分为原发性和继发性两类。原发性椎管内肿瘤系指位于椎管内的脊髓、神经血管、膜性和脂肪组织及骨性结构的肿瘤,是中枢神经系统肿瘤的重要组成部分;而继发性椎管内肿瘤主要指系统性恶性肿瘤经血液途径转移至椎管内或脑实质肿瘤经脑脊液途径种植、播散、转移至椎管内。

根据肿瘤与脊髓和硬脊膜等的解剖位置关系,椎管内肿瘤可以分为 3 种类型,即硬脊膜外肿瘤、髓外硬脊膜内肿瘤和髓内肿瘤。椎管内肿瘤以良性病变居多,手术全切除为首选治疗方案。虽然术后绝大多数患者预后良好,但仍然存在诸多因素影响手术效果。对于术中肿瘤未获全切除的患者,术后辅助治疗目前尚缺乏共识。

## 二、PET/CT 临床应用

1. **颅内肿瘤**　颅内肿瘤 $^{18}$F-FDG PET/CT 影像所见主要为病灶 CT 影像学表现和 $^{18}$F-FDG 的摄取水平,对 $^{18}$F-FDG 的摄取水平与肿瘤细胞糖代谢的活跃程度有关。例如:高级别脑胶质瘤恶性程度高,糖代谢异常活跃, $^{18}$F-FDG PET 影像可见明显高摄取(高代谢病灶),病灶对 $^{18}$F-FDG 摄取高于白质,接近或高于灰质;低级别脑胶质瘤恶性程度较低,增长较缓慢,糖代谢较低, $^{18}$F-FDG PET 影像可见摄取较低或不摄取

（低代谢病灶），病灶对$^{18}$F-FDG 摄取低于或接近白质；但部分偏良性的脑胶质瘤（如毛细胞型星形细胞瘤、神经节神经胶质瘤）也可出现$^{18}$F-FDG 高摄取。因此，颅内占位性病变疑似脑胶质瘤患者，如果$^{18}$F-FDG PET 影像可见明显高摄取，CT 呈瘤周水肿和占位性效应者，可考虑高级别脑胶质瘤。而低级别脑胶质瘤$^{18}$F-FDG PET 影像未见明显摄取，CT 无或有轻度瘤周水肿，占位性效应常不明显。常需要与脑转移瘤和颅内多发淋巴瘤相鉴别。脑转移瘤的病灶多为多发性，可表现为小病灶，但瘤周水肿明显，部分可呈环状放射性浓聚，全身显像可发现原发肿瘤病灶。颅内淋巴瘤的病灶多位于大脑中线，病灶放射性浓聚程度明显增高，瘤周水肿较轻，病灶常多发。

不同种类的颅内肿瘤影像学表现不同，其影像学评价包括病变性质判定、可能的级别或边界、疗效随访评价。目前的影像检查方法主要包括 CT、MRI、PET/CT、PET/MRI 等。$^{18}$F-FDG PET/CT 可用于恶性胶质瘤治疗后肿瘤复发与放射性坏死的鉴别、胶质瘤的疗效评估、胶质瘤的预后判断、低级别胶质瘤恶性转化的诊断、低级别胶质瘤诊断及复发的鉴别诊断、肿瘤活检部位的选择、照射野范围的勾画。

美国国家综合癌症网络（National Comprehensive Cancer Network，NCCN）指南（CNS 肿瘤部分）推荐的神经系统肿瘤影像学诊断原则：①MRI 是脑肿瘤诊断的"金标准"。②不能做 MRI 时，可行 CT（如幽闭恐惧症及体内植入物）。③磁共振波谱（MR spectroscopy，MRS）能够评价肿瘤及正常组织的代谢情况，其最佳用途是区分放射性坏死抑或肿瘤复发；对肿瘤分级或评价治疗效果有帮助，MRS 显示最异常的区域是进行活检的最佳靶点。④MRI 脑血流灌注可测量肿瘤部位脑血流量；对肿瘤分级和区分放射性坏死有益；最高灌注区域可能是活检的最佳靶点。⑤$^{18}$F-FDG PET 显像能够通过放射性标记物评估肿瘤及正常组织的代谢情况，其最佳用途是区分放射性坏死抑或肿瘤复发，亦可有助于肿瘤分级以及提供肿瘤活检的最佳靶区。

2. **椎管内肿瘤**　椎管内肿瘤$^{18}$F-FDG PET/CT 表现无特殊性，并不是影像学检查的常用手段，而 MRI 是其最主要的检查手段。MRI 平扫和增强扫描是诊断椎管内肿瘤最具临床价值的方法，基本可以确定肿瘤位于髓外或髓内、硬脊膜外或髓外硬脊膜下，并可分辨骨性结构与软组织的界面、压迫性或侵袭性骨质破坏，以及神经和椎旁组织结构受累程度。其中以 $T_2$WI 和增强 $T_1$WI 最具诊断价值，可对肿瘤的外部特征和内部性状进行良好展示。通过 CT 影像能够详细了解骨质破坏程度，有 MRI 检查禁忌证者，增强 CT 扫描可对肿瘤作出较好诊断。传统的脊柱 X 线正侧位和动力位检查对脊柱稳定性是否破坏或存在畸形，依然有其独特的诊断优势。新近进入临床应用的 PET/MRI 技术和 PET/CT-MRI 多模式分子影像技术对椎管内肿瘤术前评估可能更具临床价值。

（徐　浩）

## 参考文献

［1］LOIS D N，OHGAKI H，WIESTLER O D，et al. World organization classification of tumours of the central nervous system［M］. Lyon：International Agency for Research on Cancer（IARC）Press，2007.

［2］LOUIS D N，PERRY A，REIFENBERGER G，et al. The 2016 World health organization classification of tumors of the central nervous system：a summary［J］. Acta Neuropathol，2016，131（6）：803-820.

［3］中国中枢神经系统胶质瘤诊断和治疗指南编写组. 中国中枢神经系统胶质瘤诊断与治疗指南（2015）［J］. 中华医学杂志，2016，96（7）：485-509.

［4］赵军，王淑侠.胶质瘤 PET/CT 显像临床应用指南［M］//黄钢.核医学与分子影像临床应用指南.北京：人民卫生出版社，2016：21-25.

［5］NABORS L B，AMMIRATI M，BIERMAN P J，et al. Central Nervous System Cancers：Clinical Practice Guidelines in Oncology［J］. J Natl Compr Canc Netw，2013，11（9）：1114-1151.

［6］王贵怀.椎管内肿瘤［J］. 中国现代神经疾病杂志，2013，13（12）：983-985.

# 第二章 颅内肿瘤

## 第一节 胶 质 瘤

目前认为许多脑实质的原发肿瘤起源于多能神经干细胞。脑胶质瘤是指起源于脑神经胶质细胞的肿瘤目前广为接受的是 WHO 制定的脑肿瘤分类标准,2016 年对 2007 年第 4 版分类进行了修订。不同级别脑胶质瘤的 PET 成像特征各异。目前广泛使用的示踪剂为 $^{18}$F-FDG。低级别脑胶质瘤一般代谢活性低于正常脑灰质,高级别脑胶质瘤代谢活性可接近或高于正常脑灰质,但不同级别脑胶质瘤之间的 $^{18}$F-FDG 代谢活性存在较大重叠。氨基酸肿瘤显像具有良好的病变-本底对比度,对脑胶质瘤的分级评价优于 $^{18}$F-FDG,但仍存在一定重叠。

### 一、低级别弥漫性星形细胞瘤

低级别星形细胞瘤分化较好,但呈浸润性生长,无明确肿瘤边界,生长较为缓慢。星形细胞来源的肿瘤有恶变的趋势。大约 2/3 的低级别星形细胞瘤发生在幕上,大部分位于额颞叶,大约 20% 的肿瘤累及深部灰质核团,尤其是丘脑。约 1/3 肿瘤位于幕下。低级别星形细胞瘤占儿童脑干肿瘤的 50%,多位于脑桥,较少累及延髓。肿瘤有时可出现囊变和钙化,一般很少发生出血。镜下肿瘤呈弥漫浸润性,肿瘤细胞密集,呈轻度至中度核异型性,有丝分裂极少或无。$^{18}$F-FDG PET 示低级别胶质瘤放射性摄取程度与正常脑白质接近。$^{11}$C-MET 脑显像示肿瘤呈轻中度代谢增高(图 1-2-1~图 1-2-3)。主要的鉴别诊断包括间变型星形细胞瘤、少枝胶质细胞瘤、脑缺血和脑炎。

### 二、少枝胶质细胞瘤

大部分少枝胶质细胞瘤发生在皮质和皮质下,属分化较好、生长缓慢但呈弥漫浸润生长的肿瘤。85%~90% 位于幕上,额叶最常见(50%~65%),其次为顶叶、颞叶和枕叶,颅后窝和脊髓很少发生。肿瘤钙化较多常见。$^{18}$F-FDG 脑显像示肿瘤放射性摄取与白质接近,$^{11}$C-MET 脑显像示肿瘤放射性摄取明显增高(图 1-2-4~图 1-2-6)。主要鉴别诊断包括低级别弥漫性星形细胞瘤、神经节胶质瘤、脑炎和脑缺血。

### 三、胶质母细胞瘤

胶质母细胞瘤是最为常见的原发颅内肿瘤,生长迅速,肿瘤占位效应和瘤周水肿比较明显。肿瘤血供丰富,瘤内出血较常见。最常发生于大脑半球,容易累及皮质下白质和深部室旁白质,沿着胼胝体纤维束和皮质脊髓束侵袭蔓延,基底核和丘脑也是较常见的累及部位。小脑半球和脊髓极少发生胶质母细胞瘤。肿瘤体积差异较大,原发性胶质母细胞瘤一般较大并伴有坏死,继发性胶质母细胞瘤通常由低级别的星形细胞瘤中较小的肿瘤组织进展而来。胶质母细胞瘤具有较高的增殖指数(MIB-1),一般可超过 10%。胶质母细胞瘤的 $^{18}$F-FDG PET 提示葡萄糖摄取可存在较大差别,但大部分呈高摄取。$^{11}$C-MET 脑显像示胶质母细胞瘤实性部分放射性摄取增高,囊性坏死部分呈代谢缺失(图 1-2-7,图 1-2-8)。鉴别诊断包括脑脓肿、脑转移瘤、原发性中枢神经系统淋巴瘤、脱髓鞘等。

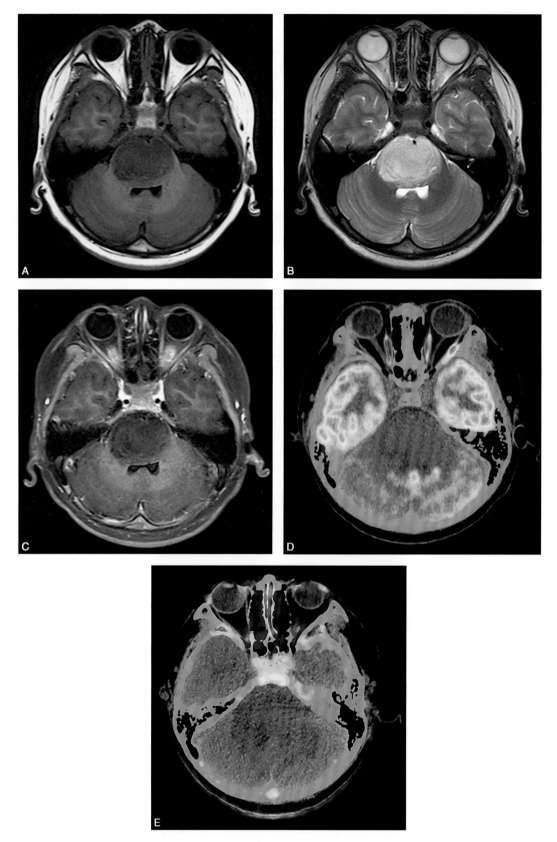

图 1-2-1　脑干低级别弥漫性星形细胞瘤（Ⅰ级）

A~C. MRI 的 $T_1WI$、$T_2WI$ 和 $T_1WI$ 增强序列,显示脑桥明显肿胀,第四脑室受压变小,增强扫描后肿块未见强化;D. $^{18}$F-FDG PET,脑桥病变仅见轻微放射性摄取;E. $^{11}$C-MET PET,病变未见明显放射性摄取。

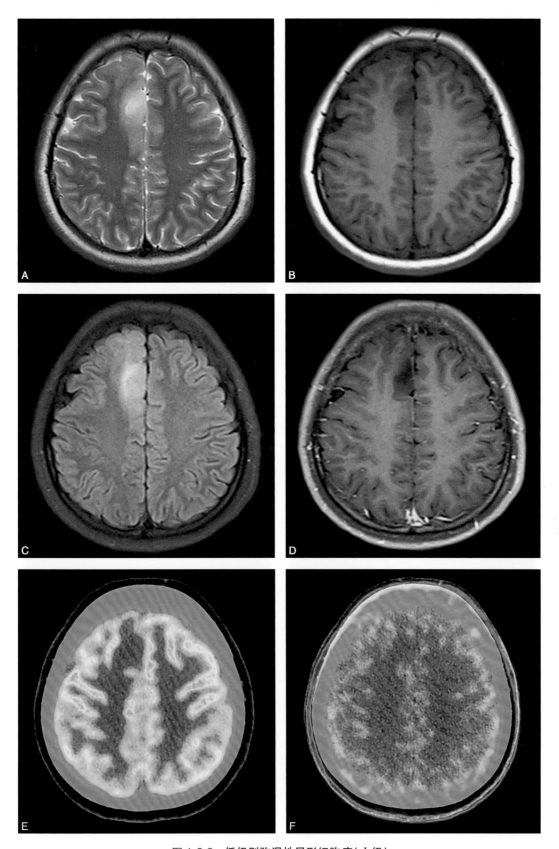

**图 1-2-2 低级别弥漫性星形细胞瘤（I级）**

A～D. MRI T$_2$WI、T$_1$WI、FLAIR 和 T$_1$WI 增强序列，显示右额叶皮质肿块边界不清，局部脑回肿胀，脑沟消失，MRI 未见强化；E、F. $^{18}$F-FDG PET 和 $^{11}$C-MET PET，显示病变的葡萄糖代谢及蛋氨酸代谢均较皮质明显减低。

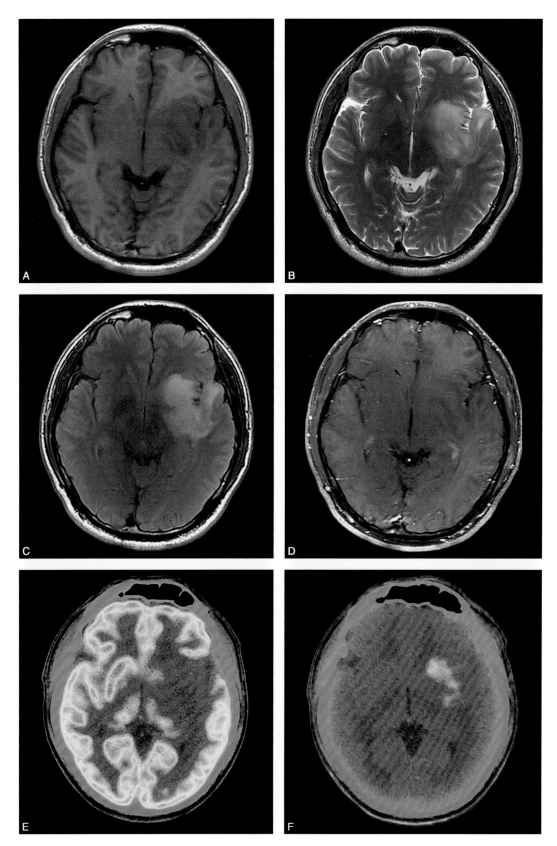

**图 1-2-3　低级别弥漫性星形细胞瘤(Ⅱ级)**

A~D. T₁WI、T₂WI、FLAIR 和 T₁WI 增强 MR 序列,显示左额、颞、岛叶弥漫肿块,边界不清,增强扫描后病灶无明显强化;E、F. ¹⁸F-FDG PET 和¹¹C-MET PET,病变葡萄糖代谢轻度升高,病变岛叶部分蛋氨酸代谢明显升高。

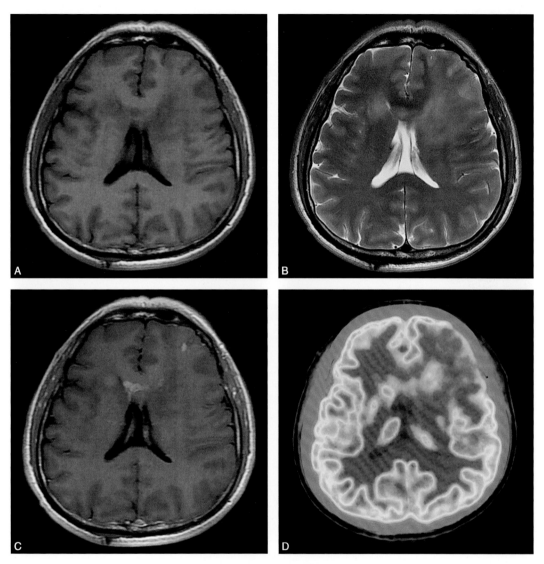

图 1-2-4　间变少枝胶质细胞瘤（Ⅲ级）

A~C. MRI $T_1WI$、$T_2WI$ 和 $T_1WI$ 增强 MR 序列，双额（左额为主）及胼胝体膝部可见弥漫长 $T_1$、长 $T_2$ 信号肿块影，信号不均匀，边界不清，增强扫描后病变内部可见斑片状强化；D. $^{18}$F-FDG PET，与白质相比葡萄糖代谢普遍升高，局部升高明显。

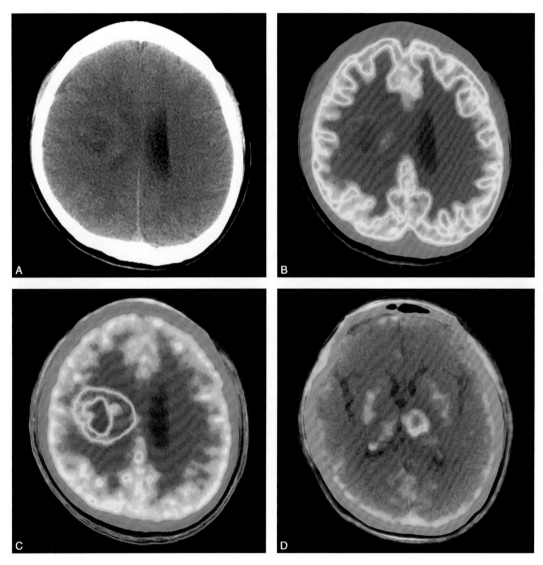

**图 1-2-5　间变少枝胶质细胞瘤(Ⅲ级)**

A. CT 平扫,可见右侧脑室旁混杂密度肿块,边界不清,周围可见中等度水肿,右侧侧脑室受压;B. $^{18}$F-FDG PET,显示肿块葡萄糖代谢呈不规则环形升高;C. $^{11}$C-MET PET,显示病变边缘蛋氨酸摄取升高明显,呈不规则环形;D. 术后 1 年复查 $^{11}$C-MET PET,见对侧丘脑环形代谢升高病灶,提示播散转移。

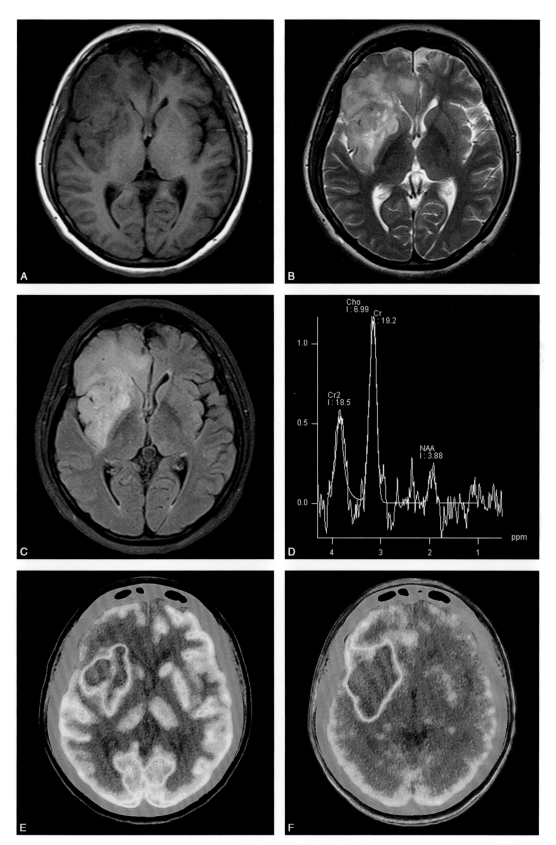

图 1-2-6 间变少枝胶质细胞瘤(Ⅲ级)

A~D. $T_1WI$、$T_2WI$、FLAIR 和 MRS 序列,右额弥漫性肿块的信号不均匀,边界不清,MRS 示 NAA 峰明显降低,Cho 峰明显升高;E、F. $^{18}$F-FDG PET 和 $^{11}$C-MET PET,显示葡萄糖代谢明显升高,蛋氨酸代谢亦见明显升高,且显示范围更大。

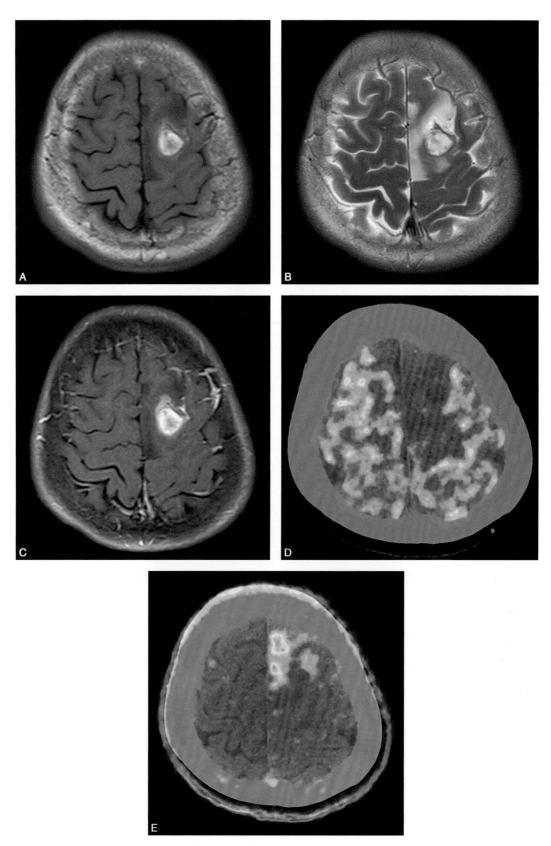

**图 1-2-7 胶质母细胞瘤（Ⅳ级）**

A~C. MRI $T_1WI$、$T_2WI$ 和 $T_1WI$ 增强 MR 序列，示左额病变呈短 $T_1$、长 $T_2$ 信号，信号不均，提示为出血性病变，增强扫描后出血信号边缘轻中度强化；D、E. $^{18}$F-FDG PET 和 $^{11}$C-MET PET，葡萄糖代谢明显低于皮质，仅见灶状摄取升高，氨基酸代谢显像显示出血信号周围代谢较明显升高，提示非单纯出血性病变。

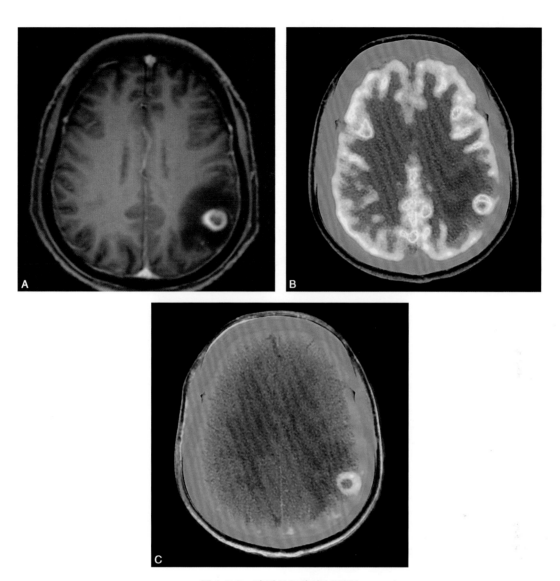

**图 1-2-8 胶质母细胞瘤（Ⅳ级）**

A. 外院增强 $T_1$WI，显示左顶叶皮质环形强化病变，周围可见较明显水肿；B、C. $^{18}$F-FDG PET 和 $^{11}$C-MET PET，显示 MRI 所示左顶叶环形强化病变的葡萄糖和蛋氨酸代谢亦呈环形升高。

（艾　林）

# 第二节 脑 膜 瘤

## 一、临床概述

1. **流行病学**　最常见颅内良性肿瘤，约占颅内肿瘤的 20%，随年龄的增加而增加。平均发病年龄为（58±15）岁。良性脑膜瘤男女比例约 2∶3，间变和恶性脑膜瘤以男性略多见。

2. **病理**　大体形态：球形、扁平形（毡状）、马鞍形（哑铃形）。

球形多位于凸面或脑室内；扁平形常位于脑底，与硬膜广泛相连；马鞍形常位于颅底的骨嵴或硬脑膜游离缘。

大部分有包膜，少数无包膜呈浸润性生长。

质地较坚韧，可有钙化或骨化，少有囊变，表面有迂曲丰富的血管。

大多为灰白色,少数出血坏死可导致瘤质变软、色暗红,呈鱼肉状。

可侵及颅骨致反应性骨质增生或骨质破坏,严重者至颅外侵及头皮。

供血大部分来自颈外动脉系统,少数来自颈内或椎基底动脉的皮质支;静脉回流多经硬脑膜附着处。

邻近脑组织可有不同程度水肿。

3. **疾病转归**　生长缓慢,病程较长。

非典型脑膜瘤和恶性脑膜瘤病程相对短。

4. **临床诊断和治疗**　无特异性的症状和体征,症状与肿瘤的发生部位有关系,包括头痛、视力障碍、肢体瘫痪等,或以癫痫为首发症状;部分患者为偶然发现。

诊断主要依靠影像学检查,如 CT 和 MRI。

主要治疗手段为手术切除;血供丰富、术后复发及不能切除的脑膜瘤,放疗是适宜且有效的治疗方法。

## 二、PET/CT 诊断要点

1. $^{18}$F-FDG PET/CT　不同程度的 FDG 摄取,多为轻度 FDG 摄取;圆形、扁平或分叶状的稍高密度占位;广基底与骨板及脑膜相连;中度均匀强化,硬膜尾征;可以囊变;约 1/4 的病例可以见到钙化;瘤周水肿大小不一;局部颅骨多表现为反应性骨质增生硬化,亦可为骨质破坏。

2. **MRI 表现**　85%~90% 的脑膜瘤发生于幕上,其中 1/2 位于颅前窝和颅中窝底;好发部位依次为大脑凸面、矢状窦旁、大脑镰旁和颅底(包括蝶骨嵴、嗅沟、桥小脑角等);等 $T_1$ 和等 $T_2$ 信号病灶,部分为稍长 $T_1$ 和稍长 $T_2$ 信号,信号较均匀;后中度或明显强化,邻近脑膜强化呈"硬膜尾征";瘤周水肿呈长 $T_1$ 和长 $T_2$ 信号。

## 三、典型病例

患者女性,43 岁,反复头痛 2 年,右颞部脊索样型脑膜瘤(WHO Ⅱ级)(图 1-2-9)。

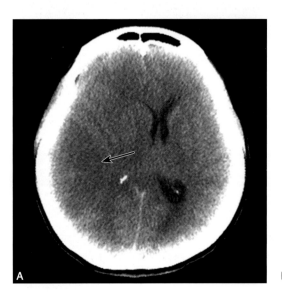
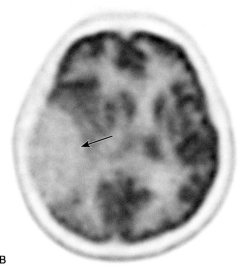

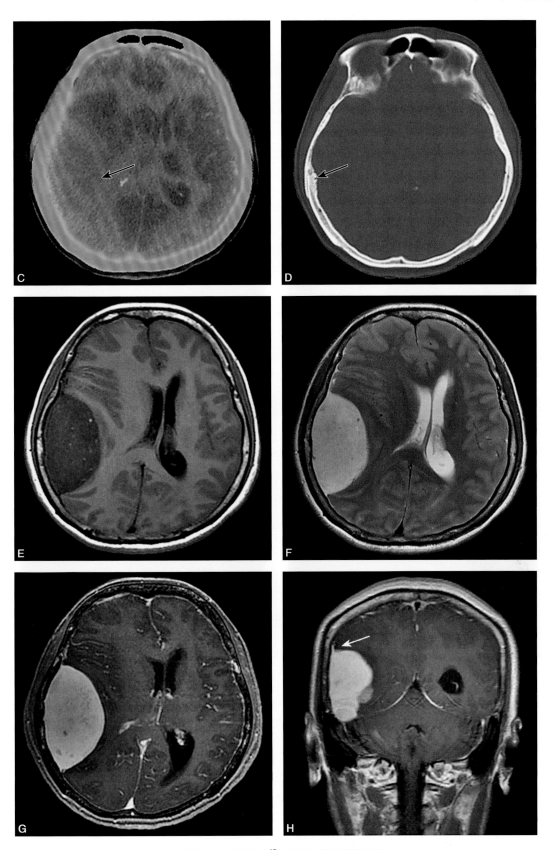

图 1-2-9　脑膜瘤<sup>18</sup>F-FDG PET/CT 图像

A. CT 横断面;B. PET 横断面;C. PET/CT 横断面;D. CT 骨窗横断面;E. T₁WI 横断面;F. T₂WI 横断面; G. 增强 T₁WI 横断面;H. 增强 T₁WI 冠状面。图 A~D 示 PET/CT 呈低密度,FDG 低摄取(类似脑白质摄取),局部颅骨反应性骨质增生硬化(黑色箭头);图 E~H 示 MRI 平扫为长 T₁ 长 T₂ 信号,增强为明显均匀强化,冠状位可见脑膜尾征(白色箭头)。

### 四、少见病例

**病例1**　患者男性,9岁,双眼视力进行性下降,鞍区非典型脑膜瘤伴横纹肌样特征(WHO Ⅱ~Ⅲ级)(图 1-2-10)。

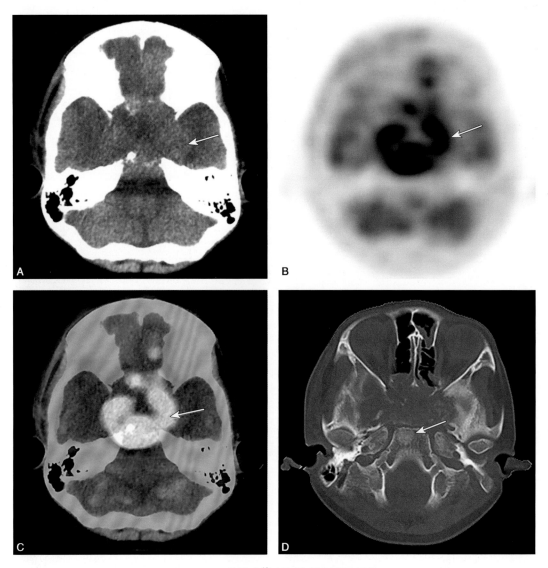

图 1-2-10　脑膜瘤 [18]F-FDG PET/CT 图像

A. CT 横断面;B. PET 横断面;C. PET/CT 横断面;D. CT 骨窗横断面。PET/CT 呈稍高密度伴中央低密度坏死区,FDG 高摄取(明显高于脑皮质摄取),鞍区广泛溶骨性骨质破坏及枕骨成骨性骨质破坏(白色箭头)。

**病例2**　患者男性,64岁,左侧肢体乏力伴头痛头晕,顶部非典型脑膜瘤(WHO Ⅱ级)术后复发(图 1-2-11)。

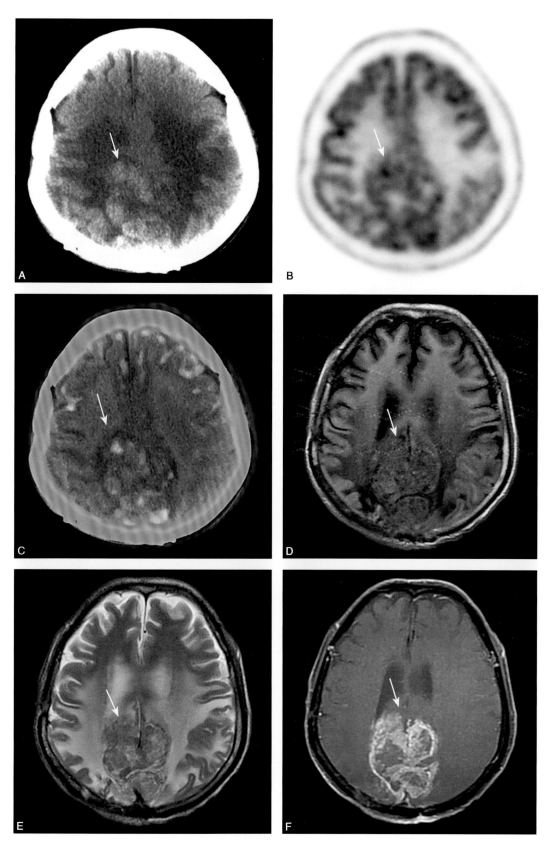

图 1-2-11　脑膜瘤$^{18}$F-FDG PET/CT 图像

A. CT 横断面；B. PET 横断面；C. PET/CT 横断面；D. T$_1$WI 横断面；E. T$_2$WI 横断面；F. 增强 T$_1$WI 横断面。
脑膜瘤（箭头）在 PET/CT 呈稍高密度，FDG 高摄取（接近脑皮质摄取）；T$_1$WI 为等低信号、T$_2$WI 为等高信号，增强为不均匀强化，伴脑内大片水肿。

## 五、鉴别诊断

FDG 高摄取的脑膜瘤需与恶性肿瘤,如转移瘤、淋巴瘤等鉴别。

1. **转移瘤**　有原发肿瘤或是在身体其他部位查到原发灶(图 1-2-12)。

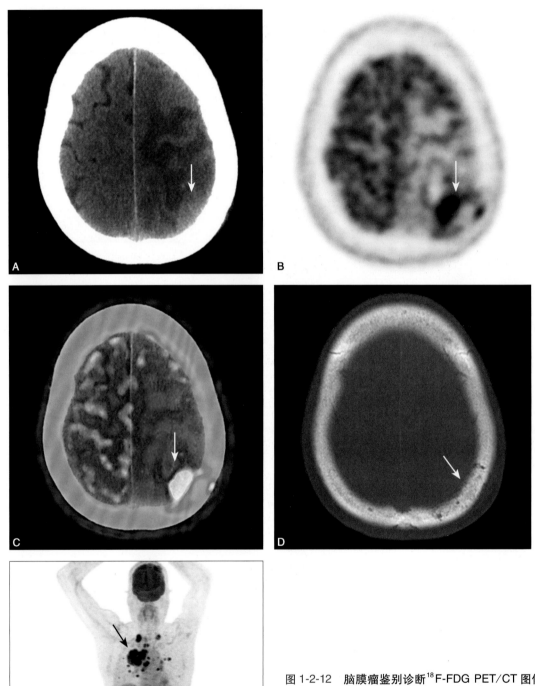

图 1-2-12　脑膜瘤鉴别诊断 [18]F-FDG PET/CT 图像
患者男性,71 岁,右肺中央型肺癌伴多发转移瘤:
A. CT 横断面;B. PET 横断面;C. PET/CT 横断面;
D. CT 骨窗横断面;E. PET MIP 图。左顶部脑膜转
移瘤在 PET/CT 呈半圆形等密度占位,FDG 高摄取
(明显高于脑皮质摄取),局部颅骨骨质轻微破坏
(白色箭头),伴左额顶叶大片脑水肿;PET MIP 图
可见右肺癌原发灶(黑色箭头)。

2. **中枢神经系统原发性淋巴瘤**　血流灌注不高,而脑膜瘤多为明显的高灌注。

## 六、小结

PET/CT 并非诊断脑膜瘤的主要影像学方法,但能对脑膜瘤与转移瘤等进行鉴别诊断,运用$^{68}$Ga-DOTATOC 可用于检测脑膜瘤细胞是否表达生长抑素受体。

（凌雪英）

── 参考文献 ──

[1] PARK Y S,JEON B C,OH H S,et al. FDG PET/CT assessment of the biological behavior of meningiomas[J]. J Korean Neurogurg Soc,2006,40:428-433.

[2] YILMAZ S,OCAK M,ASA S,et al. Appearance of intracranial meningioma in FDG and $^{68}$Ga-DOTA-TOC PET/CT[J]. Rev Esp Med Nucl Imagen Mol,2013,32(1):60-61.

# 第三节　淋　巴　瘤

## 一、临床概述

### （一）流行病学

原发性中枢神经系统淋巴瘤(primary central nervous system lymphoma,PCNSL)占颅内肿瘤的 1%~5%。90% 以上属于弥漫大 B 细胞淋巴瘤,占全部非霍奇金淋巴瘤的比例低于 1%~4%,仅约 2% 起源于 T 淋巴细胞。可发生在任何年龄,免疫功能正常患者发病高峰年龄为 60~70 岁,获得性免疫缺陷综合征(acquired immunodeficiency syndrome,AIDS)患者为 37~43 岁。儿童少见,平均年龄为 10 岁。男性发病率高于女性。

### （二）病理

1. 病变质地柔软,颜色各异,与脑组织界面不清,无包膜。

2. 多中心或孤立性生长,少见瘤内出血、囊变及坏死。

3. 镜下肿瘤组织与脑组织相互交错呈斑片、簇状排列或弥漫性分布,瘤细胞以血管为中心呈花团状生长、成层排列,形成血管周围细胞套为其特征。

4. 明显的占位效应,局部无占位效应者少见,表现为广泛的组织浸润。

### （三）疾病转归

病理学类型对预后无影响,不同病理类型之间生存期无统计学意义上的差异。

预后有利的因素为年龄≤60 岁和一般状态良好。

约 1/4 患者可治愈。

### （四）临床诊断和治疗

临床表现依 PCNSL 位置不同而异。

影像学检查能够提示 PCNSL,确诊需组织病理依据。

最常采用全身化疗、鞘内化疗加全脑放疗的综合治疗模式。

## 二、PET/CT 诊断要点

1. $^{18}$F-FDG PET/CT　病变的$^{18}$F-FDG 浓聚,代谢活性常高于脑灰质;单发或多发,圆形或类圆形、不规则团块状;稍高密度,钙化、出血、囊变少见。

2. **增强 CT**　病灶轻中度强化,延迟强化更明显,部分病灶内部可见血管影;瘤周水肿较轻,一般为轻至中度,占位效应亦有轻有重。

3. **MRI 表现**　好发于脑室周围白质、基底核和胼胝体,幕上多于幕下;呈稍长 $T_1$ 和稍长 $T_2$ 信号病灶,信号较均匀,DWI 为高信号;增强 MRI 病灶明显强化,表现为团块状或握拳状强化;瘤周水肿较高级别胶质瘤轻。

## 三、典型病例

**病例 1**　患者男性,74 岁,因头痛入院,左侧基底核及侧脑室三角区室旁淋巴瘤(图 1-2-13)。

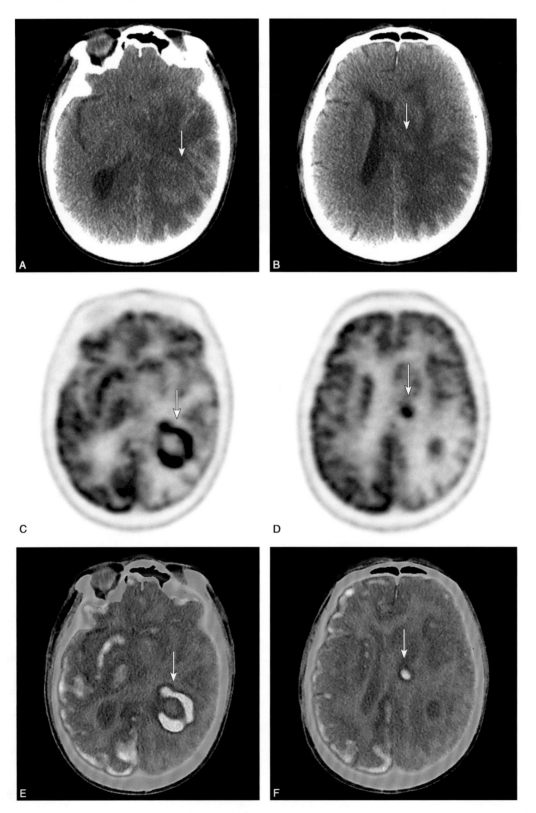

图 1-2-13　淋巴瘤$^{18}$F-FDG PET/CT 图像

A、B. CT 横断面;C、D. PET 横断面;E、F. PET/CT 横断面。PET/CT 呈稍高密度(白色箭头),结节状及不规则环形 FDG 高摄取(高于脑皮质摄取),伴大片水肿。

**病例2**　患者男性,73 岁,左侧肢体乏力伴头痛、头晕,右侧侧脑室旁(基底节及丘脑区)淋巴瘤(图 1-2-14)。

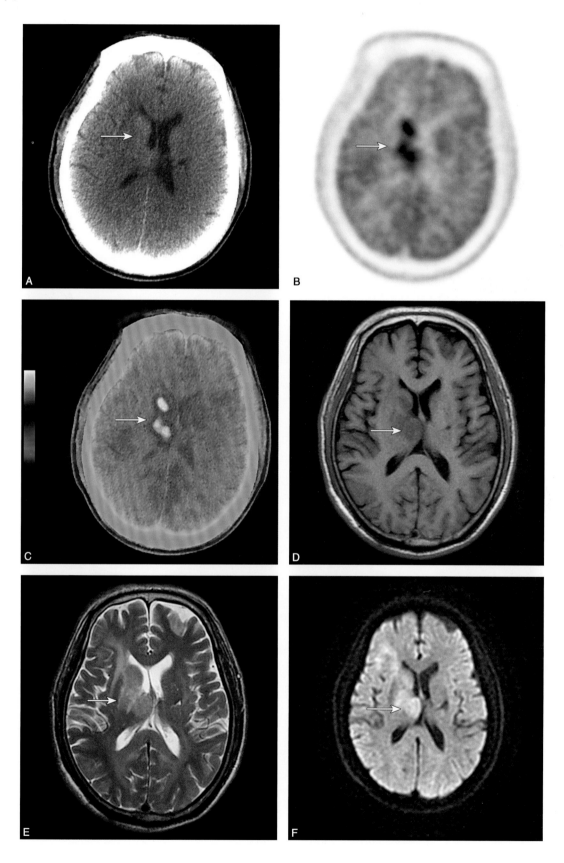

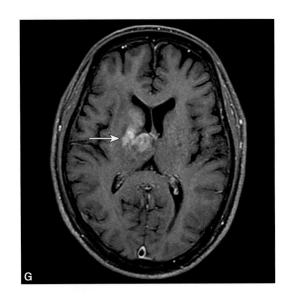

图 1-2-14 淋巴瘤[18]F-FDG PET/CT 图像

A. CT 横断面; B. PET 横断面; C. PET/CT 横断面; D. $T_1WI$ 横断面; E. $T_2WI$ 横断面; F. DWI 横断面; G. 增强 $T_1WI$ 横断面。PET/CT 呈稍高密度(白色箭头), 多发结节状 FDG 高摄取(明显高于脑皮质摄取), 伴轻度水肿; $T_1WI$ 为稍低信号, $T_2WI$ 为稍高信号, DWI 为较高信号, 增强轻中度强化。

## 四、少见病例

患者男性, 64 岁, 发热 1 个月余(图 1-2-15)。

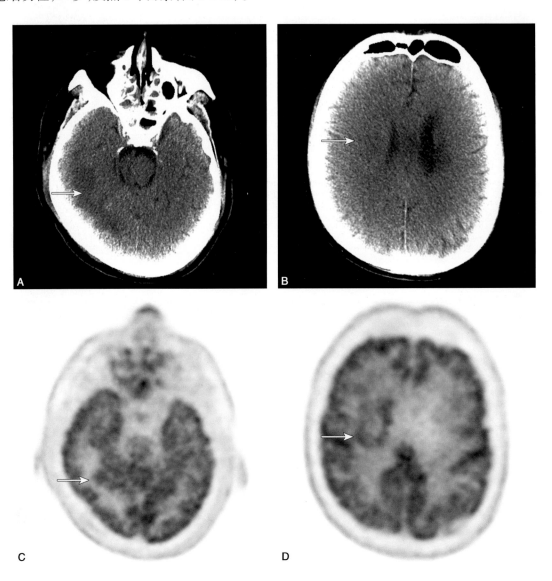

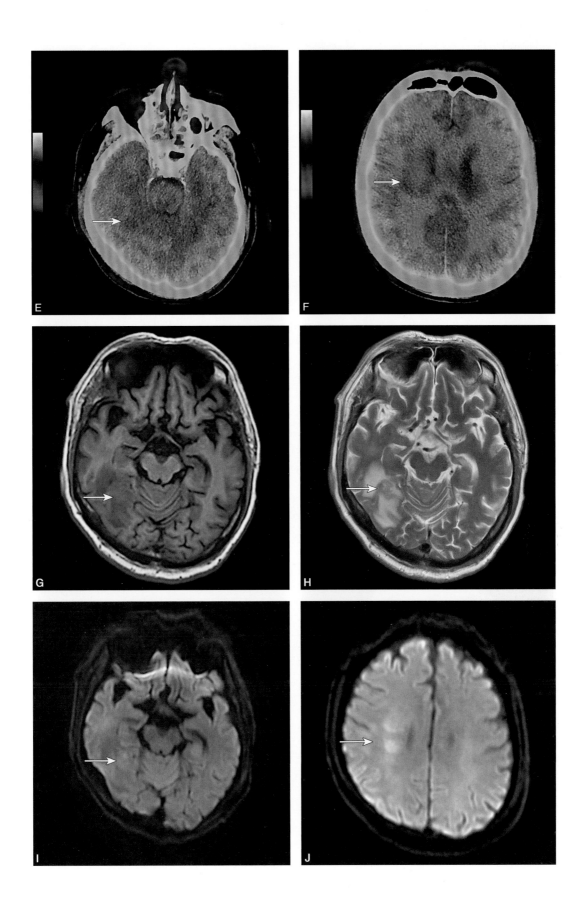

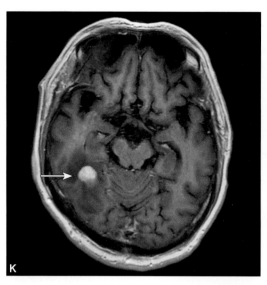
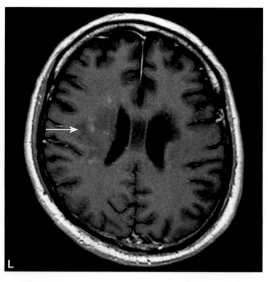

图 1-2-15 淋巴瘤 $^{18}$F-FDG PET/CT 图像

A、B. CT 横断面；C、D. PET 横断面；E、F. PET/CT 横断面；G. T$_1$WI 横断面；H. T$_2$WI 横断面；I、J. DWI 横断面；K、L. 增强 T$_1$WI 横断面。右侧侧脑室旁及放射冠淋巴瘤（白色箭头），PET/CT 呈等密度，结节状及小斑片状 FDG 摄取（接近脑皮质摄取），伴轻中度水肿；T$_1$WI 为稍低信号、T$_2$WI 为稍高信号，DWI 为稍高信号，增强后明显结节状、斑点状强化。

## 五、鉴别诊断

$^{18}$F-FDG 高摄取的 PCNSL 需与高级别胶质瘤、转移瘤等鉴别。

1. **高级别胶质瘤** 囊变坏死多见，强化明显不均匀，血流灌注高，占位效应及瘤周水肿较 PCNSL 重（图 1-2-16）。

2. **转移瘤** 皮髓交界区多见，瘤周水肿重，有原发肿瘤或是在身体其他部位查到原发灶（图 1-2-17）。

3. $^{18}$F-FDG 低摄取的 PCNSL 需与低级别胶质瘤、炎性肉芽肿（图 1-2-18）、脱髓鞘病变等鉴别。

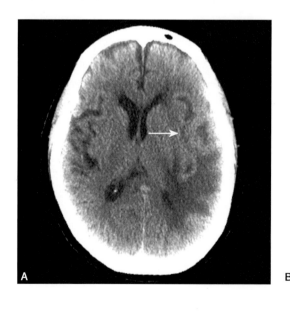
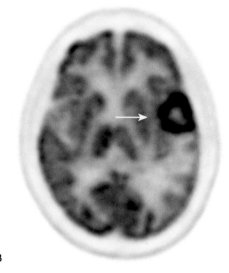

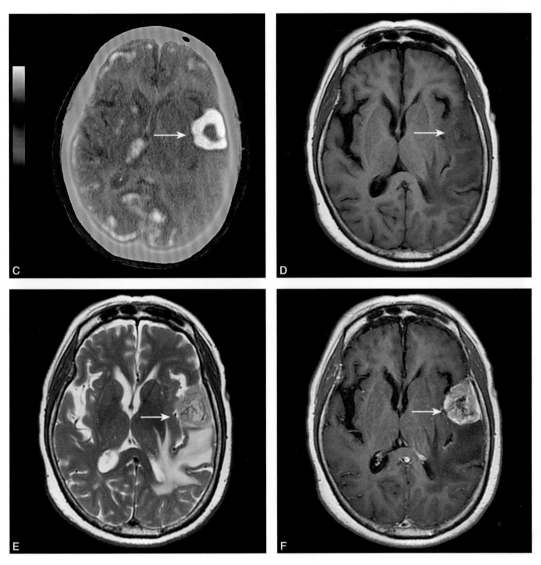

**图 1-2-16　淋巴瘤鉴别诊断 $^{18}$F-FDG PET/CT 图像**

患者女性,72 岁,头痛 3 个月余伴言语不清 2 周:A. CT 横断面;B. PET 横断面;C. PET/CT 横断面;D. $T_1$WI 横断面;E. $T_2$WI 横断面;F. 增强 $T_1$WI 横断面。左侧颞叶胶质母细胞瘤(白色箭头),PET/CT 呈等密度,中央为低密坏死区,不规则环形 FDG 高摄取(明显高于脑皮质摄取),伴重度水肿;$T_1$WI 为低信号、$T_2$WI 为高信号,增强呈环形不均匀强化。

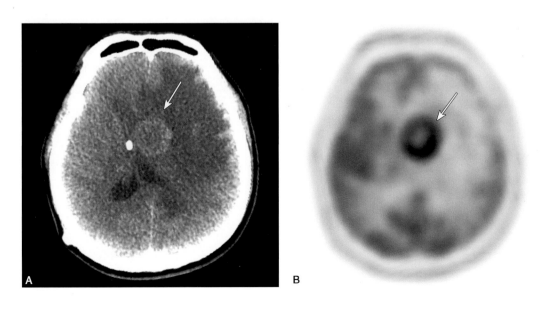

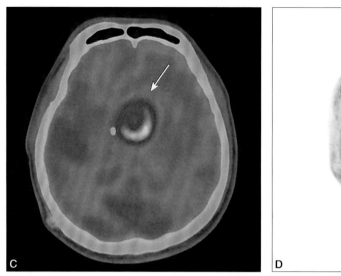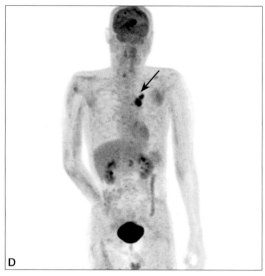

图 1-2-17 淋巴瘤鉴别诊断 [18]F-FDG PET/CT 图像

患者男性,44岁,头痛呕吐,既往有小脑半球肿瘤(转移性腺癌)手术史:A. CT 横断面;B. PET 横断面;C. PET/CT 横断面;D. PET MIP 图。左侧底节区新发转移瘤(白色箭头),PET/CT 呈等密度,中央为低密度坏死区,环形 FDG 高摄取(明显高于脑皮质摄取),伴重度水肿;PET MIP 示左上肺癌原发灶(黑色箭头)。

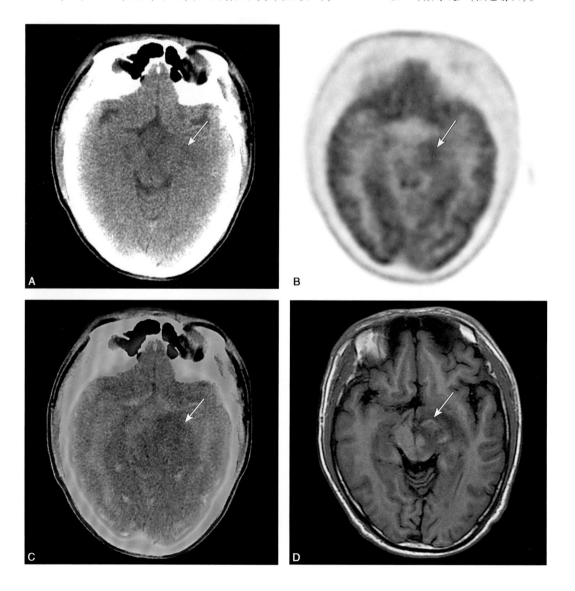

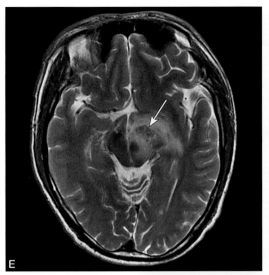
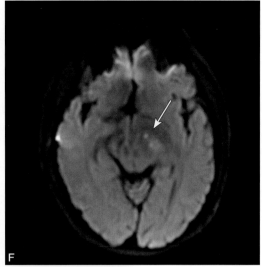

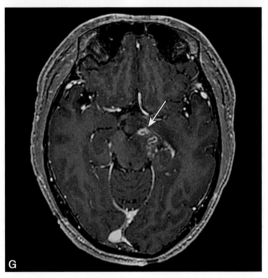

图 1-2-18 淋巴瘤鉴别诊断¹⁸F-FDG PET/CT 图像

患者男性,40 岁,反复头痛 1 年余:A. CT 横断面;B. PET 横断面;C. PET/CT 横断面;D. T₁WI 横断面;
E. T₂WI 横断面;F. DWI 横断面;G. 增强 T₁WI 横断面。左侧大脑脚炎性肉芽肿(白色箭头),PET/CT 呈等
密度,FDG 高摄取(接近脑皮质摄取),伴重度水肿;T₁WI 为等低信号、T₂WI 为稍低信号、DWI 为较高信
号,增强呈小环形、斑点状强化。

## 六、小结

¹⁸F-FDG PET/CT 对于 PCNSL 的诊断、疗效评价有重要价值,由于大脑皮质的 FDG 高摄取,结合 MRI
能够对 PCNSL 作出更准确的诊断。

(凌雪英)

─── 参考文献 ───

[1] ALBANO D,BOSIO G,BERTOLI M,et al. ¹⁸F-FDG PET/CT in primary brain lymphoma[J]. J Neuro
Oncol,2018,136(3):577-583.

[2] 黄穗乔,黄力. 中枢神经系统疑难病例影像诊断[M]. 北京:人民卫生出版社,2010.

## 第四节　生殖细胞瘤

### 一、临床概述

颅内生殖细胞瘤多位于中线结构旁,80%~90%位于中线位置上,1/2~2/3位于松果体区。1/4~1/3位于鞍上区,5%~10%位于基底核区。肿瘤大小依肿瘤位置不同而不同,垂体柄处生殖细胞瘤在肿瘤很小时就可以引起临床症状,而松果体区生殖细胞瘤在不累及顶盖和中央管引起脑积水的情况下可以生长至较大体积。大约20%颅内生殖细胞瘤为多灶性,通常为松果体区和鞍上同时发生。生殖细胞瘤一般实性肿瘤,质地较脆,可浸润邻近组织。肿瘤内囊变、小灶出血和脑脊液播散比较常见。肿瘤有丝分裂较常见,但是很少发生坏死。

### 二、PET/CT 诊断要点

生殖细胞瘤的影像学诊断主要通过 CT 和 MRI,其[18]F-FDG PET 通常表现为葡萄糖的轻中度摄取升高,[11]C-MET PET 表现为代谢较明显的升高(图 1-2-19~图 1-2-21)。鉴别诊断主要包括松果体区的其他肿瘤如松果体细胞瘤、其他的生殖细胞肿瘤、LCH 等。

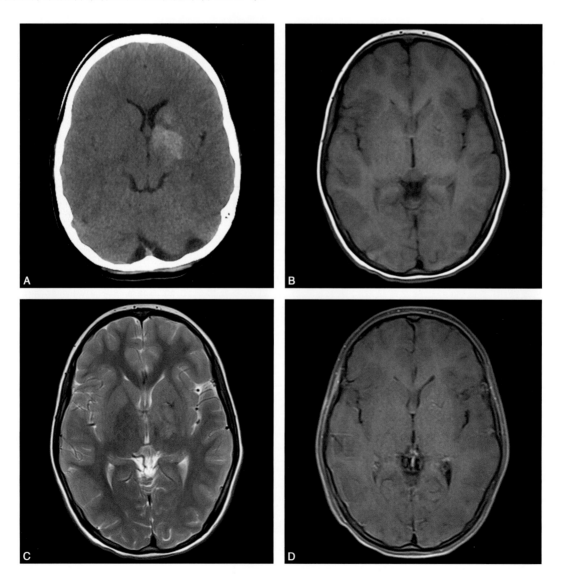

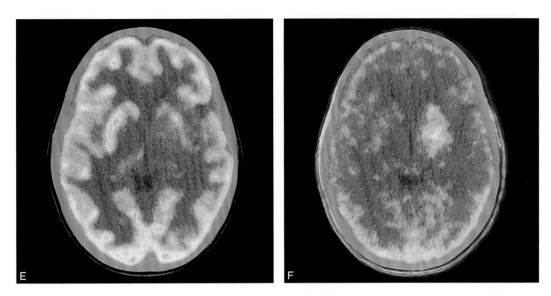

图 1-2-19　生殖细胞瘤

A. CT,左侧基底核见高密度肿块,无明显占位效应;B. $T_1WI$ 上轻微异常稍低信号;C. $T_2WI$ 上表现为稍高信号,边界显示不清;D. $T_1WI$ 增强 MRI 序列未见明显强化;E. [18]F-FDG PET 示葡萄糖代谢较对侧基底核明显减低;F. [11]C-MET PET 示蛋氨酸代谢较对侧明显升高,结合 CT 和 MRI 表现提示生殖细胞瘤。

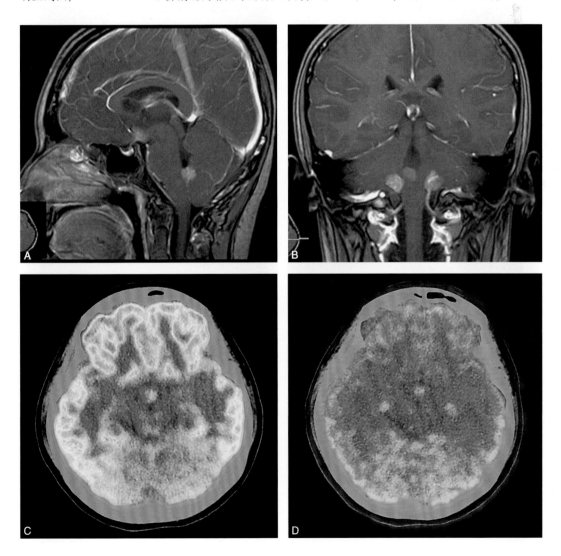

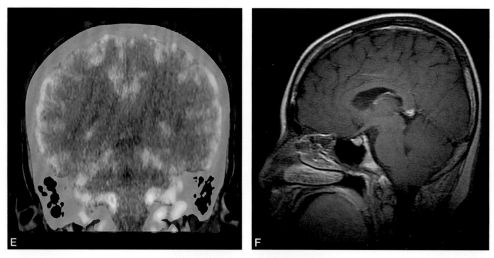

图 1-2-20　生殖细胞瘤播散

A、B. MRI 增强矢状位和冠状位,提示鞍区、第四脑室下方和侧方多发强化结节影;C. $^{18}$F-FDG PET,显示鞍区结节葡萄糖摄取升高;D、E. $^{11}$C-MET PET,显示鞍区中等摄取结节影,第四脑室侧方较高摄取结节影;F. 放疗后 2 个月复查增强 MRI,显示鞍区和第四脑室下方强化结节消失。

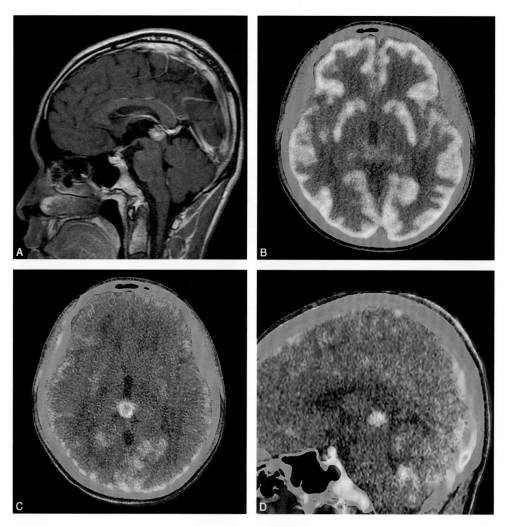

图 1-2-21　生殖细胞瘤

A. 增强 MRI 显示松果体区及鞍上下丘脑可见两处强化结节影;B. $^{18}$F-FDG PET,显示松果体区结节轻度摄取升高;C、D. $^{11}$C-MET PET,显示松果体区病变摄取明显升高,鞍区病变亦可见较明显摄取升高。

（艾　林）

## 第五节 转 移 瘤

### 一、临床概述

#### （一）流行病学

最常见的颅内肿瘤，约占颅内肿瘤的 10%。发病年龄以 50~70 岁多见。恶性肿瘤患者有 20%~40% 发生脑转移瘤，其中 70%~75% 为多发脑转移瘤，幕上远多于幕下。原发癌以肺癌、乳腺癌和胃肠道癌多见，泌尿系和皮肤癌少见；儿童以肉瘤和生殖细胞瘤多见；部分患者找不到原发病灶。盆腔肿瘤易发生小脑幕下单发转移瘤。

#### （二）病理

好发脑灰、白质交界区，以大脑中动脉供血区多见，偶见于垂体和脑室。

来源有三个途径：经肺-血液循环-脑、直接侵犯、经脊神经和脑神经周围的淋巴间隙进入脑脊液循环或通过椎静脉侵犯颅内。

常多发，大小不一，无包膜，易囊变坏死或出血，瘤周水肿通常较重。

累及脑膜时表现为脑膜普遍增厚，呈灰白色。

#### （三）疾病转归

预后因素为全身器官及神经系统功能状况、年龄、原发肿瘤情况（病变部位及范围、病理类型、是否已控制）、转移瘤的数量及部位、手术切除情况、有无颅外转移灶、有无复发、原发灶到转移灶出现的时间间距等。

原发肿瘤确诊到脑转移瘤出现间隔期较长、年龄<60 岁和女性患者的中位生存期较长。

未治疗的脑转移瘤平均生存期为 1~2 个月。

#### （四）临床诊断和治疗

临床表现依肿瘤位置、大小和瘤周水肿程度有关，主要有头痛、恶心、呕吐等。

临床诊断依据为症状、原发肿瘤病史、影像学检查（MRI）典型表现。

采用药物治疗、手术治疗、放射治疗和化学治疗。

NCCN 专家委员会推荐治疗前行多学科会诊，制订合理治疗方案。

### 二、PET/CT 诊断要点

1. $^{18}$F-FDG PET/CT　FDG 摄取程度不一，包括：①病灶 FDG 浓聚并高于正常脑灰质；②病灶 FDG 摄取高于脑白质，低于正常脑灰质；③病灶 FDG 摄取低于脑白质；④颅脑 FDG 分布未见异常。

FDG 浓聚病灶多呈结节状或环状浓聚，周围常可见由于脑水肿所致的代谢降低或稀疏区。

2. CT　平扫病灶表现为脑内单发或多发的结节样、环形等密度灶，多位于皮质和皮质下；增强呈结节样或轻中度环形强化；瘤周水肿程度不一，位于皮质下，尤其是半卵圆中心的转移瘤水肿显著，为"小肿瘤，大水肿"。

3. MRI 表现　$T_1WI$ 为等或稍低信号，$T_2WI$ 为高信号，囊变坏死为更高信号，伴出血则为混杂信号；增强 $T_1WI$ 呈轻中度环形或结节样强化，并能显示无瘤周水肿的微小转移灶；脑膜的结节样强化提示脑膜转移瘤。

### 三、典型病例

**病例 1**　患者女性，35 岁，右肺腺癌综合治疗后出现头晕头痛伴恶心、呕吐，右侧枕叶转移瘤（图 1-2-22）。

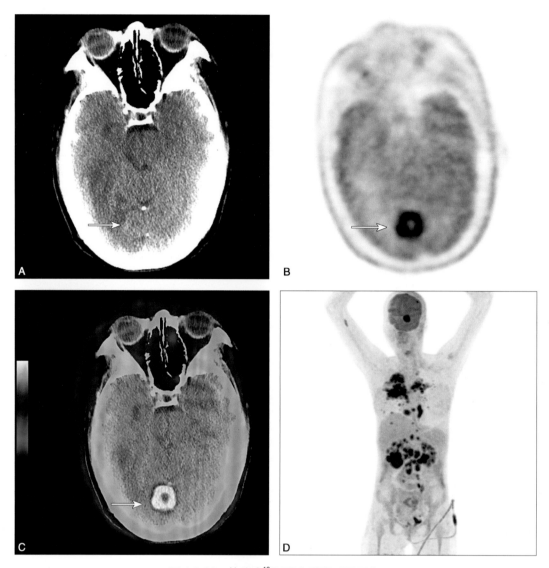

图 1-2-22 转移瘤[18]F-FDG PET/CT 图像

A. CT 横断面；B. PET 横断面；C. PET/CT 横断面；D. PET MIP 图。FDG PET/CT 呈等密度，中央为低密坏死区，环形 FDG 高摄取(明显高于脑皮质摄取)，伴重度水肿；PET MIP 图可见右肺原发癌及全身多发转移瘤呈 FDG 浓聚灶。

**病例2** 患者女性，47 岁，右肺腺癌多发脑转移瘤、右额叶脑转移瘤术后(图 1-2-23)。

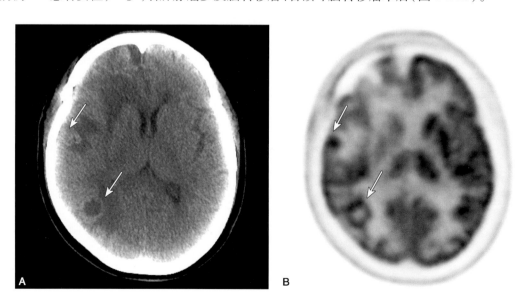

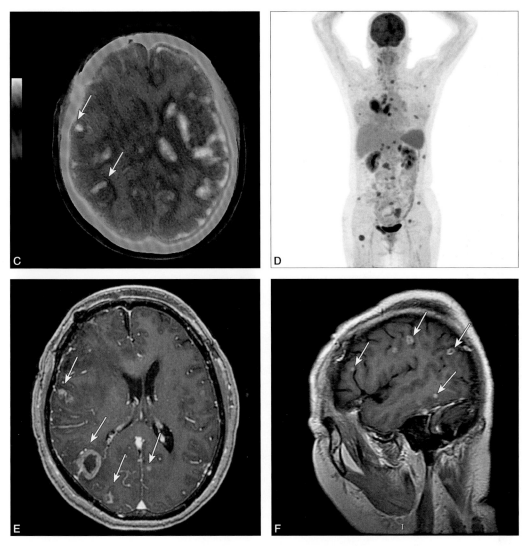

**图 1-2-23 转移瘤<sup>18</sup>F-FDG PET/CT 图像**

A. CT 横断面;B. PET 横断面;C. PET/CT 横断面,可见右侧颞、顶叶转移瘤呈皮髓交界区结节状、环形等密度灶(白色箭头)及 FDG 高摄取(接近脑皮质摄取),伴重度水肿;D. PET MIP 图,可见右肺原发癌及全身多发转移瘤呈 FDG 浓聚灶;E. 增强 $T_1WI$ 横断面;F. 增强 $T_1WI$ 矢状面。增强 $T_1WI$ 转移瘤呈结节状、环形强化,并能显示更多的小转移灶(白色箭头)。

**病例 3** 患者女性,36 岁,左侧乳腺癌术后全身多发转移综合治疗后复查(图 1-2-24)。

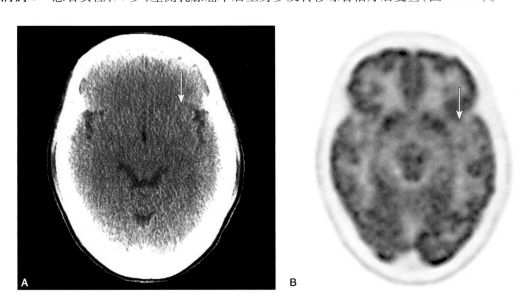

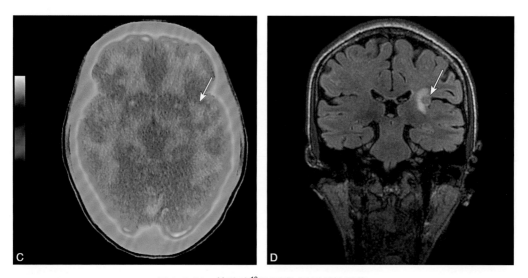

图 1-2-24 转移瘤[18]F-FDG PET/CT 图像

A. CT 横断面;B. PET 横断面;C. PET/CT 横断面,左侧岛叶无异常密度灶,局部皮质 FDG 摄取较对侧稀疏;D. $T_2$FLAIR 冠状面,可见左侧岛叶转移瘤呈等信号(白色箭头),周围水肿为高信号。

## 四、少见病例

患者男性,34 岁,右肺癌术后脑膜转移瘤(图 1-2-25)。

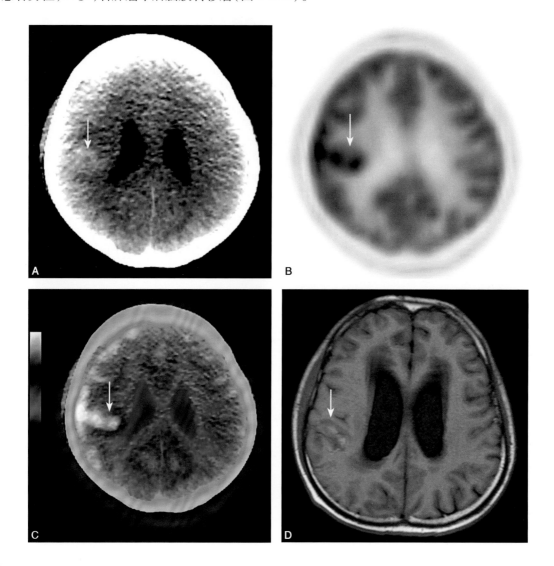

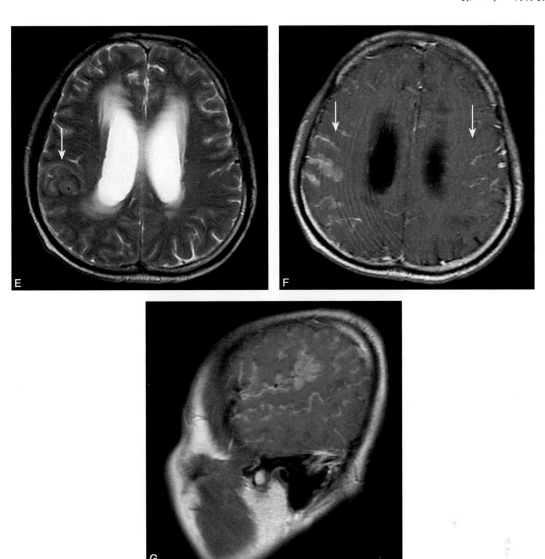

图 1-2-25　脑膜转移瘤<sup>18</sup>F-FDG PET/CT 图像

A. CT 横断面；B. PET 横断面；C. PET/CT 横断面；D. $T_1$WI 横断面；E. $T_2$WI 横断面；F、G. 增强 $T_1$WI 横断面和矢状面。PET/CT 示右顶叶沿脑回分布高密度灶（白色箭头），FDG 高摄取（明显高于其余大脑皮质）；局部脑膜呈 $T_1$WI 高信号、$T_2$WI 低信号说明伴有出血，增强 $T_1$WI 显示更为广泛的沿脑回分布的脑膜转移瘤。

### 五、鉴别诊断

1. **胶质母细胞瘤**　单发的脑转移瘤与胶质母细胞瘤表现相似,但转移瘤多发生于皮髓交界区,且一般有原发肿瘤或是在身体其他部位查到原发灶。

2. **脑脓肿**　脑脓肿在脓肿壁形成后与囊性转移瘤相似,但脓液在 DWI 上呈高信号而转移瘤的囊变坏死为低信号可资鉴别。

3. **脑膜瘤**　脑膜转移瘤要与脑膜瘤鉴别:多发多见,通常浸润颅骨,有颅外原发肿瘤（图 1-2-26）。

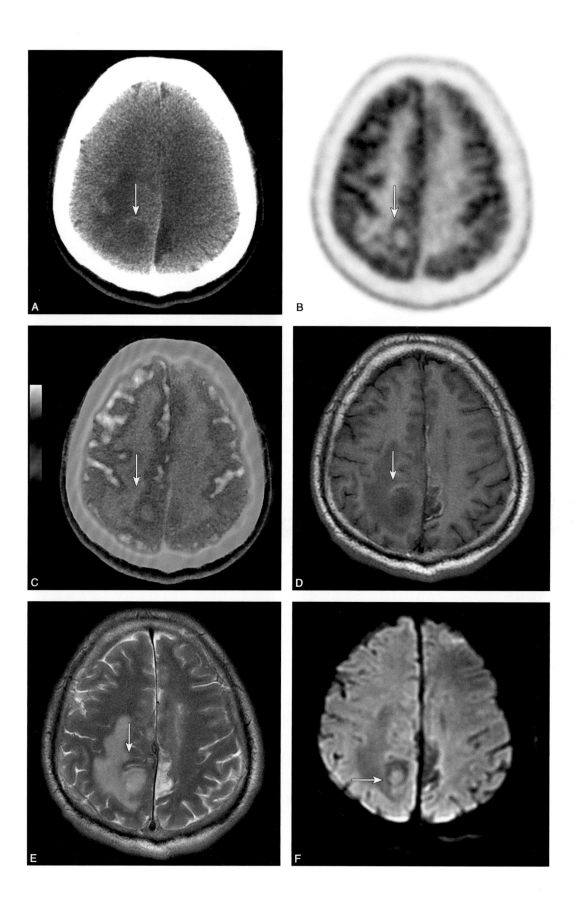

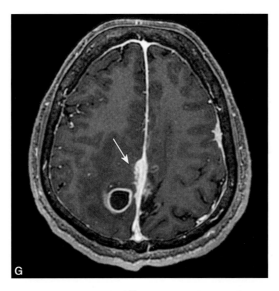

**图 1-2-26　脑脓肿 $^{18}$F-FDG PET/CT 图像**

患者男性,34 岁,头晕伴右侧肢体乏力、发声障碍;A.CT 横断面;B.PET 横断面;C.PET/CT 横断面;D.T$_1$WI 横断面;E.T$_2$WI 横断面;F.DWI 横断面;G.增强 T$_1$WI 横断面。MRI 示右顶叶脓肿,PET/CT 示右顶叶类圆形等低密度灶(白色箭头),环形 FDG 摄取(低于大脑皮质摄取);脓肿壁在 T$_1$WI、T$_2$WI 呈多层异常信号,脓液呈 DWI 较高信号,增强后局部大脑镰亦见强化(白色箭头)。

## 六、小结

脑转移瘤的主要诊断方法是增强 MRI 检查。$^{18}$F-FDG PET/CT 可以检出 FDG 代谢增高的转移灶,并且有利于发现其他部位的原发肿瘤。

(凌雪英)

── 参考文献 ──

[1] ALBANO D,BOSIO G,BERTOLI M,et al. $^{18}$F-FDG PET/CT in primary brain lymphoma[J]. J Neuro Oncol,2018,136(3):577-583.

[2] 陈忠平 . 神经系统肿瘤[M]. 北京:北京大学医学出版社,2009.

# 第二篇

## 鼻咽口腔肿瘤 PET/CT

# 第一章 总 论

头颈部肿瘤是临床常见的肿瘤,类型多,比例小,因位置及周围结构复杂,肿瘤对人体五官及周围结构影响大。目前形态结构影像学如 CT、MR 及内镜等只能反映解剖形态或空腔脏器表面的改变。PET/CT 可在观察病变形态结构的基础上进一步从生化代谢角度反映肿瘤生物学变化,并对原发灶和转移灶进行定性、定量分析,有助于原发灶定位、临床分期、疗效评估、肿瘤复发/残留与治疗后改变的鉴别诊断等。

头颈部肿瘤多来源于上皮组织,肿瘤增殖活跃,原发灶、转移淋巴结及晚期出现的远处转移病灶$^{18}$F-FDG 均可表现为高摄取。由于肿瘤存在异质性,同一病灶内部$^{18}$F-FDG 分布可不一致。如果周围组织放射性本底过高,肿瘤组织与周围正常组织对比不明显,造成肉眼分辨肿瘤有一定难度,必须结合 PET/CT 的结构影像特点进行综合分析。注射部位放射性药物外渗,可使注射侧的正常淋巴结显影,术后或放疗后过早进行$^{18}$F-FDG PET/CT 检查,手术创伤或放疗靶区也可摄取$^{18}$F-FDG。此外,一些良性病变及生理过程也可出现$^{18}$F-FDG 高摄取,如肉芽组织修复、淋巴细胞大量浸润可出现局部区域代谢增高。肥胖、糖尿病、显像时血糖偏高注射胰岛素后或者肌肉紧张时,可造成肌肉摄取$^{18}$F-FDG。检查前交感神经兴奋可引起棕色脂肪摄取$^{18}$F-FDG。因此,单纯依靠摄取$^{18}$F-FDG 摄取程度判断病变良恶性并不准确,在解读$^{18}$F-FDG PET/CT 时需要结合病史,正确分析肿瘤生物学特征,科学进行诊断。

## 一、鼻咽癌

鼻咽癌是来自鼻咽被覆上皮的恶性肿瘤,它高发于我国南方和东南亚地区。广东省为鼻咽癌最高发的地区,故又称为"广东瘤"。放射治疗是最主要的治疗方法,同期放化疗可提高鼻咽癌的疗效。

### (一) 解剖

鼻咽位于颅底和软腭之间,连接鼻腔和口咽,可分为前、顶、后底壁以及左右对称的两个侧壁。前壁包括双侧后鼻孔及中线的鼻中隔后缘。顶壁和后壁互相连接,并倾斜形成圆拱状,两壁之间没有明确的解剖分界标志,故临床上常合称为顶后壁,即由后鼻孔上缘向后,直至软腭水平,其黏膜下有丰富的淋巴组织,构成咽扁桃体,在儿童期增殖明显,形成增殖体。

鼻咽部淋巴组织极为丰富,主要引流入颈寰椎侧旁的咽后淋巴结,再进入颈深组淋巴结,主要包括:颈内静脉淋巴结链、副神经淋巴结链(位于颈后三角内)及颈横动静脉淋巴结链(位于锁骨上窝内)。

咽旁间隙是位于面颊上颈部的一个深在的脂肪间隙,与鼻咽、口咽毗邻。咽旁间隙是由茎突及其附着的肌肉(茎突舌骨肌、茎突舌肌和茎突咽肌)以及多块筋膜间隔而成,两侧对称。

### (二) 流行病学与病因学

鼻咽癌可发生在各个年龄组,但以 30~60 岁多见,占 75%~90%。男女比例为(2~3.8):1。鼻咽癌的流行病学具有明显的地区聚集性、种族和部分人群的易感现象、家族聚集现象和发病率相对稳定的特征。

鼻咽癌的发生可能是多因素的,其癌变过程可能涉及多个步骤。与鼻咽癌发病可能有关的因素包括:遗传易感性、EB 病毒感染、环境因素等。

### (三) 病理

鼻咽腔披覆一层较薄的黏膜上皮,主要由鳞状上皮、假复层纤毛柱状上皮和移行上皮构成。在黏膜固有层常有淋巴细胞浸润,在黏膜下层有浆液腺和黏液腺。

鼻咽癌细胞 95% 以上分化不良,恶性程度高。1991 年 WHO 将鼻咽癌组织学分类为角化性鳞状细胞癌(squamous cell carcinoma or keratinizing squamous cell carcinoma,WHO Ⅰ)和非角化性癌(non-keratinizing carcionoma)两大类,其中后者根据肿瘤细胞的分化程度又分为分化型非角化性癌(differentiated non-keratinizing carcinoma,WHO Ⅱ)和未分化型非角化性癌或鼻咽型未分化癌(undifferentiated carcinoma or undifferentiated carcinoma of nasopharyngeal type,WHO Ⅲ)。

### (四) 扩散与转移

鼻咽癌好发于鼻咽侧壁(尤其是咽隐窝)和顶后壁。

鼻咽癌恶性度高,呈浸润性生长,可直接向周围及邻近组织和器官浸润、扩展:向上可直接破坏颅底骨质,也可经破裂孔、卵圆孔、棘孔、颈内动脉管或蝶窦和后组筛窦等自然孔道或裂隙侵入颅内,累及脑神经;向前侵犯鼻腔、上颌窦、前组筛窦,再侵入眼眶内,也可通过颅内、眶上裂或翼管、翼腭窝侵入眶眶内;肿瘤向外侧可浸润咽旁间隙、颞下窝和咀嚼肌等;向后浸润颈椎前软组织、颈椎;向下累及口咽,甚至喉咽。

鼻咽黏膜下有丰富的淋巴管网,且淋巴引流可跨越中线到对侧颈部。鼻咽癌的颈部淋巴结转移发生早,转移率高。淋巴结转移的位置最多见于颈深上二腹肌下淋巴结,其次是颈深中组淋巴结和颈后三角的副神经链淋巴。远处转移最常见的部位是骨,其次是肺、肝,且常为多个器官同时发生。

### (五) 临床表现

鼻咽癌常见的症状和体征包括:涕血、鼻塞、头痛、脑神经损害、颈淋巴结肿及远处转移的症状。

### (六) 分期

1. 中国鼻咽癌分期 2017 年版[美国癌症联合委员会(American Joint Committee on Cancer,AJCC)/国际抗癌联盟(Union for International Cancer Control,UICC)第 8 版]

$T_x$:原发肿瘤无法估计。

$T_0$:未发现肿瘤,但有 EBV 阳性且有颈部淋巴结转移。

$T_1$:局限于鼻咽腔内、口咽/鼻腔,无咽旁间隙侵犯。

$T_2$:咽旁间隙和/或邻近软组织侵犯(翼内、外肌、椎前肌)。

$T_3$:骨结构颈椎、翼状结构,和/或鼻窦受累。

$T_4$:颅内、脑神经、下咽、眼眶、腮腺受累,和/或有超过翼外肌的外侧缘的广泛软组织侵犯。

$N_x$:无法估计区域淋巴结。

$N_0$:无区域淋巴结转移。

$N_1$:咽后淋巴结转移(不论侧数),和/或颈部单侧、最大直径≤6cm、环状软骨下缘以上区域淋巴结转移。

$N_2$:颈部双侧淋巴结转移、最大直径≤6cm、环状软骨下缘以上区域淋巴结转移。

$N_3$:转移淋巴结最大直径>6cm、环状软骨下缘以下区域淋巴结转移。

$M_0$:无远处转移。

$M_1$:有远处转移。

2. 临床分期

0 期:$TisN_0M_0$。

Ⅰ期:$T_1N_0M_0$。

Ⅱ期:$T_{0\sim1}N_1M_0$,$T_2N_{0\sim1}M_0$。

Ⅲ期:$T_{0\sim2}N_2M_0$,$T_3N_{0\sim2}M_0$。

Ⅳa 期:$T_{0\sim3}N_3M_0$ 或 $T_4N_{0\sim3}M_0$。

Ⅳb 期:任何 T、任何 N、$M_1$。

### (七) 治疗

鼻咽癌采用以放疗为基础的综合治疗方案,手术治疗一般是在放化疗后针对局部病灶进行的救援手段。

## 二、喉咽癌

喉咽癌又称下咽癌,是喉咽部黏膜上皮的恶性肿瘤,95%以上是鳞癌。由于其解剖位置特殊,不易早期发现,多以浸润生长,强调采用放疗和手术为主的综合治疗。

### (一) 解剖

喉咽部位于喉的后方,介于舌骨水平与环状软骨下缘间,相当于第3~6颈椎。喉咽在临床上分三个解剖区,即梨状窝、环后区及咽后壁。环后区指从杓状软骨和杓间水平下至环状软骨下缘,形成下咽前壁。梨状窝自咽会厌皱襞至食管入口处,其外界为甲状软骨板,内界为杓会厌皱襞的下咽侧、杓状软骨和环状软骨。咽后壁自舌骨上缘(或会厌谷底)水平至环状软骨下缘水平。

### (二) 流行病学与病因学

喉咽癌病因不明,研究表明喉咽癌的发生与烟酒过量明显相关,其他因素如蔬菜和水果摄入减少、牙齿功能障碍及职业性致癌因素的暴露等。

### (三) 病理

喉咽癌的组织病理形态表现为溃疡型、浸润型及外突型,以前两者为多见。约95%为鳞状上皮癌,其他较少见。喉咽癌男女发病比例为(12~25):11。喉咽癌中,以梨状窝癌最常见。

### (四) 扩散与转移

不同部位的喉咽癌扩散途径不同。咽后壁和梨状窝癌向上均可侵及口咽,向下均可侵及颈段食管,而环后区肿瘤常常侵犯杓状软骨及环杓关节,向下可侵及颈段食管,较少侵犯椎前筋膜。梨状窝外侧壁肿瘤主要向咽外侧壁扩展,可破坏甲状软骨和环状软骨,内侧壁肿瘤容易向喉腔及沿环后向对侧梨状窝扩展,声门旁间隙及甲状软骨是最易受侵犯的喉结构,环状软骨较少受侵。肿瘤沿杓会厌皱襞向前及在甲状软骨板内侧直接向前,侵犯声门旁间隙,沿杓会厌皱襞向内上方及在甲状软骨板内侧上部侵入会厌前间隙等。

该区域肿瘤常表现黏膜扩散,特别是咽与颈段食管相连处,黏膜下淋巴组织丰富并伴随跳跃性的扩散。

喉咽癌颈部淋巴结转移率较高,以单侧为主,常见Ⅱ、Ⅲ区,而后可转移至Ⅳ、Ⅴ、Ⅵ区,也可出现双侧颈部淋巴结转移。

晚期以血行转移为主,以肺、肝和骨转移多见。

### (五) 临床表现

临床上常表现为咽后异物感,常在进食后仍觉在咽部有食管残留,可伴疼痛不适。晚期可出现呛咳、声嘶和颈部肿块等,前者系因肿块堵塞或侵及喉返神经致使声门关闭不全。

### (六) 分期

1. TNM 分期

T:原发肿瘤。

Tx:原发肿瘤无法评估。

Tis:原位癌。

$T_1$:肿瘤局限于下咽的一个解剖亚区,最大直径<2cm。

$T_2$:肿瘤侵及下咽一个以上解剖亚区或一个邻近结构,或最大直径在2~4cm,无半喉固定。

$T_3$:肿瘤最大直径超过4cm或半喉固定。

$T_4$:肿瘤侵及邻近结构,如甲状软骨、环状软骨、颈动脉、颈部软组织、椎前筋膜和肌肉、甲状腺或食管。

$N_0$:未扪及肿大淋巴结。

$N_1$:同侧单个淋巴结,直径<3cm。

$N_2$:同侧单个淋巴结,直径为3~6cm;或者同侧多个淋巴结,最大直径<6cm。

$N_3$:淋巴结直径>6cm。

$M_0$:无远处转移。

$M_1$:有远处转移。

2. 临床分期

Ⅰ期: $T_1N_0M_0$。

Ⅱ期: $T_2N_0M_0$。

Ⅲ期: $T_3N_0M_0$, $T_{1\sim3}N_1M_0$。

Ⅳa期: $T_4N_{0\sim1}M_0$, $T_{1\sim4}N_2M_0$。

Ⅳb期: $T_{1\sim4}N_3M_0$。

Ⅳc期: 任何 T、任何 N、$M_1$。

（七）治疗

采用放疗和手术为主的综合治疗。$T_1$、$T_2$ 期可单独采用放疗或手术，$T_3$、$T_4$ 期适宜采用手术为主，辅以放疗或化疗的综合治疗。

## 三、喉癌

喉癌是头颈部的常见恶性肿瘤。喉癌以手术和放射治疗为主，在根治喉癌的同时，应力争保留或重建患者的发声功能，提高患者的生活质量。

（一）解剖

喉是呼吸的通道，又是发声的器官，位于颈前正中第 4～5 颈椎水平，上接喉口与喉咽部相连，下接气管。前方有皮肤、颈浅筋膜、颈深筋膜和舌骨下肌群覆盖。两侧与颈部血管、神经和甲状腺侧叶相接触。

1. 喉的界限

（1）上界：会厌舌面，会厌游离缘，两侧杓会厌皱襞、两侧杓状软骨区。

（2）下界：环状软骨下缘。

（3）前界：甲状舌骨膜、甲状软骨前部，环甲膜、环状软骨弓。

（4）后界：杓间区、环状软骨板。

（5）外侧界：两侧会厌软骨外缘、杓会厌皱襞、甲状软骨板的前半部、梨状窝内壁黏膜。

2. 喉的解剖分区　喉在解剖上分为声门上区、声门区和声门下区。

（1）声门上区：由喉的上界到声带上缘之上为声门上区，包括会厌舌面、会厌游离缘、会厌喉面、两侧杓会厌皱襞、两侧杓状软骨区、两侧室带和两侧喉室。

（2）声门区：声门区包括两侧声带、前联合和后联合。

（3）声门下区：声门下区包括声带下缘和环状软骨下缘之间。

3. 喉的结构　喉的结构较复杂，由软骨、关节、韧带、肌肉和黏膜构成。

（1）喉软骨：喉软骨包括不成对的甲状软骨、环状软骨和会厌软骨构成支架，另有成对的杓状软骨、小角软骨和楔状软骨附着在支架上。

（2）喉关节与韧带：喉关节与韧带包括喉软骨间以及软骨与舌骨、气管间的连接。关节有环杓关节、环甲关节。喉韧带有弹性圆锥（环甲膜）、方形膜、甲状舌骨膜和环状软骨气管韧带。

（3）喉肌肉：喉肌肉主要有喉内肌和喉外肌。喉内肌群有甲杓肌、环杓侧肌和环杓后肌 3 对；喉外肌又可分为舌骨上肌群和舌骨下肌群。

（4）喉腔：喉腔是由喉壁所围成的腔，内覆黏膜，上与喉咽黏膜相连，下与气管黏膜相接。在喉腔两侧壁有两对纵贯其间的黏膜皱襞，称为室带（假声带）和声带（真声带）。室带和声带将喉腔分为喉前庭、喉室及声门下腔。会厌和真声带是复层鳞状上皮，其余各部分为假复层纤毛柱状上皮。

（5）喉的间隙：喉有 3 个间隙，即会厌前间隙、声门旁间隙和任克间隙。

（6）喉的淋巴引流：

1）声门上区：淋巴组织丰富，毛细淋巴管伴随喉上神经穿过甲状舌骨膜，终于颈深上淋巴结（Ⅱ区淋巴结）；或穿过同侧的环甲膜和甲状腺叶进入颈深中淋巴结（Ⅲ区淋巴结）。

2）声门区：几乎无淋巴系统。

3）声门下区：淋巴组织较声门上区少，淋巴液引流至颈深中淋巴结（Ⅲ区淋巴结）、颈深下淋巴结（Ⅳ

区淋巴结)或气管旁淋巴结(Ⅵ区淋巴结)。

（二）流行病学与病因学

近年来,我国喉癌患者呈增多趋势。喉癌患者常见于50～69岁人群,男性明显高于女性。

喉癌的病因未明,一般认为喉癌的发生与下列因素有关:吸烟,病毒感染(HPV),*Ras*、*Myc*等癌基因的突变、扩增,以及抑癌基因*P53*的失活、性激素等。

（三）病理

喉癌的大体病理类型可分为溃疡型、菜花型、结节型及包块型。90%以上的喉癌为鳞状细胞癌,其次为原位癌、腺癌、肉瘤等。在喉的解剖分区中,声门区喉癌占55%～65%,声门上区喉癌占35%～40%,声门下区喉癌不足10%。

（四）转移

1. **颈淋巴结转移**　喉癌的颈淋巴结转移与喉癌的原发部位有关。声门上区者由于血管和淋巴组织比较丰富,容易出现颈淋巴结转移,多见于同侧颈内静脉淋巴结链的Ⅱ区颈淋巴结;声门区癌在未侵出声门区外时甚少转移;声门下区癌淋巴结转移率为13%～20%。

2. **远处转移**　全身转移率为5%～10%。转移部位以肺最多,其余依次为肝、骨、皮肤。尸检报告远处转移率可达30%。

（五）临床表现

喉癌患者的主要临床表现有:声音嘶哑、咽喉部异物感、咳嗽和血痰、呼吸困难、颈部肿块等。上述表现随肿瘤的部位和病期的不同而不同。

1. **声门上区癌**　早期可无症状或仅有咽部不适,喉异物感。随着病情的发展,可出现咽痛,吞咽时加剧,妨碍进食,并放射到同侧耳内。肿瘤增大发生溃烂,引起咳嗽和血痰。肿瘤向下侵犯声门区时出现声嘶。晚期患者有吞咽障碍、呼吸困难等症状。

2. **声门区癌**　早期出现声嘶,呈进行性加重。由于声门区是喉腔最狭窄的部位,故声门区癌长到一定体积时,就引起喉鸣和吸入性呼吸困难。晚期患者可出现咽痛、血痰等症状。

3. **声门下区癌**　早期症状不明显。当肿瘤增大、溃烂时,则有咳嗽、血痰等。肿瘤侵犯声带时,则有声嘶。肿瘤堵塞气道时,则出现呼吸困难。

（六）临床分型与分期

UICC和AJCC于2010年修订喉癌TNM临床分类分期。本分型分期只适用于癌,应有组织学证实。

1. **解剖分区**

（1）声门上:①舌骨上会厌(包括会厌尖、舌面、喉面);②杓会皱襞;③杓状软骨;④舌骨下会厌;⑤喉室;⑥室带。

（2）声门:①声带;②前联合;③后联合。

（3）声门下:区域淋巴结转移指颈部淋巴结。

2. **TNM临床分型**

（1）原发肿瘤(T):

$T_x$:原发肿瘤不能估计。

$T_0$:无原发肿瘤证据。

Tis:原位癌。

（2）声门上型:

$T_1$:肿瘤限于声门上一个亚区,声带活动正常。

$T_2$:肿瘤侵犯声门上一个亚区以上、侵犯声门或侵犯声门上区以外(舌根、会厌谷、梨状窝内壁黏膜),无喉固定。

$T_3$:肿瘤限于喉内、声带固定和/或下列部位受侵,包括环后区、会厌前间隙、声门旁间隙和/或甲状软骨内板。

$T_{4a}$:肿瘤侵穿甲状软骨和/或侵及喉外组织(如气管、包括深部舌外肌在内的颈部软组织、带状肌、甲状腺或食管）。

$T_{4b}$：侵犯椎前筋膜,包绕颈动脉或侵犯纵隔结构。

（3）声门型：

$T_1$：肿瘤侵犯声带（可以侵及前联合或后联合）,声带活动正常。

$T_{1a}$：肿瘤限于一侧声带。

$T_{1b}$：肿瘤侵犯两侧声带。

$T_2$：肿瘤侵犯声门上或声门下,和/或声带活动受限。

$T_3$：局限在喉内,伴有声带固定和/或侵犯声门旁间隙,和/或甲状软骨内板。

$T_{4a}$：肿瘤侵穿甲状软骨和/或侵及喉外组织（如气管、包括深部舌外肌在内的颈部软组织、带状肌、甲状腺或食管）。

$T_{4b}$：侵犯椎前筋膜,包绕颈动脉或侵犯纵隔结构。

（4）声门下型：

$T_1$：肿瘤限于声门下。

$T_2$：肿瘤侵及声带,声带活动正常或受限。

$T_3$：肿瘤限于喉内,声带固定。

$T_{4a}$：侵犯环状软骨或甲状软骨和/或侵及喉外组织（如气管、包括深部舌外肌在内的颈部软组织、带状肌、甲状腺或食管）。

$T_{4b}$：侵犯椎前筋膜,包绕颈动脉或侵犯纵隔结构。

（5）区域淋巴结（N）：

$N_x$：不能评估有无区域性淋巴结转移。

$N_0$：无区域性淋巴结转移。

$N_1$：同侧单个淋巴结转移,直径≤3cm。

$N_2$：同侧单个淋巴结转移,直径>3cm 但≤6cm;或同侧多个淋巴结转移,但其中最大直径<6cm,或双侧或对侧淋巴结转移,其中最大直径≤6cm。

$N_{2a}$：同侧单个淋巴结转移,直径>3cm 但≤6cm。

$N_{2b}$：同侧多个淋巴结转移,其中最大直径≤6cm。

$N_{2c}$：双侧或对侧淋巴结转移,其中最大直径≤6m。

$N_3$：转移淋巴结最大直径>6cm。

（6）全身转移（M）：

$M_x$：不能评估有无远处转移。

$M_0$：无远处转移。

$M_1$：有远处转移（应同时注明转移部位）。

3. 临床分期

0 期：$TisN_0M_0$。

Ⅰ期：$T_1N_0M_0$。

Ⅱ期：$T_2N_0M_0$。

Ⅲ期：$T_3N_0M_0$,$T_{1\sim3}N_1M_0$。

Ⅳa 期：$T_{4a}N_0M_0$,$T_{4a}N_1M_0$,任何 T、$N_2M_0$。

Ⅳb 期：任何 T、$N_3M_0$,$T_{4b}$、任何 N、$M_0$。

Ⅳc 期：任何 T、任何 N、$M_1$。

（七）治疗

喉癌的治疗以手术和放射治疗为主。喉癌病变为局部早期的（$T_1$ 和 $T_2$ 病变）以手术（包括激光治疗）

和放疗为主;局部晚期的($T_3$ 和 $T_4$ 病变)则采用手术联合放疗化疗的综合治疗。

晚期喉癌的综合治疗或姑息治疗以化疗为主,此外,应用于喉癌治疗的分子靶向药物有西妥昔单抗(cetuximab,C225)、吉非替尼(iressa)、埃洛替尼(tarceva)等。分子靶向药物结合放疗或化疗已取得较好的疗效。

### 四、涎腺肿瘤

涎腺亦称唾液腺,分为大、小两类:大涎腺有 3 对,即腮腺、颌下腺和舌下腺;成百上千的小涎腺则主要分布在口腔、鼻窦以及气管等处的黏膜下。

#### (一) 局部解剖

1. **腮腺解剖** 位于面侧部,为单一腺体,但常以面神经为界分为深、浅两叶;浅叶较大,形状不规则,位于咬肌后份的浅面,上至颧弓,下达下颌骨下缘;深叶较小,上邻外耳道软骨,并绕下颌骨升支后缘向内延伸,与咽旁间隙相邻。

2. **颌下腺解剖** 位于颌下三角中,分深、浅两部:浅部较大;深部起自浅部内侧,经下颌舌骨肌与舌骨舌肌的裂隙至舌下区,与舌下腺的后端相连。

3. **舌下腺解剖** 舌下腺形状扁长,由多数小腺构成,位于舌下区,后端与颌下腺延长部相接。输出管有大、小两种。

#### (二) 流行病学与病因学

涎腺肿瘤中腮腺肿瘤的发生率最高,约占 80%,颌下腺肿瘤占 10%,舌下腺肿瘤占 1%。腮腺肿瘤中,良性占大多数,恶性肿瘤只占少数;颌下腺肿瘤中,良恶性发病情况近似;舌下腺肿瘤中,恶性肿瘤比例高,良性肿瘤少。Warthin 瘤(淋巴瘤性乳头状囊腺瘤或腺淋巴瘤)、嗜酸性粒细胞腺瘤几乎仅发生在腮腺;良性肿瘤中以多形性腺瘤(混合瘤)的发病率最高,其次为 Warthin 瘤;恶性肿瘤中以黏液表皮样癌的发病率最高,其次为腺样囊性癌。

涎腺肿瘤病因尚未明了。

#### (三) 病理与临床特点

涎腺肿瘤的发生主要来自导管的腺上皮细胞或肌上皮细胞,或两者同时参与,而浆液性或黏液性腺泡很少发生肿瘤。现对常见的几种良性肿瘤病理类型和恶性肿瘤病理类型加以叙述。

1. **多形性腺瘤** 亦称混合瘤,是涎腺肿瘤中最常见的一种,在 3 对大涎腺中以腮腺最多见,颌下腺次之,舌下腺极少见;也可发生于小涎腺。

2. **Warthin 瘤** 几乎全部发生在腮腺内,好发于腮腺下极;极少数见于颌下腺,发生在口腔内小涎腺则十分罕见。多发生于男性,占 85%~90%;以 50~60 岁的老年人为多。肿块表面光滑,周界清楚,质地较软,有柔性,可有双侧腮腺受累和多原发灶的特点,若手术处理不当,可以局部再发。

3. **黏液表皮样癌** 在大涎腺肿瘤中,占 5%~10%,其中 90% 发生于腮腺,其余发生于颌下腺。在小腺肿瘤中,占 4%~20%,以腭腺最多见。本病好发于 40~50 岁,女性较男性多见,黏液表皮样癌恶性程度不一,低度恶性者病程较长,生长较局限,表现为渐进性无痛性增大的肿块;中度及高度恶性者呈浸润生长,病程较短,生长迅速,肿瘤与周围组织粘连而固定,并可伴疼痛及溃疡。

4. **腺样囊性癌** 可发生于颌下腺和腮腺,但更多见于小涎腺。患者以 30~50 岁居多,男女发病无大差别。肿瘤生长缓慢而局部侵袭性强,术后复发率高。

5. **恶性混合瘤** 是指良性和恶性两种成分并存的一类混合瘤。其中的恶性成分可以是原发或来自混合瘤恶变,以后者较常见,有时也可以两种情况都存在。肿瘤的发病年龄以 50 岁左右多见,男性较多,发生在腮腺者占一半以上。恶性混合瘤,初发即为恶性者,一般生长较快,局部常伴有疼痛或麻木感,肿物较硬,常向深部组织浸润或与皮肤粘连固定。另一种从良性混合瘤恶变者,一般病程较长,近期肿瘤生长加快增大,临床表现为体积较大的肿块。

6. **腺泡细胞癌**　是一种低度恶性肿瘤,约占涎腺肿瘤的 3%,主要发生于腮腺,少数在颌下腺和小涎腺。患者多为 30~50 岁中年人,男性稍多于女性。肿瘤常生长缓慢,临床主要表现为肿块和受累的神经症状,本病发展缓慢,淋巴结转移较少见。肿瘤局部破坏性较小,但可局部复发或多次复发,偶可转移,血行转移较多见,肺转移的患者可以长期带瘤生存,肺外转移的患者预后极差。由于腺样囊性癌具有局部侵袭性强及沿神经血管束扩散的特性,手术切缘阳性率高,其术后局部复发率甚高。综合治疗的疗效优于单纯手术,综合治疗中的放射治疗可能提高患者的生存时间。

7. **腺癌**　目前对腺癌病理组织分类标准尚存在较大分歧。除上述癌肿以外,凡是腺体来源的均归于腺癌。有管状、乳头状和低分化等不同的组织类型。分化差异较大,预后也不同。

8. **鳞癌**　涎腺原发性鳞癌少见,多发生在腮腺和颌下腺,舌下腺和其他小涎腺极少见。患者多为中、老年男性,恶性度较高,较易发生淋巴结和血行转移,预后甚差。

**（四）分期**

大涎腺恶性肿瘤的 TNM 分期。

1. **原发肿瘤(T)**

$T_x$:原发肿瘤不能评估。

$T_0$:无原发肿瘤存在的证据。

$T_1$:肿瘤最大直径≤2cm,不伴有(腺体)实质外扩展。

$T_2$:肿瘤最大直径>2cm 且≤4cm,不伴有(腺体)实质外扩展。

$T_3$:肿瘤最大直径>4cm,和/或有(腺体)实质外扩展。

$T_{4a}$:肿瘤侵犯皮肤、下颌骨、外耳道和/或面神经。

$T_{4b}$:肿瘤侵犯颅底、翼板和/或包绕颈内动脉。

2. **区域性淋巴结(N)**

$N_x$:评估有无区域性淋巴结转移。

$N_0$:无区域性淋巴结转移。

$N_1$:同侧单个淋巴结转移,最大直径≤3cm。

$N_2$:同侧单个淋巴结转移,最大直径>3cm 但≤6cm;或同侧多个淋巴结转移,其中最大直径≤6cm;或双侧或对侧淋巴结转移,其中最大直径≤6cm。

$N_{2a}$:同侧单个淋巴结转移,最大直径>3cm 但≤6cm。

$N_{2b}$:同侧多个淋巴结转移,其中最大直径≤6cm。

$N_{2c}$:双侧或对侧淋巴结转移,其中最大直径≤6cm。

$N_3$:转移淋巴结最大直径>6cm。

3. **远处转移(M)**

$M_x$:不能评估有无远处转移。

$M_0$:无远处转移。

$M_1$:有远处转移。

4. **临床分期**

Ⅰ 期:$T_1N_0M_0$,$T_2N_0M_0$。

Ⅱ 期:$T_3N_0M_0$。

Ⅲ 期:$T_1N_1M$,$T_2N_1M_0$。

Ⅳa 期:$T_{4a}N_0M_0$,$T_{4a}N_1M_0$,$T_1N_2M_0$,$T_2N_2M_0$,$T_3N_2M$,$TaN_2M_0$,任何 T、$N_2M_0$。

Ⅳb 期:$T_{4b}$、任何 N、$M_0$,任何 T、$N_3M_0$。

Ⅳc 期:任何 T、任何 N、$M_1$。

**（五）治疗**

涎腺肿瘤主要采用手术治疗,中晚期患者可考虑手术加放疗,首次手术彻底完整切除肿瘤是治愈的关键。

## 五、口腔恶性肿瘤

### （一）临床概述

口腔恶性肿瘤是全球发病率排名前 10 位的恶性肿瘤之一。口腔癌一般指鳞癌,占口腔恶性肿瘤 95% 以上,其他发生于口腔内间叶组织或造血组织的恶性肿瘤以及来自小涎腺的恶性肿瘤归入其相应的各章节中,不在此章节内讲述。

据国内资料统计,口腔癌占全身恶性肿瘤的 1.9%~3.5%;占头颈部恶性肿瘤的 4.7%~20.3%,居头颈部恶性肿瘤的第 2 位,仅次于鼻咽癌;好发于 40~60 岁,男性多于女性[男女比例为(2~3):1]。口腔癌的主要危险因素是吸烟和饮酒,其他包括咀嚼槟榔、紫外线、X 射线、慢性刺激与损伤、人乳头瘤病毒(特别是 HPV16)等。根据国际癌症研究机构最新的分类,口腔鳞癌包括舌癌、牙龈癌、口底癌、颊癌、腭癌和唇癌,其中以舌癌最为常见,其次为牙龈癌、口底癌和颊癌。

近年来针对口腔恶性肿瘤的基础研究和治疗方法取得了一定的进展,但其生存率并没有明显提高。目前口腔恶性肿瘤的治疗方法有手术、放疗和化疗,其中以手术最为重要。

### （二）PET/CT 图像采集要旨

口腔恶性肿瘤患者 PET/CT 检查前的准备与常规肿瘤 PET/CT 显像基本相同,需要特别强调的是,此类患者检查前应尽量避免说话和咀嚼,也有学者建议患者注射显像剂后采取坐位候诊能改善口腔病灶的显示效果。

在行 PET/CT 采集时应注意以下几点:

1. 检查前嘱患者去除金属异物如假牙、耳钉、项链等。

2. 在全身检查结束后可以嘱患者双手置于大腿两侧,加做口腔局部图像的采集,以提高 PET 图像与 CT 图像的匹配度,并减少手臂上举所造成的 PET 图像衰减和 CT 伪影。

3. 嘱患者在图像采集过程中尽量避免吞咽和咳嗽,也有学者报道在加做口腔局部采集时嘱患者张口能有效改善图像质量。

### （三）PET/CT 诊断口腔恶性肿瘤概况

由于较容易取得活检病理标本,口腔恶性肿瘤的临床诊断并不困难。PET/CT 在口腔恶性肿瘤中的主要应用价值在于临床分期、预后判断、治疗方案的制订以及疗效评估。

2017 年版的 AJCC 口腔癌 TNM 分期标准(表 2-1-1)中着重强调了肿瘤浸润深度(depth of invasion,DOI)对于肿瘤 T 分期的重要性。在现有的影像检查方法中,MRI 由于其优越的组织分辨率,成为评价肿瘤 T 分期的首选检查手段。尽管 PET/CT 图像的组织分辨率不及 MRI,但有部分研究表明其诊断原发头颈部恶性肿瘤(包括口腔恶性肿瘤)的灵敏度高于 MRI;此外,PET/CT 还可以作为某些磁共振检查禁忌患者(如有难以取下的义齿或金属异物的患者)的首选检查手段。在肿瘤的 N 分期方面,PET/CT 有较高的诊断效能,特别是对于短径>1cm 的可疑淋巴结,许多研究结果显示 PET/CT 诊断转移性淋巴结的灵敏度、特异度及准确度分别为 62%~88%、97%~99%、82%~96%,高于其他影像检查方法。由于一次检查就能获得全身图像,故 PET/CT 在评价口腔恶性肿瘤的 M 分期方面具有明显的优势。此外,口腔恶性肿瘤患者行 PET/CT 检查有时还能意外发现第二原发的恶性肿瘤。基于以上原因,PET/CT 在口腔恶性肿瘤治疗方案的选择和疗效评估方面也具有重要的临床应用价值。有研究推荐,在治疗完成后 12 周进行 PET/CT 随访,此时的准确性最高。近年来的研究表明,$^{18}$F-FDG PET/CT 显像的某些参数如最大标准摄取值(SUVmax)、代谢体积(MTV)、糖酵解总量(TLG)等可能对口腔恶性肿瘤的预后判断具有一定的价值,但这些研究报道的各类参数 cut off 值差距较大,如 SUVmax 从 4.0 到 19.3、MTV 从 6.0 到 7.7、TLG 从 18.3 到 71.4,故目前尚无较为统一的参考值。

表 2-1-1　第 8 版 AJCC 唇和口腔癌的 TNM 分期

| T——原发肿瘤 | 标　　准 |
|---|---|
| Tis | 原位癌 |
| $T_1$ | 肿瘤≤2cm,浸润深度≤5mm |
| $T_2$ | 肿瘤≤2cm,0.5cm<浸润深度≤1cm;或者 2cm<肿瘤≤4cm,浸润深度≤1cm |
| $T_3$ | 肿瘤>4cm 或任何大小肿瘤浸润深度>1cm |
| $T_{4a}$ | 唇:肿瘤侵犯骨皮质,或侵犯下压槽神经、口腔底部、面部(下巴或鼻部等)皮肤<br>口腔:肿瘤侵犯邻近组织(包括下颌骨和上颌骨、上颌窦、面部皮肤)<br>注:由牙龈引起的骨/牙槽的表面侵蚀(单独)不足以评为 $T_4$ |
| $T_{4b}$ | 肿瘤侵犯咀嚼肌间隙、翼突内侧板或者颅底,和/或包绕颈内动脉 |
| N——区域淋巴结 | 标　　准 |
| $cN_0$ 或 $pN_0$ | 无局部淋巴结转移 |
| $cN_1$ 或 $pN_1$ | 单个转移淋巴结≤3cm |
| $cN_{2a}$ | 单个转移淋巴结>3~6cm |
| $pN_{2a}$ | 单个转移淋巴结 3~6cm,ENE(-);或同侧单个转移淋巴结<3cm,ENE(+) |
| $cN_{2b}$ 或 $pN_{2b}$ | 同侧多个转移淋巴结≤6cm |
| $cN_{2c}$ 或 $pN_{2c}$ | 对侧或双侧转移淋巴结≤6cm |
| $cN_{3a}$ | 转移淋巴结>6cm |
| $cN_{3b}$ | 临床明显为 ENE |
| $pN_{3b}$ | 单个转移淋巴结>3cm 且 ENE(+),或多个转移淋巴结且 ENE(+),或单个对侧转移淋巴结且 ENE(+) |

注:AJCC,American Joint Committee on Cancer;ENE,淋巴结外侵犯。

　　PET/CT 诊断口腔恶性肿瘤也具有一定的局限性:口腔部位的正常生理性摄取和非特异性摄取常常会造成假阳性;在识别囊变、坏死淋巴结和评估周围神经侵犯方面不如 MRI;病灶较小或摄取 FDG 能力较低时会造成假阴性;炎性增生淋巴结和转移淋巴结有时难以鉴别;局部感染或放疗导致的局部炎症以及手术造成的非特异性炎症均有可能导致诊断的假阳性。

(林晓平　郑山　樊卫　缪蔚冰)

# 第二章 鼻 咽 癌

## 一、临床概述

鼻咽癌来源于鼻咽被覆上皮,95%以上分化不良,恶性程度高。1991 年 WHO 将鼻咽癌组织学分为角化性鳞状细胞癌(WHO Ⅰ型)和非角化性鳞状细胞癌两大类,其中后者根据肿瘤细胞的分化程度又分为分化型角化癌(WHO Ⅱ型)和未分化型非角化癌或鼻咽型未分化癌(WHO Ⅲ型)。

鼻咽癌好发于鼻咽侧壁(尤其是咽隐窝)和顶后壁。鼻咽的相邻结构复杂,必须充分理解其局部侵犯路径,才能对鼻咽癌局部侵犯的 PET/CT 征象作出精确描述。鼻咽癌向上侵犯除直接破坏颅底骨质外,也可经破裂孔、卵圆孔、棘孔、颈内动脉管或者蝶窦和后组筛窦等自然孔道或裂隙侵入颅内,累及脑神经;鼻咽癌向前侵犯鼻腔、上颌窦、前组筛窦直至眼眶内,也可通过颅内、眶上裂或翼管、翼腭窝侵入眼眶内;鼻咽癌向外侧可浸润咽旁间隙、颞下窝和咀嚼肌等;鼻咽癌向后浸润颈椎前软组织、颈椎;向下累及口咽甚至喉咽。

鼻咽癌颈部淋巴结转移出现早、发生率高,鼻咽黏膜下有丰富的淋巴管网,且淋巴引流可跨越中线到对侧颈部。颈部淋巴结转移和发生远处转移密切相关——随颈部转移淋巴结的增大、增多,远处转移的概率也明显增加。远处转移的发生部位依次为骨、肝和肺等,且常为多个器官同时发生。

鼻咽癌最主要的治疗方法是放射治疗,对于晚期患者,综合运用化疗可提高疗效,肿瘤复发或病灶残留等也可以采用手术治疗。

鼻咽癌病灶 $^{18}$F-FDG 代谢为高增殖表现。发生淋巴结及远处转移均表现为 $^{18}$F-FDG 放射性浓聚,肿瘤发生坏死时可表现为放射性分布稀疏或缺损。

## 二、PET/CT 诊断要点

### (一) 一般诊断点

1. 有临床病史,如涕血、颈部淋巴结肿大、EBV 升高等。

2. 鼻咽占位性病变。

3. 鼻咽病灶侵犯脑神经时可伴发相应症状。

### (二) CT 诊断点

1. 鼻咽黏膜局限性增厚,顶壁、顶后壁及双侧壁均可出现,失去正常对称性结构,形态多为扁平状,也可为结节状,边界清楚,均匀等或稍高密度。

2. 病灶较大时可占据鼻咽腔,使鼻咽腔变形。

3. 患侧咽隐窝变浅或消失,病灶向上可直接破坏颅底骨质,也可经破裂孔、卵圆孔、棘孔、颈内动脉管或者蝶窦和后组筛窦等自然孔道或裂隙侵入颅内,可侵犯海绵窦及颞叶下极;向前侵犯鼻腔、上颌窦、前组筛窦,再侵入眼眶内,也可通过颅内、眶上裂或翼管、翼腭窝侵入眼眶内;病灶向外侧可浸润咽旁间隙、颞下窝和咀嚼肌等;向后浸润颈椎前软组织、颈椎;向下累及口咽甚至喉咽。

4. 患侧或者对侧咽后可出现肿大淋巴结,也可跳过咽后淋巴结直接转移到双颈及远处淋巴结。当咽后淋巴结>0.8cm、颌下淋巴结>1.5cm、颈部其他区域淋巴结>1cm 时,多提示为转移淋巴结。转移淋巴结可伴有坏死,也可出现包膜外侵犯,表现为淋巴结边缘不规则或模糊,向邻近脂肪呈条状浸润,与邻近的颈动脉或脑神经分界不清。

（三）$^{18}$F-FDG PET 诊断点

1. 鼻咽原发灶、转移淋巴结及远处转移灶呈代谢活跃改变。

2. 鼻咽病灶较小或者因部分容积效应,表现为局部代谢略活跃,有的患者由于活检肿瘤组织被钳取后局部代谢与周围正常组织无明显区别。

3. 咽后淋巴结容易与鼻咽病灶融合成片,结合同机增强 CT 有助于区分。

4. 鼻咽病灶侵犯颅底及颅内结构时,由于与周围正常脑组织放射性分布相似,应该注意形态结构的变化,必要时进行同机 CT 增强扫描加以区分。

## 三、典型病例

1. **早期鼻咽癌**　患者男性,40 岁。病理:鼻咽未分化型非角化性癌($T_1N_0M_0$,I 期)(图 2-2-1)。

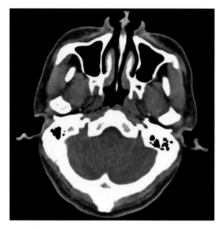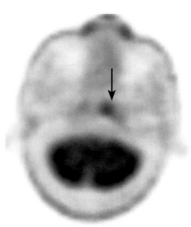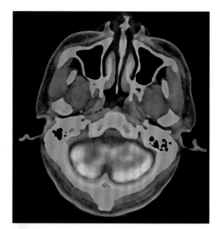

**图 2-2-1　早期鼻咽癌 FDG PET/CT 图像**
鼻咽左侧咽隐窝黏膜增厚、放射性浓聚(箭头),SUV 约 6.2,左侧咽隐窝变浅。

2. **局部晚期鼻咽癌**　患者女性,30 岁。病理:鼻咽未分化型非角化性癌,颅底广泛侵犯伴双颈淋巴结转移($T_4N_3M_1$,IV 期)(图 2-2-2~图 2-2-5)。

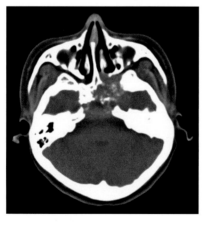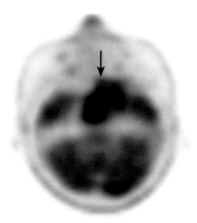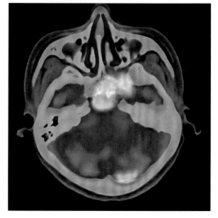

**图 2-2-2　局部晚期鼻咽癌 FDG PET/CT 图像**
鼻咽顶壁、顶后壁及双侧壁黏膜增厚,放射性浓聚(箭头),SUVmax 约 10.6,左侧破裂孔、左侧卵圆孔、蝶窦左份、筛窦左份、蝶鞍病灶侵犯颅底骨,包括左侧岩尖、斜坡、左侧翼突内外侧板及基底部、右侧翼突基底部、蝶骨基底部、蝶骨体及左侧蝶骨大翼,侵犯左侧翼腭窝、桥前池、左侧海绵窦及左侧颞叶下极。

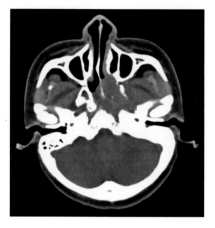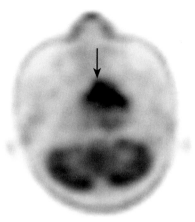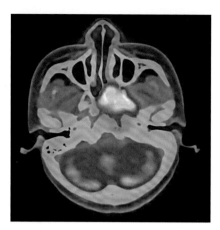

**图 2-2-3 局部晚期鼻咽癌 FDG PET/CT 图像**

鼻咽病灶侵犯双侧后鼻孔。

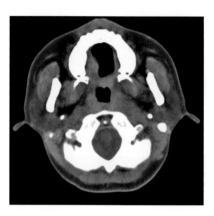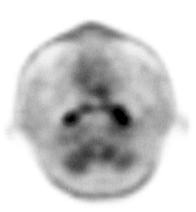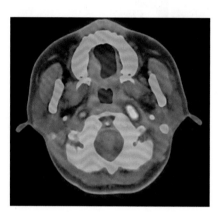

**图 2-2-4 鼻咽癌的淋巴结转移**

双侧咽后数个淋巴结放射性浓聚,SUV 约 11.2,最大约 1.0cm×1.2cm。

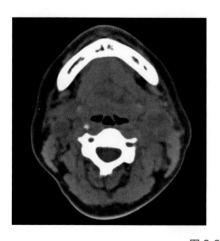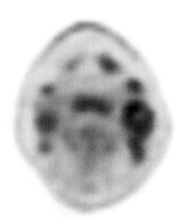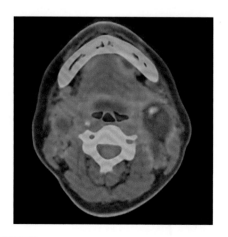

**图 2-2-5 鼻咽癌的淋巴结转移 FDG PET/CT 图像**

双颈Ⅱ区及左颈Ⅲ区多个淋巴结放射性浓聚,SUV 最高约 13.4,部分融合,最大约 2.2cm×3.1cm,内部可见坏死。

3. **全身晚期鼻咽癌** 患者男性,58 岁,病理:鼻咽未分化型非角化性癌,伴双侧颈部淋巴结、肝、肺多发转移($T_4N_2M_1$,Ⅳb 期)(图 2-2-6~图 2-2-10)。

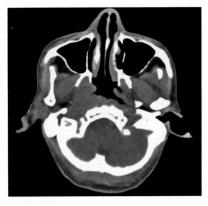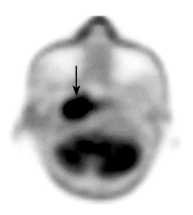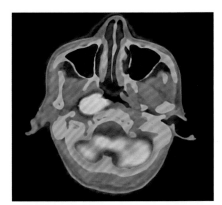

图 2-2-6 右侧鼻咽癌 FDG PET/CT 图像

鼻咽癌病灶代谢活跃(箭头)。

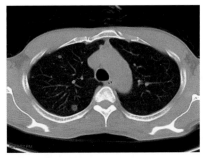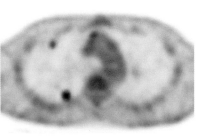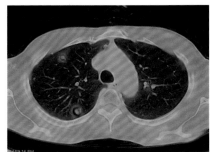

图 2-2-7 鼻咽癌肺转移的 FDG PET/CT 图像

双肺多发转移灶的代谢活跃:肺转移可出现空泡状改变。

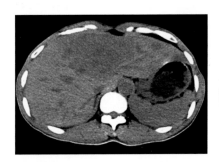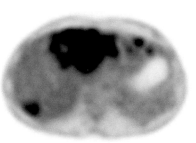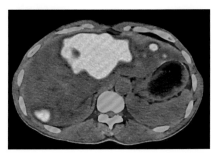

图 2-2-8 鼻咽癌肝转移的 FDG PET/CT 图像

肝脏多发转移灶,代谢活跃。

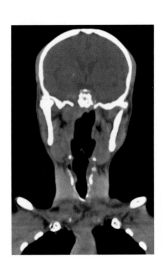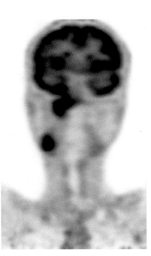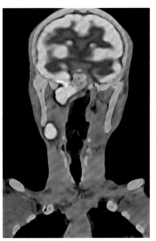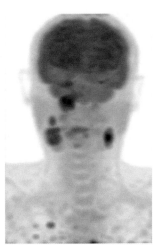

图 2-2-9 鼻咽癌淋巴结转移的 FDG PET/CT 图像

头部冠状位可见双侧颈部多发转移淋巴结,代谢活跃。

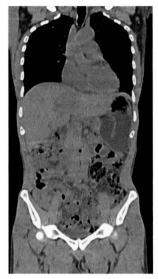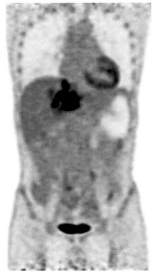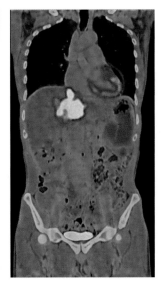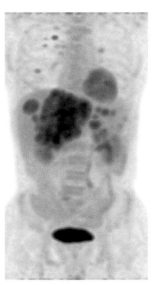

图 2-2-10　鼻咽癌肝转移的 FDG PET/CT 图像

体部冠状位图像可见肝、肺多发转移灶的代谢活跃。

## 四、少见病例

1. **鼻咽癌广泛侵犯颅底结构及左颞叶水肿**　患者男性，30 岁。病理：鼻咽未分化型非角化性癌，广泛侵犯颅底结构并淋巴结转移（$T_4N_2M_0$，Ⅳa 期）（图 2-2-11～图 2-2-15）。

2. **鼻咽癌左侧肾上腺转移及治疗前后对比**　患者男性，62 岁。病理：鼻咽未分化型非角化性癌，鼻咽癌左侧肾上腺转移及治疗前后对比（图 2-2-16，图 2-2-17）。

3. **鼻咽癌治疗后单发肺转移**　患者女性，64 岁。鼻咽癌治疗后单发肺转移。病理：冰冻后石蜡切片（左上肺结节）镜检为分化差的癌，结合免疫组化及原位杂交结果，符合淋巴上皮瘤样癌，因患者有鼻咽癌病史，考虑为鼻咽癌转移（图 2-2-18）。

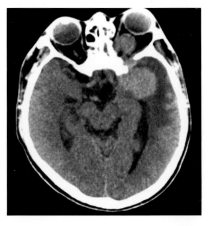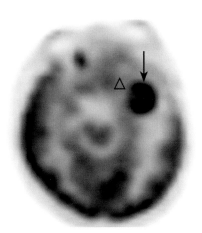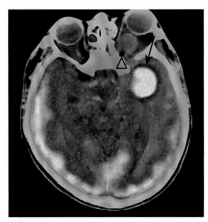

图 2-2-11　鼻咽癌侵犯左侧颞叶（箭头）及左侧眼眶（△）的 $^{18}$F-FDG PET/CT 图像

鼻咽顶壁、顶后壁及双侧壁黏膜增厚，其放射性浓聚，SUV 约 15.3，病灶侵犯左侧颞叶、左侧海绵窦、左侧眶尖、左侧眼球后、左侧翼腭窝、左侧颈动脉管、蝶窦、左侧蝶骨小翼、左侧蝶骨大翼、蝶骨基底部、双侧翼突、犁骨、枕骨斜坡、双侧头长肌、双侧腭帆张提肌、双侧翼内肌、左侧翼外肌及左侧咽后间隙。

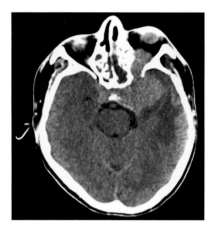
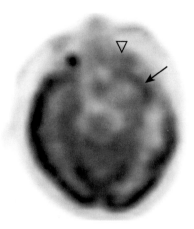
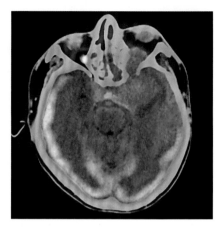

图 2-2-12 鼻咽癌侵犯左侧颞叶(箭头)及左侧眼眶(△)的 $^{18}$F-FDG PET/CT 图像

病灶侵犯左侧颞叶及左侧眼眶。

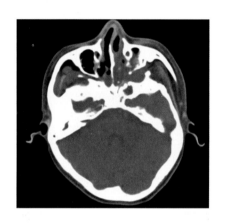
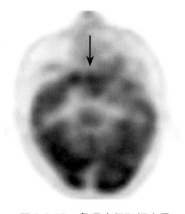

图 2-2-13 鼻咽癌侵犯颅底骨

病灶侵犯颅底骨质。

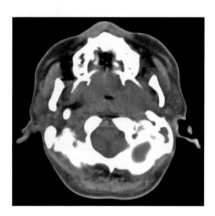
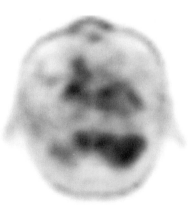
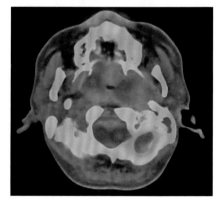

图 2-2-14 鼻咽癌侵犯口咽的 FDG PET/CT 图像

病灶侵犯鼻咽及口咽。

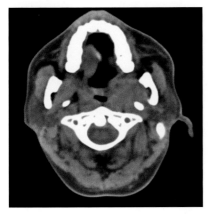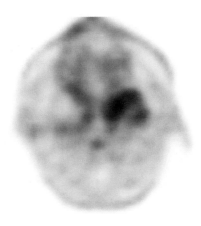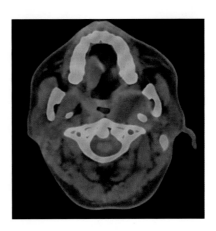

图 2-2-15 鼻咽癌淋巴结转移的 FDG PET/CT 图像

左颈Ⅱ、Ⅴa 区肿大淋巴结放射性分布浓密,SUV 约 5.9,最大约 1.9cm×3.4cm。

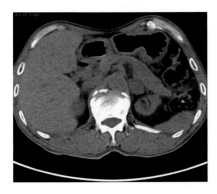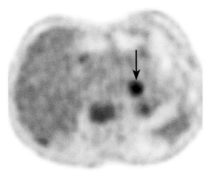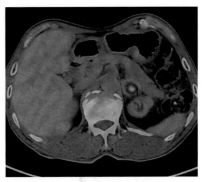

图 2-2-16 鼻咽癌左侧肾上腺转移(箭头)治疗前 PET/CT 图像

治疗前 PET/CT 所见:左侧肾上腺类圆形软组织结节的放射性浓聚,SUV 约 7.4,大小约 2.0cm×2.1cm。

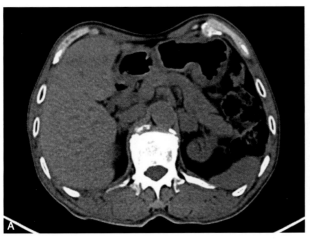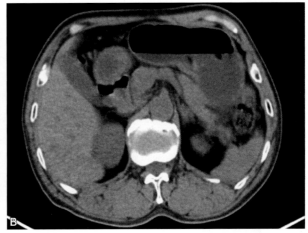

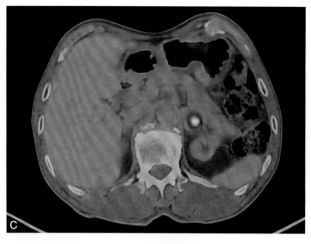
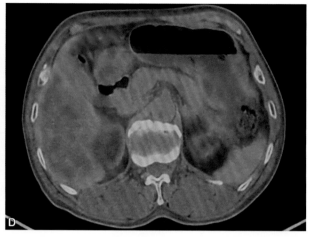

图 2-2-17　鼻咽癌左侧肾上腺转移前后对比的 PET/CT 图像

治疗后 PET/CT 所见:左侧肾上腺稍增粗,其放射性分布未见异常(A、C 为治疗前,B、D 为治疗后,同一层面对比图像)。

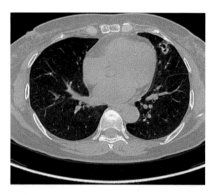
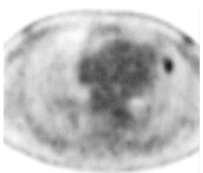
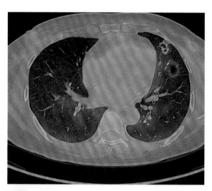

图 2-2-18　鼻咽癌治疗后单发肺转移的 FDG PET/CT 横断面图像

鼻咽癌放疗后,纵隔淋巴结转移放化疗后:鼻咽各壁黏膜未见明显增厚及异常放射性分布,双侧咽隐窝存在。左上肺下舌段不规则厚壁空洞影的放射性分布增高,SUV 约 4.2,大小约 1.0cm×1.8cm。

## 五、鉴别诊断

### (一) 鼻咽淋巴瘤

发生于鼻咽顶后壁咽扁桃体和咽鼓管扁桃体附近黏膜内淋巴组织,沿鼻咽壁表面弥漫生长,倾向于"平铺式生长",甚至向口咽、鼻腔、鼻窦蔓延,但一般不向黏膜下深层侵犯,结构影像上表现为鼻咽壁增厚或者轮廓清楚的软组织肿块,病变范围较大时,可向四周弥漫性生长,密度多较均匀。鼻咽癌一般早期即向周围深层结构及颅底侵犯,咽旁间隙脂肪间隙模糊,或完全为肿瘤占据,肿块边缘欠清。鼻咽癌常常侵犯周围组织,与之分界不清,可侵犯破坏蝶骨、岩骨、斜坡等颅底骨结构,可沿海绵窦、破裂孔侵入颅内。两者生物学行为各有特点,对周围结构侵犯有一定规律,这个不同点有助于鉴别诊断。

1. **弥漫大 B 细胞性淋巴瘤**　患者女性,55 岁。病理:弥漫大 B 细胞性淋巴瘤(图 2-2-19,图 2-2-20)。

2. **套细胞性淋巴瘤**　患者男性,67 岁。病理:套细胞性淋巴瘤,鼻咽及全身多发淋巴结浸润(图 2-2-21,图 2-2-22)。

3. **结外 NK/T 细胞淋巴瘤**　患者男性,57 岁。病理:鼻咽 NK/T 细胞淋巴瘤(图 2-2-23)。

### (二) 腺样体增生

鼻咽顶后壁含有的淋巴组织即腺样体,出生后逐渐长大,在正常生理状态下 6~7 岁达到高峰期,之后随年龄增长而萎缩,14~15 岁时退化至成人状态,但有时可持续至成年。残余的鼻咽淋巴样组织有时与肿瘤相似。主要鉴别点包括患者年龄、组织形态及对周围结构有无侵犯等。一般淋巴组织位于表浅部位,不累及其下方肌肉,不伴坏死。[18]F-FDG 一般表现为均匀性代谢增高。

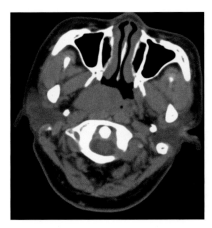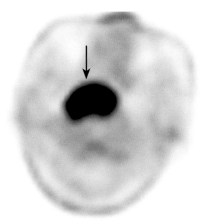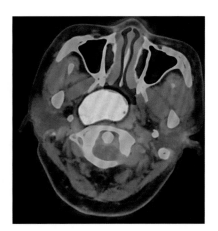

**图 2-2-19　鼻咽顶后壁淋巴瘤（箭头）**

鼻咽顶后壁右份及右侧壁软组织肿物影放射性浓聚（箭头），SUV 约 43.8，大小约 2.5cm×4.0cm。

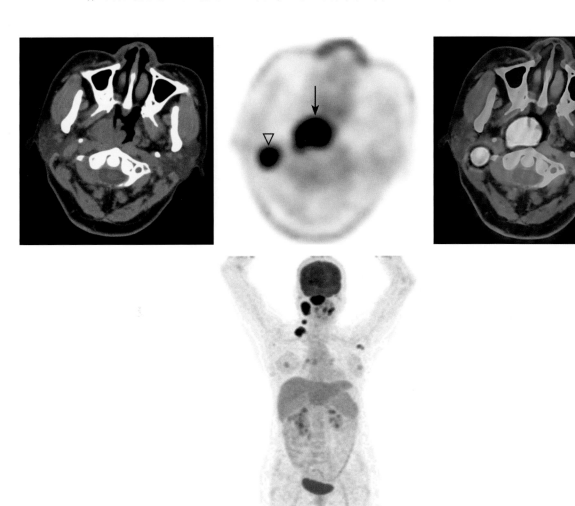

**图 2-2-20　鼻咽部淋巴瘤 PET/CT 图像**

双颈Ⅱ区及右颈Ⅲ~Ⅴ区多个淋巴结放射性浓聚（△），SUV 最高约 50.4，部分融合，大者约 1.9cm×2.2cm（MIP 图还可见左腋窝淋巴结代谢活跃）。

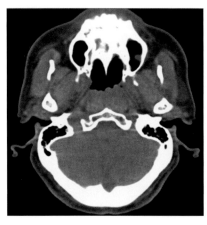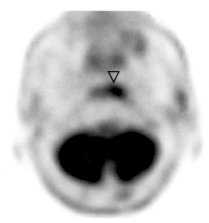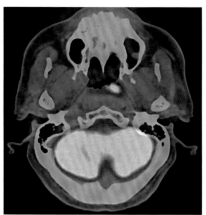

**图 2-2-21　鼻咽部淋巴瘤 PET/CT 图像**

鼻咽顶壁、顶后壁及左侧壁黏膜略增厚、放射性浓聚(△),SUV 约 11.0。

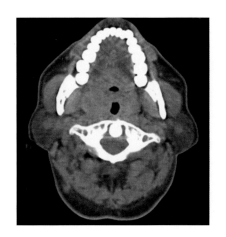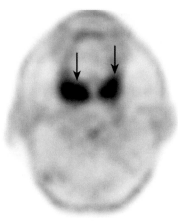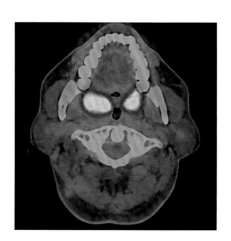

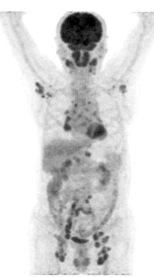

**图 2-2-22　鼻咽部淋巴瘤 PET/CT 图像**

双侧扁桃体肿大放射性浓聚(箭头),SUV 约 14.2(MIP 图可见全身多发淋巴结代谢活跃)。

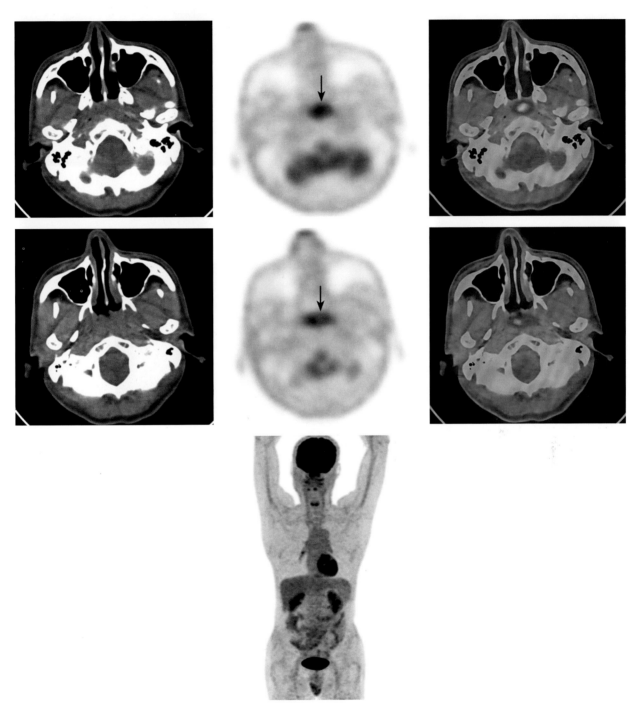

**图 2-2-23 鼻咽部淋巴瘤 PET/CT 图像**

鼻咽顶壁、顶后壁软组织影放射性分布浓聚,SUV 约 9.1(箭头)。

1. **腺样体增生** 患者男性,3岁(图2-2-24)。

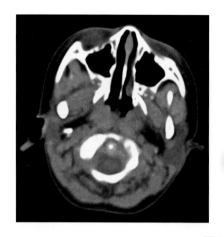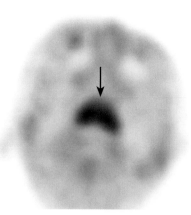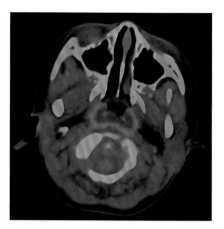

图 2-2-24 鼻咽部腺样体增生的 PET/CT 图像
鼻咽部软组织较厚,位于黏膜下,局部摄取 FDG 明显增多(箭头)。

2. **腺样体增生** 患者男性,5岁(图2-2-25)。

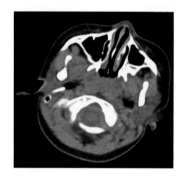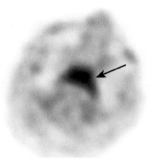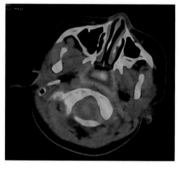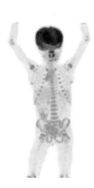

图 2-2-25 腺样体增生的 PET/CT 图像
典型的腺样体增生表现,局部 FDG 摄取明显增高(箭头)。

## 六、小结

鼻咽出现结节状异常放射性浓聚,同时伴有鼻咽壁不对称性增厚或软组织肿块,是鼻咽癌的典型表现,同时要注意有无周围组织结构的侵犯及淋巴结转移。如果鼻咽腔放射性分布比较对称,结构影像上无黏膜增厚或黏膜增厚均匀一致,需要考虑鼻咽淋巴瘤或腺样体、炎症等,鼻咽镜检查有助于鉴别。

PET/CT 能够同时获得全身 PET 功能代谢图像、CT 解剖图像及 PET/CT 的融合图像,有助于明确鼻咽原发灶和区域淋巴结的范围、远处转移灶的位置和范围,精确肿瘤临床分期;确定鼻咽癌的生物学靶区,提高放疗的精确度,从而减少正常组织的放射性损伤;鉴别肿瘤治疗后的复发、残留或者治疗后改变;评价及监测肿瘤的治疗效果,协助临床制订和调整治疗方案。

(林晓平 樊卫)

# 第三章　鼻腔和鼻窦恶性肿瘤

在所有鼻腔及鼻窦恶性肿瘤中,50%~65%发生于上颌窦,15%~30%发生于鼻腔,10%~25%发生于筛窦,0.1%~4.0%发生于额窦和蝶窦。鼻腔及鼻窦的恶性肿瘤大多为恶性上皮性肿瘤,指由鼻腔及鼻窦呼吸区发生的癌,以鳞癌最常见,腺癌少见(常发生于筛窦)。非上皮来源的肿瘤主要是嗅神经母细胞瘤及恶性黑色素瘤等。

上皮来源及非上皮来源的肿瘤的鼻腔及鼻窦病灶$^{18}$F-FDG 代谢为高增殖表现。发生淋巴结及远处转移均表现为$^{18}$F-FDG 放射性浓聚,肿瘤发生坏死时可表现为放射性分布稀疏或缺损。

## 第一节　上皮来源恶性肿瘤

### 一、临床概述

常见的早期症状有鼻塞、分泌物增多和/或鼻出血,与鼻炎、鼻窦炎及良性上皮性肿瘤的症状相似。当患者经内科治疗无效、症状反复出现或单侧发生症状时,应高度怀疑肿瘤。

### 二、PET/CT 诊断要点

(一) 一般诊断点

1. 有临床病史,鼻腔癌还可以出现疼痛等,上颌窦癌常合并感染,可触及颌下肿大、活动的炎性淋巴结。
2. 鼻腔癌可见鼻腔内肿物。
3. 鼻腔及鼻窦病灶侵犯脑神经时可伴发相应症状。
4. 一般为单侧。

(二) CT 诊断点

鼻腔癌表现为鼻腔内部等密度肿物,鼻腔扩大。肿瘤较大时可向外侵犯鼻腔外壁侵入上颌窦或者筛窦,进一步可破坏眼眶壁进入眼眶,晚期肿瘤向下可经硬腭进入口腔,向内侵及鼻中隔累及对侧鼻腔,向上可破坏筛板进入颅内累及颅前窝结构。肿瘤内部可见坏死。

上颌窦癌初期在窦内黏膜生长,常发生于上颌窦下半部,肿瘤增大可侵及窦壁及窦外结构。肿瘤常破坏前壁侵犯颌面部软组织或龈颊沟组织,经过窦内壁侵犯鼻腔,通过后壁累及翼腭窝,经上壁侵犯眼眶。上颌窦癌常累及筛窦,向后上扩散时可侵入眼眶内,也可累及颅底,向外侵犯时可累及颧骨和颞下窝。窦壁骨质破坏是主要的鉴别点。晚期可出现淋巴结转移,多转移至颈浅淋巴结群(如颌下淋巴结、耳前淋巴结)、颈Ⅱ区淋巴结及咽后淋巴结。远处转移多发生于晚期。

筛窦癌典型表现为筛窦内形态不规则的软组织肿瘤,边缘不规则,等密度,较小时仅有筛窦间隔骨质破坏,肿块较大时向内累及鼻腔,形成鼻腔内软组织肿块,可破坏中鼻甲、上鼻甲甚至破坏鼻中隔,肿块向外下方可侵入上颌窦,向外破坏眼眶内壁至眼眶,表现为眼眶内软组织肿块,眼外肌、视神经受压移位,向上破坏可侵犯颅前窝。

（三）$^{18}$F-FDG PET 诊断点

1. 鼻腔及鼻窦原发灶、转移淋巴结及远处转移灶呈代谢活跃改变。

2. 鼻腔及鼻窦肿瘤常合并鼻腔分泌物及鼻窦炎,炎症部分一般代谢不活跃。

3. 因鼻腔及鼻窦病灶侵犯颅底及颅内结构时,可见代谢活跃灶累及颅内。

4. 眼肌一般表现为生理性摄取增高,肿瘤侵犯眼眶时易与邻近眼肌分界欠清,必要时增加同机增强CT 有助于明确侵犯范围。

## 三、典型病例

1. **左侧鼻腔鳞癌**　患者男性,51 岁。病理:左侧鼻腔低分化鳞状细胞癌(图 2-3-1)。

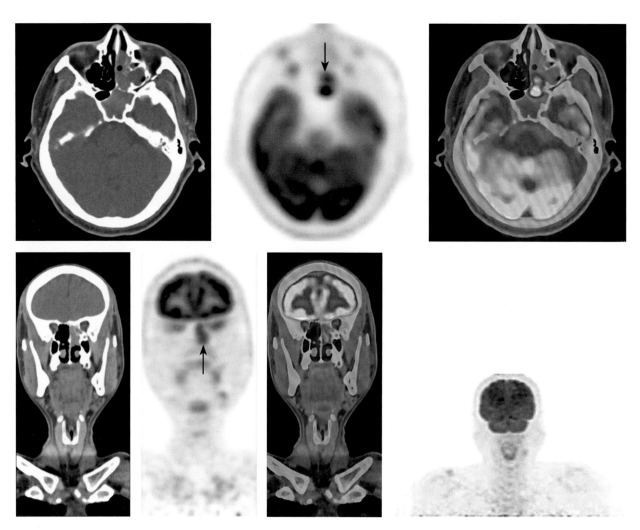

**图 2-3-1　左侧鼻腔低分化鳞状细胞癌的 PET/CT 图像**

左侧鼻腔软组织结节影放射性浓聚(箭头),SUV 约 15.2,最大层面约 1.2cm×2.0cm,侵犯左侧上、中鼻甲后份、鼻中隔、左侧翼腭窝、左上颌窦内侧骨壁、左组筛窦及蝶窦(包括筛窦骨板及蝶骨)。

2. **右侧鼻腔鳞癌**　患者男性,54 岁。病理:右侧鼻腔中至低分化鳞状细胞癌(图 2-3-2~图 2-3-5)。

3. **左侧上颌窦鳞癌**　患者女性,56 岁。病理:左侧上颌窦中分化鳞癌(图 2-3-6)。

4. **右侧蝶筛隐窝未分化癌**　患者男性,34 岁。病理:右侧蝶筛隐窝未分化癌(图 2-3-7)。

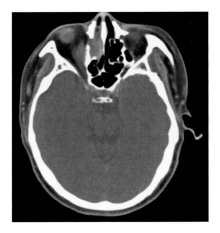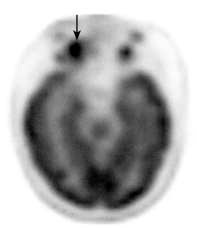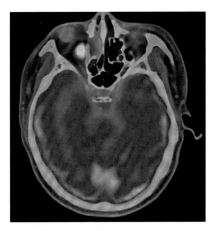

图 2-3-2　右侧鼻腔中至低分化鳞状细胞癌的 PET/CT 横断面图像

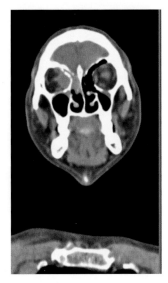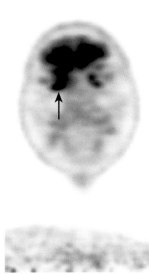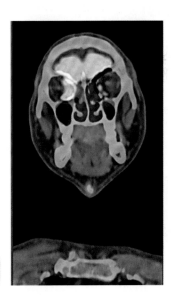

图 2-3-3　右侧鼻腔中至低分化鳞状细胞癌的 PET/CT 冠状面图像

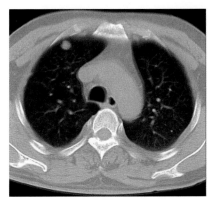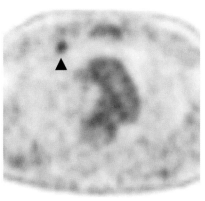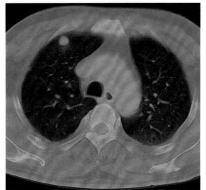

图 2-3-4　右侧鼻腔中至低分化鳞状细胞癌右肺转移(▲)的 PET/CT 横断面图像

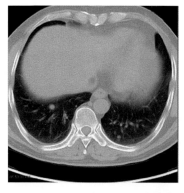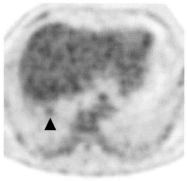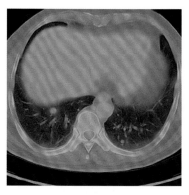

图 2-3-5　右侧鼻腔中至低分化鳞状细胞癌右肺转移的 PET/CT 横断面图像

右组筛窦、右侧鼻腔及右侧眼眶内（眼球内后方）软组织肿块影的放射性浓聚（箭头），大小约 2.4cm×3.2cm，侵犯右侧内直肌、右侧眶骨内侧壁、右侧眶骨内上壁及右上颌窦顶壁骨质，推压右侧视神经致其向右侧移位并与之分界欠清（图 2-3-2 及图 2-3-3）。双肺多发大小不等类圆形结节影的放射性浓聚（▲），SUV 约 4.1，SUV 约 4.1，最大者约 1.2cm×1.3cm，部分与胸膜分界不清（图 2-3-4 及图 2-3-5）。

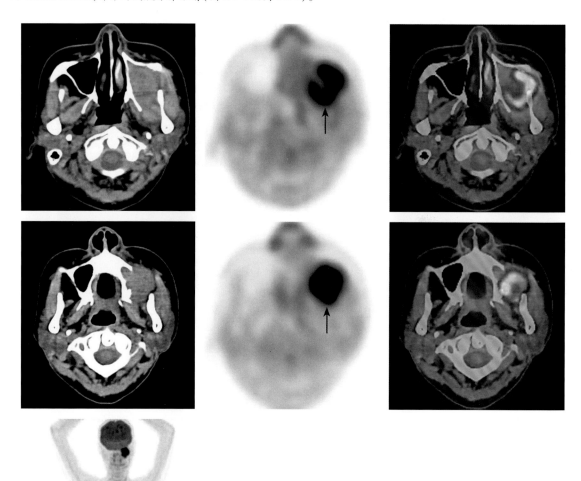

图 2-3-6　左侧上颌窦鳞癌 PET/CT 横断面图像

左侧上颌窦腔内软组织影放射性浓聚（箭头），SUV 约 19.0，大小约 3.0cm×3.8cm，病灶侵犯左侧上颌窦内侧壁及前壁、左侧上颌牙槽骨、左侧翼腭窝、左侧翼突、左侧颞下窝、左侧翼外肌、左侧咬肌及左侧颞肌。

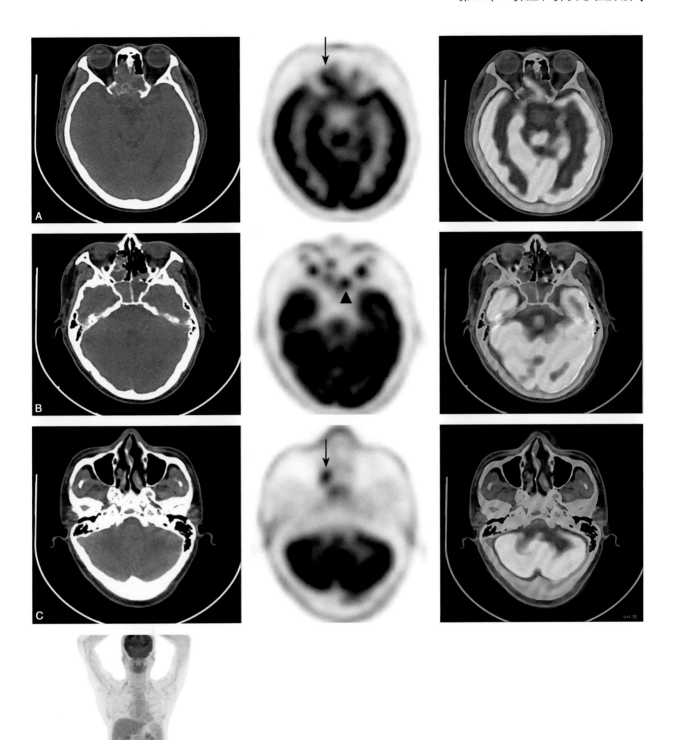

**图 2-3-7 右侧蝶筛隐窝未分化癌 PET/CT 图像**

筛窦内软组织影放射性浓聚（箭头），SUV 约 10.8，病灶主体位于右组筛窦（A、C），侵犯蝶窦左侧（▲）（B），与双侧中鼻甲分界不清，窦壁骨质未见明显破坏。

（林晓平 樊卫）

## 第二节　嗅神经母细胞瘤

### 一、临床概述

嗅神经母细胞瘤一般发生于嗅上皮分布的部位,即鼻腔顶、筛板、上鼻甲和鼻中隔的上部,也可发生在下侧鼻腔、筛窦和上颌窦。发病年龄有两个高峰——10~20岁和50~60岁,女性略多。嗅神经母细胞瘤有在黏膜下和颅内扩散的倾向,早期可扩散到颅内,但不侵犯颅前窝硬脑膜。肿瘤较小时可充满一侧鼻腔和筛窦,更大时可充满双侧鼻腔,较大时可累及鼻咽部、鼻窦、硬脑膜甚至额叶实质。转移以颈部淋巴结多见,其他部位包括腮腺、皮肤、肺、骨、肝、眼球、脊髓、椎管等。

### 二、PET/CT 诊断要点

#### （一）一般诊断点

1. 有临床病史,如鼻塞、鼻出血,其次是嗅觉缺失、头痛,侵犯眼眶引起眼球突出、视觉障碍等。
2. 鼻腔占位性病变。
3. 鼻腔病灶侵犯脑神经时可伴发相应症状。
4. 可单侧受累,也可双侧。

#### （二）CT 诊断点

早期者表现为局限于鼻腔和筛窦内肿块,典型部位为前上鼻腔,基底部位于筛板区,多为均匀等密度,少数可有囊变和/或钙化。肿块较大时表现为肿块充满整个鼻腔,筛窦壁骨质破坏,中、下鼻甲骨质破坏。侵犯眼眶表现为眼眶内壁骨质破坏、眼眶内肿块,病灶向上可侵入颅前窝,表现为颅前窝内不规则肿块,额部硬脑膜增厚且明显强化。

#### （三）$^{18}$F-FDG PET 诊断点

1. 鼻及鼻窦病灶、转移淋巴结及远处转移灶呈代谢活跃改变。
2. 病灶较小或者因部分容积效应,表现为局部代谢略活跃,有的患者由于活检肿瘤组织被钳取后局部代谢与周围正常组织无明显区别。
3. 合并鼻腔分泌物及鼻窦炎时,炎症部分一般代谢不活跃。
4. 病灶侵犯颅底及颅内结构时,由于与周围正常脑组织放射性分布相似,应该注意形态结构的变化,必要时进行同机 CT 增强扫描加以区分。

### 三、典型病例

1. **鼻腔鼻窦嗅神经母细胞瘤治疗前后**　患者男性,48岁。病理:鼻腔嗅神经母细胞瘤(图2-3-8,图2-3-9)。
2. **右侧鼻腔嗅神经母细胞瘤伴淋巴结转移**　患者女性,56岁。病理:右侧咽隐窝分化差的嗅神经母细胞瘤(图2-3-10~图2-3-13)。

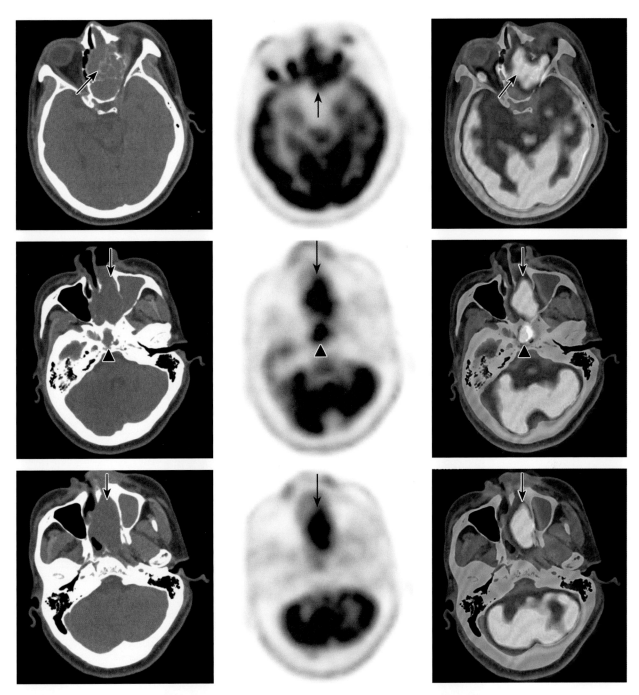

**图 2-3-8 鼻腔鼻窦嗅神经母细胞瘤治疗前 PET/CT 横断面图像**

鼻腔、筛窦、蝶窦不规则软组织肿块,放射性浓聚(箭头),SUV 约 14.1,病灶向左侵犯左侧上颌窦及左侧球后组织,左侧下直肌、左侧内直肌肿胀,放射性浓聚,SUV 约 8.2;鼻中隔、左侧眶骨、蝶骨、斜坡(▲)骨质破坏,局部放射性浓聚,SUV 约 13.2。

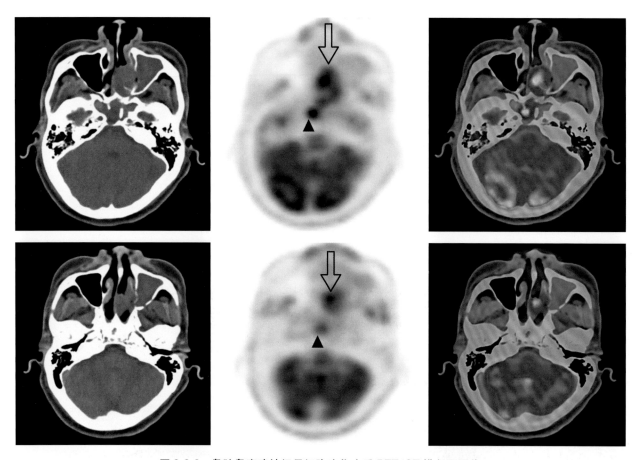

图 2-3-9　鼻腔鼻窦嗅神经母细胞瘤化疗后 PET/CT 横断面图像

2 个疗程化疗后复查 PET/CT 示,筛窦、蝶窦及左侧鼻腔不规则软组织肿块放射性浓聚(空心箭头),SUV 约 11.5,最大层面约 3.2cm×4.1cm,病灶侵犯额叶、左侧翼腭窝、左侧上颌窦内侧壁、蝶骨基底部、枕骨斜坡(▲)及鼻中隔。治疗后病变较前明显缩小,代谢活性下降。

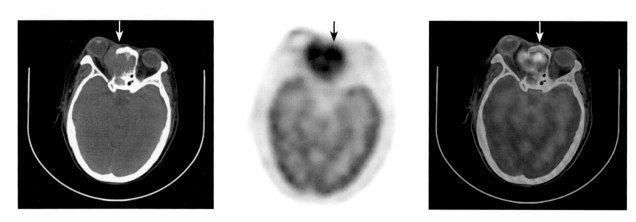

图 2-3-10　右侧鼻腔嗅神经母细胞瘤 PET/CT 横断面图像

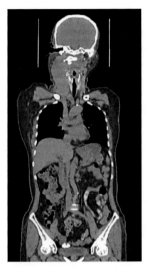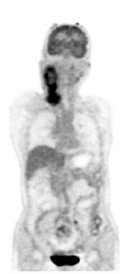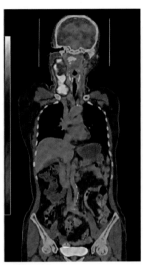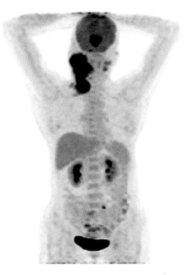

图 2-3-11 右侧鼻腔嗅神经母细胞瘤 PET/CT 冠状面图像

右侧鼻腔软组织肿块放射性浓聚,SUV 约 11.6,大小约 4.2cm×4.3cm,病灶侵犯筛窦、双侧额窦、蝶窦、右侧额叶,并经右侧眼眶内侧壁侵犯右侧眼内直肌(图 2-3-10 及图 2-3-11)。

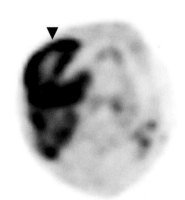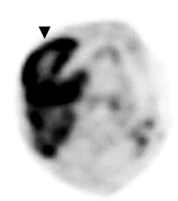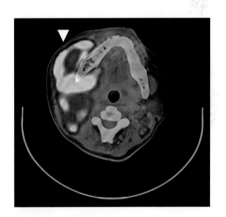

图 2-3-12 右侧鼻腔嗅神经母细胞瘤侵犯面颊皮下软组织的 PET/CT 横断面图像

右侧面颊部皮下软组织影放射性浓聚(▲),SUV 约 14.1,大小约 3.1cm×6.7cm。

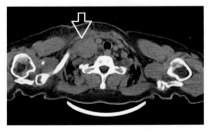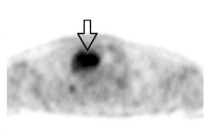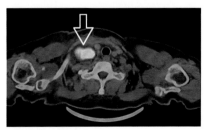

图 2-3-13 右侧鼻腔嗅神经母细胞瘤颈部淋巴结转移的 PET/CT 横断面图像

双颈 I ~ V区多发肿大淋巴结放射性浓聚(空心箭头),SUV 约 14.4,大者约 4.2cm×5.5cm。

### 四、少见病例

嗅神经母细胞瘤侵犯颅内：患者男性，42 岁。病理：右侧筛窦嗅神经母细胞瘤，Ⅳ级（图 2-3-14～图 2-3-16）。

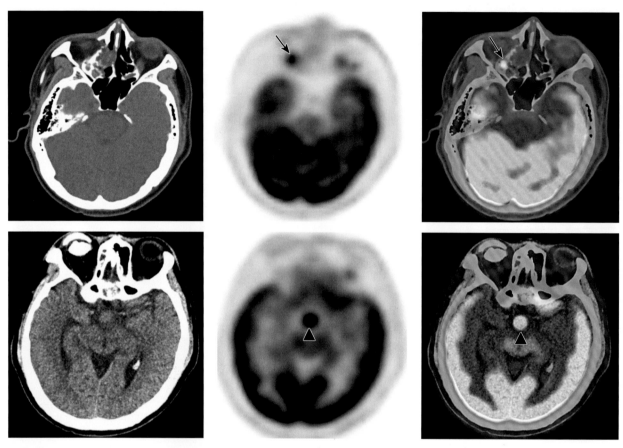

图 2-3-14　筛窦嗅神经母细胞瘤（箭头）侵犯延髓表面（▲）的 PET/CT 横断面图像

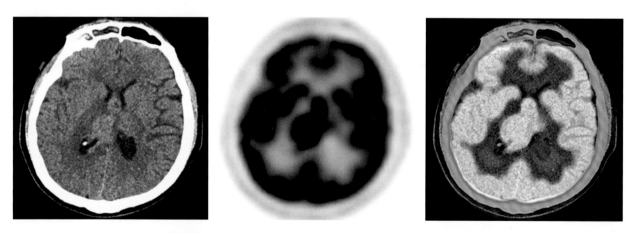

图 2-3-15　筛窦嗅神经母细胞瘤侵犯脑室、鞍上池及垂体柄的 PET/CT 横断面图像

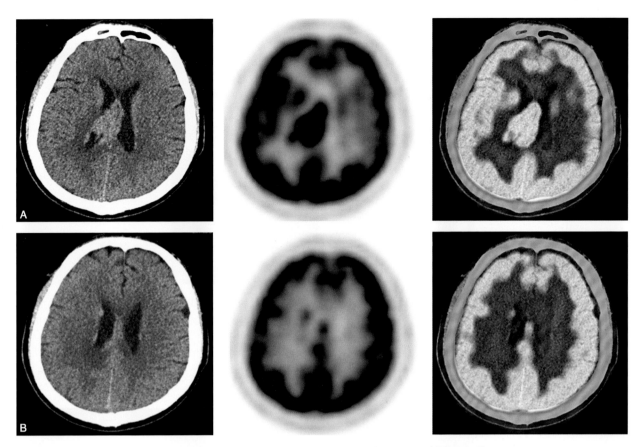

图 2-3-16　筛窦嗅神经母细胞瘤侵犯脑室的 PET/CT 横断面图像

右前中组筛窦软组织影放射性浓聚,SUV 约 13.0,边界不清,伴筛窦炎(图 2-3-14A)。双侧侧脑室(图 2-3-16)、第三脑室(图 2-3-14B 及图 2-3-15)、第四脑室室管膜、透明隔、鞍上池及垂体柄、延髓表面(图 2-3-14~图 2-3-16)见多发结节及肿块放射性浓聚,SUV 约 22.8,较大者位于透明隔及右侧侧脑室,大小约 2.6cm×4.4cm。

## 五、鉴别诊断

恶性黑色素瘤:正常成人鼻腔黏膜有黑色素细胞,鼻腔内可发生原发性恶性黑色素瘤,较鼻窦多见。鼻腔恶性黑色素瘤多发生于鼻中隔前部,次之为中鼻甲及下鼻甲。鼻窦恶性黑色素瘤多发生于上颌窦。鼻腔及鼻窦恶性黑色素瘤容易通过颅底侵犯颅前窝,常转移至颈部淋巴结,远处转移主要是肺、脑和皮肤。

1. **左侧鼻腔恶性黑色素瘤**　患者女性,46 岁。病理:左侧鼻腔恶性黑色素瘤(图 2-3-17,图 2-3-18)。

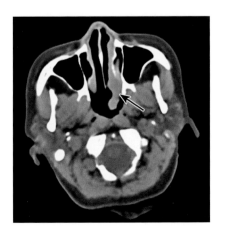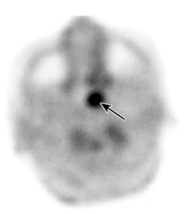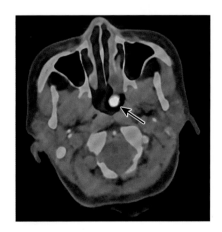

图 2-3-17　左侧鼻腔恶性黑色素瘤的 PET/CT 横断面图像

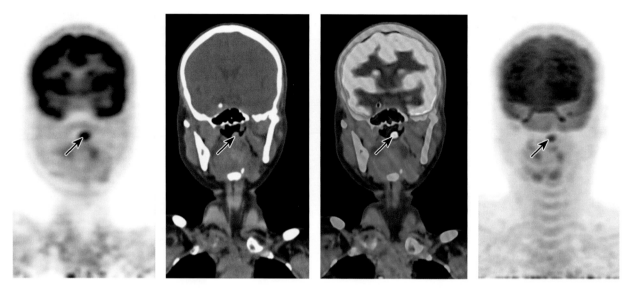

图 2-3-18　左侧鼻腔恶性黑色素瘤的 PET/CT 冠状面及 PET MIP 图

左侧鼻咽部软组织结节影,放射性浓聚(箭头),SUV 约 15.4,大小约 1.0cm×1.4cm,病灶前缘与左侧下鼻甲后部相连(图 2-3-17 及图 2-3-18)。

**2. 左侧鼻腔恶性黑色素瘤**　患者男性,52 岁。病理:左侧鼻腔恶性黑色素瘤(图 2-3-19,图 2-3-20)。

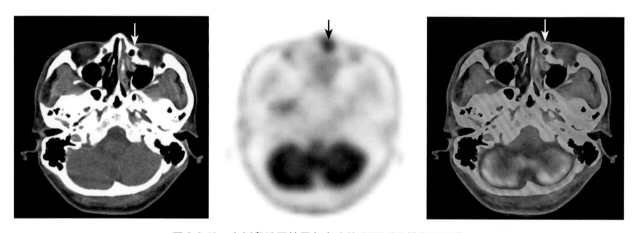

图 2-3-19　左侧鼻腔恶性黑色素瘤的 PET/CT 横断面图像

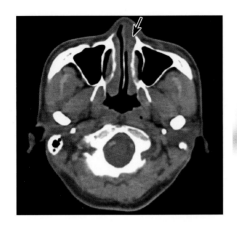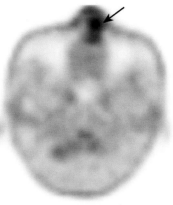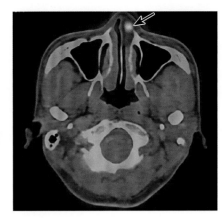

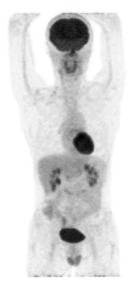

图 2-3-20 左侧鼻腔恶性黑色素瘤的 PET/CT 横断面及 PET MIP 图像

左侧鼻腔前份黏膜增厚,放射性分布明显增高(箭头),SUV 约 7.2,病灶向周围侵犯鼻中隔前份、左侧下鼻甲前份、左侧鼻背及左侧鼻骨(图 2-3-19 及图 2-3-20)。

## 六、本章小结

鼻腔及鼻窦的恶性肿瘤大多为恶性上皮性肿瘤,以鳞癌最常见,腺癌少见,非上皮来源的肿瘤主要是嗅神经母细胞瘤,典型表现为鼻腔和/或鼻窦出现结节状异常放射性浓聚,常伴有软组织肿块,同时要注意有无周围组织结构的侵犯及淋巴结转移。鼻腔及鼻窦上皮来源肿瘤与嗅神经母细胞瘤需要和鼻腔代谢活性明显增高的肿瘤如恶性黑色素瘤、淋巴瘤等鉴别。

$^{18}$F-FDG PET/CT 既能看到放射性摄取又能观察形态,且其为一次性检查、全身成像,在寻找原发灶方面优于其他影像学检查,可早期发现原发灶及转移灶,为鉴别诊断和判断预后提供帮助。

（林晓平 樊卫）

# 第四章　喉咽部恶性肿瘤

第一节　喉　咽　癌

## 一、临床概述

喉咽癌又称下咽癌,是喉咽部黏膜上皮的恶性肿瘤,95%以上是鳞癌,未分化癌、腺癌少见,偶见软组织肉瘤及黑色素瘤。喉咽癌发病率较低,男性多于女性。喉咽癌包括梨状窝癌、环后区癌及咽后壁癌,以梨状窝癌最多见,环后区癌甚少。梨状窝癌及咽后壁癌多见于男性,环后区癌多见于女性。喉咽癌大体以外生和浸润型为主,表面常伴有溃疡。临床上常表现为咽后异物感、吞咽梗阻和疼痛不适、呛咳、声嘶和颈部肿块等。

梨状窝癌发生于外侧壁者可外侵甲状软骨后翼,较少侵犯喉内或发生对侧播散;发生于内侧壁时同时可能伴有环后区受累,早期以破坏喉内结构为主,或直接在黏膜下播散,经同侧声门旁间隙侵犯喉室及声带,或经环后区向对侧播散;肿瘤占据全梨状窝,内外壁可同时受侵,并可伴有环后区受累。环后区癌一般在黏膜下环周浸润,使下咽狭窄。咽后壁癌可向上侵犯口咽,向下侵犯食管入口。下咽部鳞癌分化程度较喉鳞癌低,预后较差,常伴颈部淋巴结转移,以单侧为主,常见Ⅱ、Ⅲ区,后可转移至Ⅳ、Ⅴ、Ⅵ区,也可出现双侧淋巴结转移。晚期以血行转移为主,以肺、肝和骨转移多见。

喉咽癌病灶$^{18}$F-FDG代谢为高增殖表现。发生淋巴结及远处转移均表现为$^{18}$F-FDG放射性浓聚,肿瘤发生坏死时可表现为放射性分布稀疏或缺损。

## 二、PET/CT 诊断要点

（一）一般诊断点

1. 有临床病史,如咽部不适、声嘶、呼吸困难等,晚期可出现血痰等。

2. 喉咽部占位性病变。

3. 可单侧受累,也可双侧或环状分布受累。

（二）CT 诊断点

1. 喉咽部黏膜增厚或出现肿物,可使喉腔变形,甚至阻塞气道。

2. 梨状窝癌多位于梨状窝底部,早期见梨状窝区黏膜肿胀、增厚或梨状窝饱满,病灶明显增大时表现为梨状窝变形、狭窄甚至消失,出现突出于表面的肿物,环形扩展,使患侧杓状会厌皱襞增厚,喉旁间隙狭窄消失。

3. 肿瘤可直接侵及声带,引起声带固缩。

4. 环后区癌及咽后壁癌以外突型常见,位于梨状窝上部,表现为椎前软组织增厚,超过1cm或者见软组织肿块。

5. 环后区癌易侵犯周围的软骨及下方的颈段食管。

6. **肿瘤增大可侵犯邻近结构**　咽后壁癌向上侵犯喉旁间隙,导致喉软骨破坏;向后侵及咽后软组织;向下侵犯食管,引起入口管壁增厚。

（三）<sup>18</sup>F-FDG PET 诊断点

1. 喉咽原发灶、转移淋巴结及远处转移灶呈代谢活跃改变。

2. 病灶较小或者因部分容积效应,表现为局部代谢略活跃,有的患者由于活检肿瘤组织被钳取后局部代谢与周围正常组织无明显区别。

3. 患者声嘶时可出现一侧声带生理性摄取(CT 上也表现为声带紧张),患儿还可因哭闹出现喉咽后壁对称性生理性摄取,需结合患者检查时的状态进行辨别,并应与 CT 对位准确、仔细调好图像色阶后再观察确定病变范围。

## 三、典型病例

1. **右侧梨状窝癌** 患者男性,61 岁。颈部淋巴结肿大寻找原发灶,PET/CT 发现右侧梨状窝癌,病理活检:右侧梨状窝肿物活检为中至低分化鳞状细胞癌(图 2-4-1,图 2-4-2)。

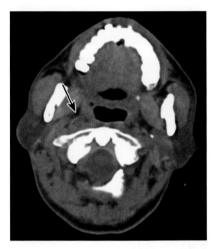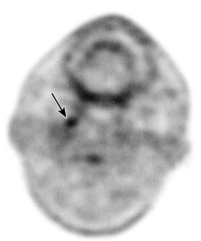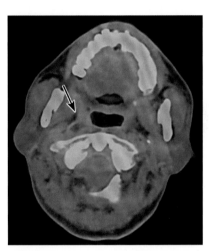

图 2-4-1 右侧梨状窝癌 PET/CT 横断面图像

右侧梨状窝黏膜放射性分布浓聚,SUV 约 8.5。

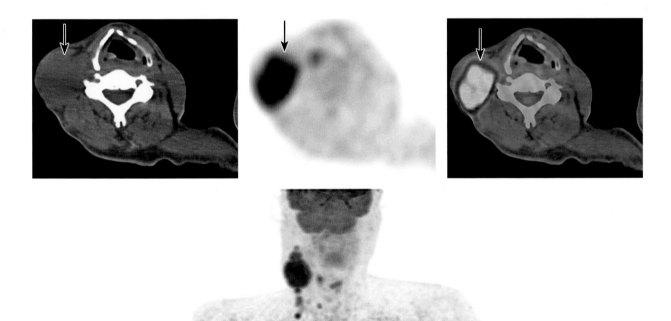

图 2-4-2 右侧梨状窝癌淋巴结转移 PET/CT 横断面图像

右颈Ⅱ~Ⅳ区多个肿大淋巴结放射性浓聚,SUV 约 19.1,最大层面约 3.3cm×5.1cm,部分融合成团,包绕右侧颈动脉鞘(箭头)。

2. **环后区癌**　患者男性,64 岁。病理:环后区中分化鳞状细胞癌(图 2-4-3)。

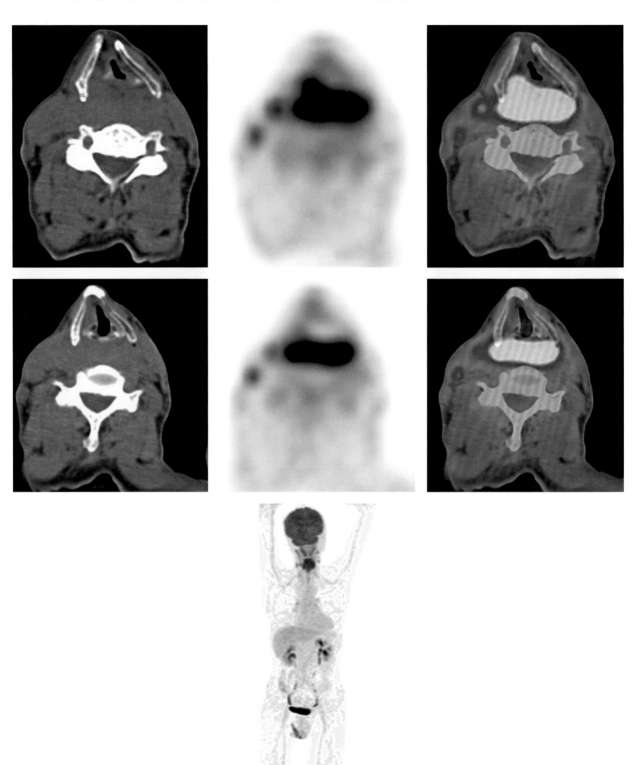

**图 2-4-3　环后区鳞癌 PET/CT 横断面图像**

喉咽后壁增厚形成软组织密度肿块影放射性浓聚,SUV 约 11.4,病灶侵犯会厌右份、右侧梨状隐窝、右侧杓状会厌襞、右侧喉旁间隙、杓间区、环后区、颈段食管、右侧甲状软骨及环状软骨。

3. 喉咽癌侵犯甲状腺　患者男性,60岁。病理:左侧梨状窝中分化鳞状细胞癌(图2-4-4~图2-4-7)。

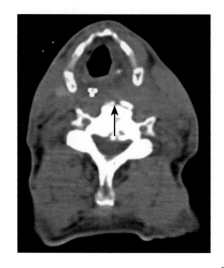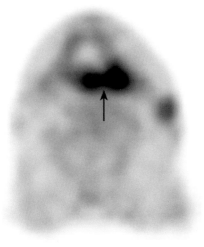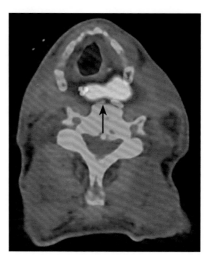

图 2-4-4　喉咽癌的 PET/CT 横断面图像

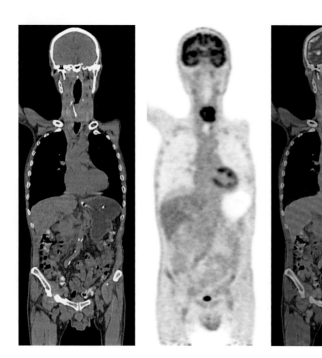

图 2-4-5　喉咽癌的 PET/CT 冠状面图像

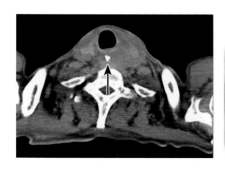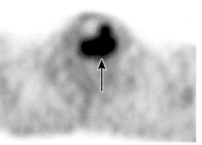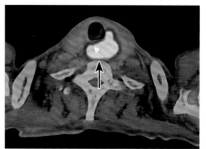

图 2-4-6　喉咽癌侵犯甲状腺左叶的 PET/CT 横断面图像

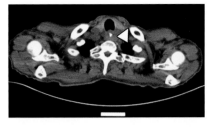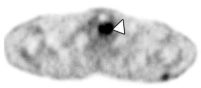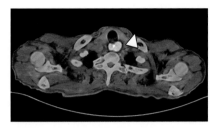

**图 2-4-7　喉咽癌侵犯食管的 PET/CT 横断面图像**

下咽后壁及环后区不规则软组织密度肿块影放射性浓聚（箭头）（图 2-4-4 及图 2-4-5），SUV 约 12.9，最大层面大小约 3.0cm×3.7cm，病灶长约 6.2cm，向下侵犯颈段食管（图 2-4-7），向左外侵犯甲状腺左叶（△）（图 2-4-6）。

## 四、少见病例

### （一）喉咽癌伴食管癌

**1. 喉咽癌合并食管癌**　患者男性，52 岁。病理：左侧杓会厌皱襞、左侧梨状窝中分化鳞状细胞癌，距门齿 30~34cm 食管癌（图 2-4-8，图 2-4-9）。

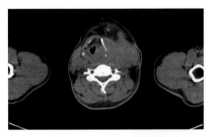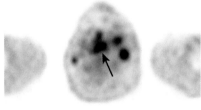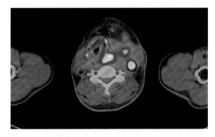

**图 2-4-8　喉咽癌的 PET/CT 横断面图像**

喉咽左侧壁软组织肿块放射性浓聚（箭头），SUV 约 13.3，最大层面大小约 3.1cm×3.5cm，病灶向右推挤喉咽，侵犯左侧梨状窝、左侧杓会厌皱襞、舌骨左份、左侧甲状软骨、左侧杓状软骨、左侧会厌间隙、左侧喉旁间隙，与左侧肿大淋巴结分界不清。

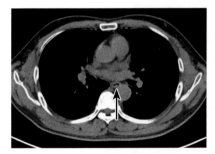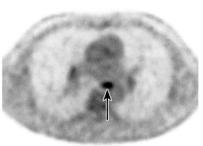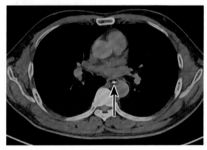

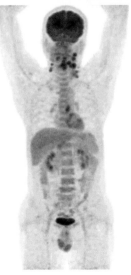

**图 2-4-9　食管癌的 PET/CT 横断面图像和 PET MIP 图像**

与图 2-4-8 为同一位患者同一次 PET/CT 图像。食管中段管壁不均匀增厚、放射性浓聚（箭头），SUV 约 9.8，最厚处约 0.6cm。PET MIP 图全面地展示了喉咽癌、颈部转移淋巴结和中段食管癌代谢活性增高的病变。

2. **梨状窝癌合并食管癌**　患者男性,41 岁。病理:喉咽中分化鳞状细胞癌,食管中分化鳞状细胞癌 (图 2-4-10～图 2-4-12)。

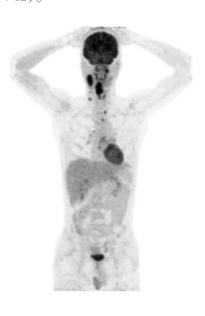

图 2-4-10　梨状窝癌合并食管癌的 PET MIP 图
PET MIP 图清晰地展示了右侧梨状窝癌、食管癌等代谢活性增高病灶。

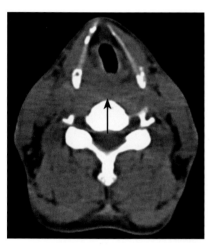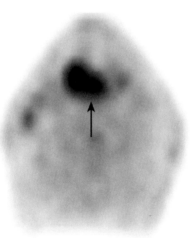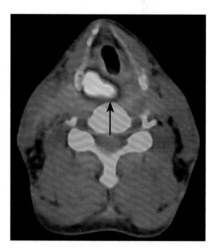

图 2-4-11　右侧梨状窝癌 PET/CT 横断面图像
右侧梨状窝软组织结节影放射性浓聚(箭头),SUV 约 17.4,范围约 1.6cm×1.9cm,侵犯会厌右份、右侧杓会厌皱襞、喉咽后壁、环后区、右侧喉旁间隙、右侧杓状软骨,累及食管入口。

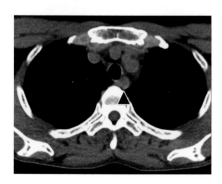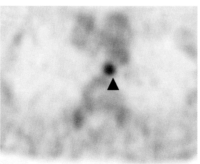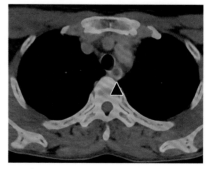

图 2-4-12　食管癌 PET/CT 横断面图像
与图 2-4-11 为同一患者同一次 PET/CT 图像。胸上、中段食管局部管壁增厚、放射性浓聚,SUV 约 4.8,厚约 0.8cm,周边脂肪间隙尚清晰(▲)。

（二）喉咽癌伴二元肿瘤

梨状窝癌合并肺腺癌：患者男性，60岁。病理：右侧梨状窝中分化鳞状细胞癌，左上肺高至中分化腺癌（图2-4-13~图2-4-15）。

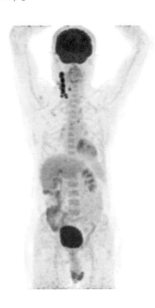

图2-4-13　梨状窝癌合并肺腺癌的 PET MIP 图

PET MIP 图显示梨状窝癌及其右侧颈部转移淋巴结的代谢活性明显增高，所合并的肺腺癌因代谢活性未增高，在 MIP 图上未见显示。

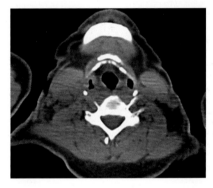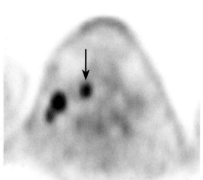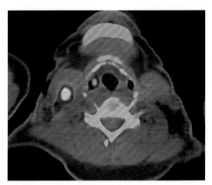

图2-4-14　梨状窝鳞癌的 PET/CT 横断面图像

右侧梨状窝软组织结节影放射性浓聚（箭头），SUV 约7.0，大小约0.6cm×0.8cm，累及右侧杓会厌皱襞。

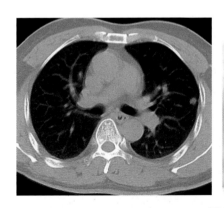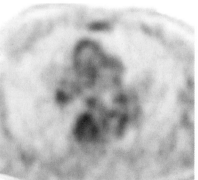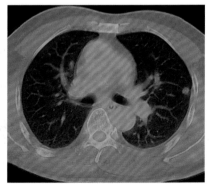

图2-4-15　左肺腺癌的 PET/CT 横断面图像

左上肺软组织结节影的放射性分布未见明显异常，大小约0.7cm×0.8cm。

（三）喉咽转移癌

鼻咽癌治疗后4年喉咽并全身多发转移复发：患者女性，57岁。鼻咽癌治疗后4年喉咽并全身多发转移复发。病理：喉咽转移性鼻咽癌，肝脏转移性鼻咽癌（图2-4-16~图2-4-19）。

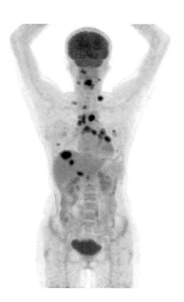

图 2-4-16　鼻咽癌治疗后喉咽转移癌等多发转移瘤的 PET MIP 图
PET MIP 图显示鼻咽癌局部病变已完全缓解、代谢活性恢复正常,但是,体部见多发代谢活性明显增高的转移瘤,包括喉咽转移瘤、肝转移瘤、淋巴结转移等。

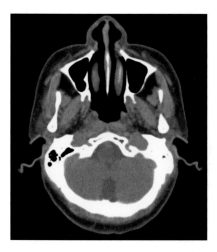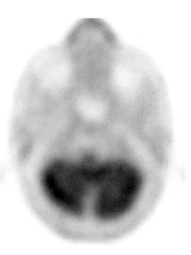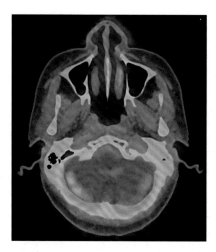

图 2-4-17　鼻咽癌治疗后原发灶完全缓解的 PET/CT 横断面图像
鼻咽部治疗后鼻咽癌原发灶局部已未见明显异常。

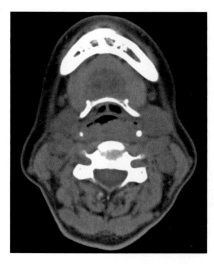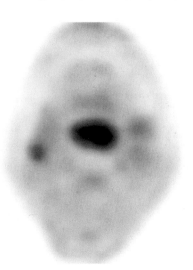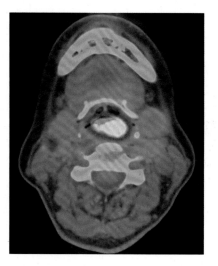

图 2-4-18　喉咽转移癌的 PET/CT 横断面图像
与图 2-4-17 为同一患者 PET/CT 图像。喉咽后壁增厚放射性浓聚,SUV 约 18.0,侵犯双侧梨状窝、双侧杓会厌皱襞、左侧甲状软骨上角及椎前间隙。

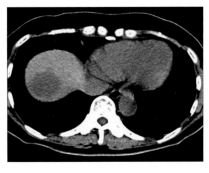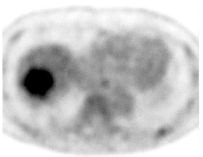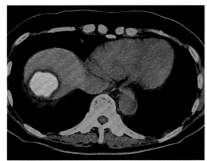

**图 2-4-19 肝转移瘤的 PET/CT 横断面图像**

与图 2-4-17 为同一患者 PET/CT 图像。肝脏见数个类圆形低密度影的放射性浓聚,SUV 约 20.5,大者约 3.6cm ×3.9cm。

## 五、鉴别诊断

淋巴瘤中的喉咽弥漫大 B 细胞淋巴瘤:患者男性,64 岁。病理:喉咽右侧壁近右侧梨状窝黏膜隆起及鼻咽顶后壁弥漫大 B 细胞淋巴瘤,非 GCB 亚型(图 2-4-20,图 2-4-21)。

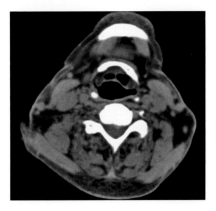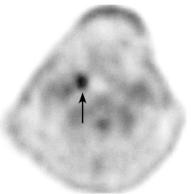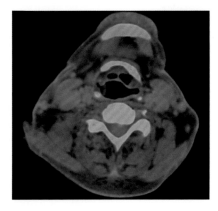

**图 2-4-20 喉咽右侧壁淋巴瘤 PET/CT 横断面图像**

右侧梨状窝黏膜稍增厚、放射性浓聚,SUV 约 5.7。

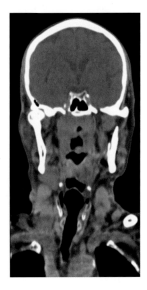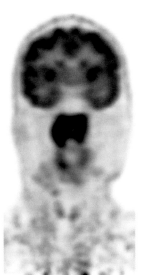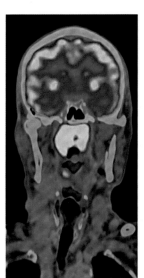

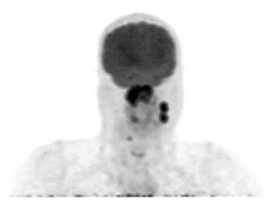

**图 2-4-21 头颈部淋巴瘤 PET/CT 冠状面图像**

与图 2-4-20 为同一患者同一次 PET/CT 图像。鼻咽顶壁、顶后壁及双侧壁黏膜增厚放射性浓聚，SUV 约 19.0，病灶侵犯双侧腭帆肌群、双侧咽旁间隙、右侧咽后间隙、右侧中鼻甲后份、双侧破裂孔、颅底骨（蝶骨基底部、双侧翼突基底部、枕骨基底部、双侧岩尖）。

（林晓平 樊卫）

# 第二节 喉 癌

## 一、临床概述

喉癌是头颈部常见的恶性肿瘤，发病率仅次于鼻咽癌。常见于 50~69 岁人群，男性多于女性。90% 以上的喉癌为鳞癌，其次为原位癌、腺癌、肉瘤等。

喉在解剖上分为声门上区、声门区和声门下区。声门上区包括会厌舌面、会厌游离缘、会厌喉面、双侧杓会厌皱襞、双侧杓状软骨区、双侧室带和双侧喉室，其淋巴结转移多见于颈部 Ⅱ 区淋巴结。声门区包括双侧声带、前联合和后联合，肿瘤未侵出声门区外时甚少转移。声门下区包括声带下缘和环状软骨下缘之间，其淋巴结转移多见于颈部 Ⅲ、Ⅳ、Ⅵ 区淋巴结。远处转移以肺部多见，其余依次为肝、骨、皮肤。喉癌的治疗以手术和放疗为主。

喉癌病灶 [18]F-FDG 代谢为高增殖表现。发生淋巴结及远处转移均表现为 [18]F-FDG 放射性浓聚，肿瘤发生坏死时可表现为放射性分布稀疏或缺损。

## 二、PET/CT 诊断要点

### （一）一般诊断点

1. 有临床病史，如咽部不适、声嘶、呼吸困难等，晚期可出现血痰等。

2. 喉咽部占位性病变。

3. 可单侧受累，也可双侧或环状分布。

### （二）CT 诊断点

1. 声带增厚、变形及固定，不对称，肿块较大时可致梨状窝变窄、闭塞，气道偏移；杓状会厌皱襞受侵时表现为局部增厚，两侧不对称。

2. 病灶可局限或弥漫，累及周围软组织时可导致软组织增厚、间隙混浊、致密。

3. 肿瘤向前可累及前联合，向下侵及声门下，严重者累及对侧声带。

4. 喉软骨受侵，表现为骨破坏、溶解消失、膨胀性改变或被肿瘤推压移位，钙化或骨化的透明软骨（甲状软骨、环状软骨和杓状软骨大部分)边缘不光整即提示有骨破坏;会厌软骨为弹力软骨,在 CT 上不显影,其受侵情况不易判断。

5. 喉旁结构受累,侵犯环甲膜或甲状软骨前角完全溶解时,将累及喉前软组织。

(三) $^{18}$F-FDG PET 诊断点

1. 喉部病灶、转移淋巴结及远处转移灶代谢活跃。

2. 病灶较小或者因部分容积效应,表现为局部代谢略活跃,有的患者由于活检肿瘤组织被钳取后局部代谢与周围正常组织无明显区别。

3. 除了显示喉腔表面的病变外,还可以显示黏膜下及深部隐匿的病变。

4. 患者声嘶时可出现一侧声带生理性摄取(对应 CT 表现也可为声带紧张),患儿还可因哭闹出现喉咽后壁对称性生理性摄取,需结合患者检查时的状态进行辨别。

## 三、典型病例

1. **声门癌** 患者男性,59 岁。病理:右侧声带中分化鳞状细胞癌(图 2-4-22)。

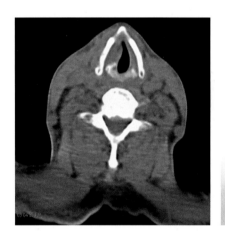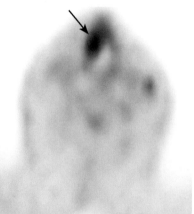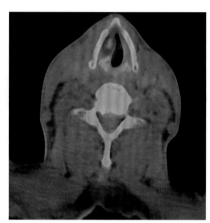

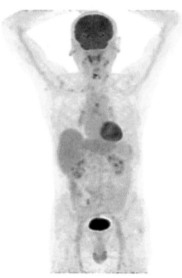

**图 2-4-22 声门癌 PET/CT 横断面图像和 PET MIP 图像**
右侧声带结节的放射性浓聚(箭头),SUV 约 8.0,大小约 0.6cm×1.1cm,病灶向前累及前联合及甲状软骨右份。

2. **声门癌**　患者男性,64 岁。病理:双侧声带前端及前联合鳞状细胞癌(图 2-4-23)。

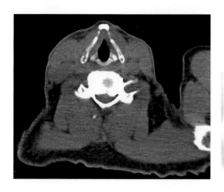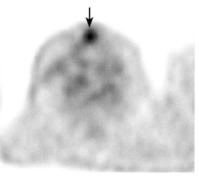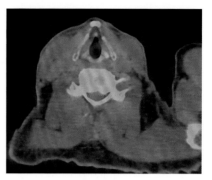

图 2-4-23　声门癌 PET/CT 横断面图像

双侧声带前缘及前联合处软组织密度小结节影的放射性分布浓聚,SUV 约 6.0,大小约 0.6cm×0.8cm(箭头)。

3. **声门上区癌**　患者男性,54 岁。病理:左侧皱襞外侧壁中分化鳞状细胞癌(图 2-4-24,图 2-4-25)。

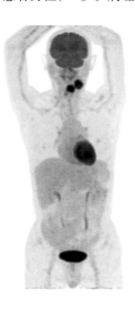

图 2-4-24　声门上区癌伴颈部淋巴结转移的 PET MIP 图

左侧声门上区癌和左颈部转移淋巴结的代谢活性明显增高。

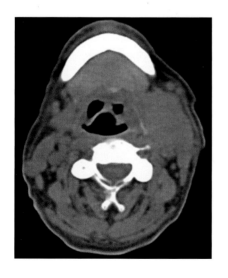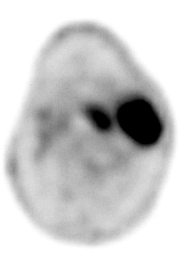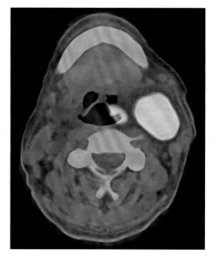

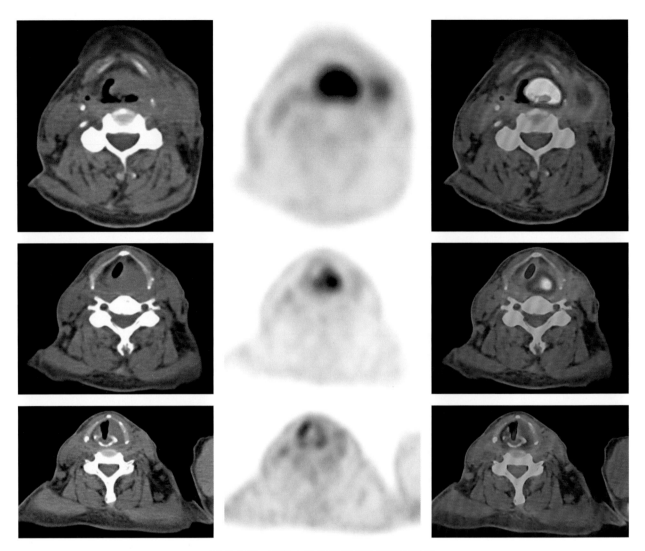

**图 2-4-25　声门上区癌 PET/CT 横断面图像**

左侧声门上区不规则软组织密度肿块影突入喉咽及喉前庭,放射性浓聚,SUV 约 25.7,最大层面约 2.5cm×2.7cm,病灶侵犯会厌左份、左侧喉谷、会厌前间隙、左侧杓状会厌壁、左侧梨状隐窝及左侧喉旁间隙。左侧声带松弛,右侧声带放射性分布浓聚,SUV 约 7.1。左颈Ⅱ~Ⅲ区肿大淋巴结放射性浓聚,SUV 约 22.9,最大层面约 2.7cm×3.5cm(图2-4-23)。

## 四、本章小结

喉咽癌包括梨状窝癌、环后区癌及咽后壁癌,以梨状窝癌最多见,环后区癌甚少;下咽部鳞癌分化程度较喉鳞癌低,预后较差,常伴颈部淋巴结转移,以单侧为主,也可出现双侧淋巴结转移;晚期以血行转移为主,以肺、肝和骨转移多见。喉咽癌可伴发食管癌等多中心肿瘤。喉癌是头颈部常见的恶性肿瘤,发病率仅次于鼻咽癌,常伴颈部淋巴结转移;远处转移以肺部多见,其余依次为肝、骨、皮肤。喉咽癌及喉癌典型表现均为[18]F-FDG 摄取明显增高。喉咽癌及喉癌需要和喉部代谢活性明显增高的疾病如淋巴瘤等相鉴别。

[18]F-FDG PET/CT 可在病灶形态变化的基础上显示喉癌细胞代谢特点及全身病灶分布,能够鉴别原发、复发与残留病灶,对喉癌的分期提供比较全面的信息,并有助于疗效检测及预测预后。

(林晓平　樊卫)

# 第五章 口腔恶性肿瘤

## 第一节 舌 癌

### 一、临床概述

舌癌多数为鳞状细胞癌,以舌中 1/3 侧缘为最好发部位;腺癌比较少见,多位于舌根部;舌根部有时亦可发生淋巴上皮癌及未分化癌。舌癌的病因至今尚未完全明确,多数认为其发生与局部创伤(牙残根、残冠及锐利牙嵴)和烟酒嗜好有关,一些环境因素如热、慢性损伤、紫外线、X 射线及其他放射性物质也可能成为致癌因素,此外神经精神因素、内分泌因素、机体的免疫状态以及遗传因素等也与舌癌的发生有一定的关系。舌癌的发病率男性多于女性。舌癌的确诊并不困难,主要依靠病理活检,应与创伤性溃疡及结核性溃疡鉴别。治疗方法是以手术为主的综合治疗,一般应行原发病灶切除及颈部淋巴结清扫术,手术前或手术后配合放疗或化疗。舌癌经综合治疗后的 5 年生存率约 60%,颈部有无淋巴结转移是影响预后的最重要因素。

### 二、PET/CT 诊断要点

舌癌病灶绝大部分表现为均匀或不均匀的异常放射性浓聚灶。舌体的密度和形态可表现异常:病变处呈较均匀的软组织密度,与舌肌相仿,常常不易与正常舌组织区分,病灶较大时可形成软组织肿块影,增强扫描可见不同程度强化;形态改变表现为舌两侧缘不对称,患侧肿胀膨隆,舌中隔移位。颈部转移性淋巴结一般位于患侧,亦可双侧转移,影像学表现为淋巴结肿大,密度不均匀减低,有时可相互融合,代谢明显异常增高。

### 三、典型病例

1. **舌癌伴左颈ⅡA区淋巴结转移** 患者男性,71 岁,左侧舌腹溃疡伴肿物 5 个月余。病理:左侧舌高分化鳞状细胞癌伴左颈ⅡA区淋巴结转移(图 2-5-1)。

2. **舌癌伴左颈ⅠB区淋巴结转移** 患者男性,54 岁,左侧舌溃疡 4 个月余。病理:左侧舌中分化鳞状细胞癌伴左颈ⅠB区淋巴结转移(图 2-5-2)。

### 四、鉴别诊断

1. **乳头状瘤** 良性肿瘤,多发生于舌尖边缘,舌背、舌后少见,黏膜表面有细小乳头,外突,色白,边界清楚。影像学表现为边缘清楚的软组织肿块,基底无浸润,PET 显像呈低代谢。

2. **混合瘤** 多为良性,但可恶变或原发即为恶性。舌部短缩变形,运动受限,舌黏膜面正常。影像学表现为病灶相对局限,强化程度较轻,代谢不高或轻度增高,颈部大多无肿大淋巴结。

3. **炎症性病变** 不形成肿块,病灶散在,周边有渗出。

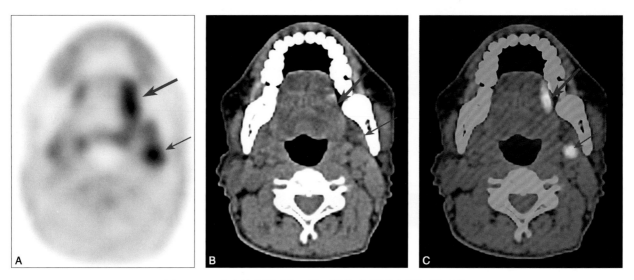

**图 2-5-1　舌癌伴左颈ⅡA区淋巴结转移 FDG PET/CT 图像**

PET/CT 显像示舌体左缘条状异常高代谢灶,大小约 2.6cm×1.4cm×1.5cm,SUVmax18.5;CT 图像于相应部位见稍高密度软组织影,边界不清(粗箭头)。左颈ⅡA区见肿大淋巴结伴异常高代谢,短径约 1.1cm,SUVmax18.6(细箭头)。

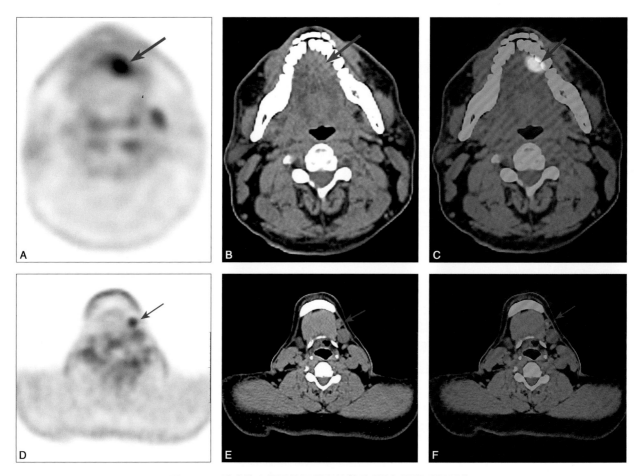

**图 2-5-2　舌癌伴左颈ⅠB区淋巴结转移 FDG PET/CT 图像**

A~C.PET/CT 显像示舌体左前缘异常高代谢灶,大小约 1.8cm×1.3cm×1.1cm,SUVmax 5.1,CT 图像相应部位呈等密度,境界不清;D~F.左颈ⅠB区见放射性摄取增高小淋巴结,短径约 0.8cm,SUVmax 3.9。

## 五、小结

舌癌绝大多数是鳞状细胞癌,确诊主要依靠活检病理。PET/CT 显像示舌癌病灶绝大部分表现为均匀或不均匀的异常放射性浓聚灶;颈部转移性淋巴结一般位于患侧,亦可双侧转移,代谢异常增高。

(郑山 陈少明 缪蔚冰)

# 第二节 牙 龈 癌

## 一、临床概述

牙龈癌在口腔癌中仅次于舌癌,居第 2 位,但近年来呈逐年下降趋势。男性多于女性,年龄较大、吸烟、饮酒、高血糖、低收入家庭、肿瘤家族史、饮食习惯、口腔疾病史、HPV 感染等均是患牙龈癌的危险因素。牙龈癌多为分化程度较高的鳞状细胞癌,临床上表现为溃疡型或外生型,其中以溃疡型多见。牙龈癌的确诊并不困难,主要依靠病理活检。早期牙龈癌需与牙龈炎、牙周炎及牙龈结核鉴别,晚期则应与原发性上颌窦癌及下颌骨原发恶性肿瘤鉴别。由于牙龈癌常在早期侵犯骨质,故其治疗主要是外科手术,放、化疗是综合治疗的辅助或姑息治疗的手段。经综合治疗的牙龈癌 5 年生存率较高,在 60% 以上。下牙龈癌的预后较上牙龈癌为好。

## 二、PET/CT 诊断要点

牙龈癌多发生于下牙龈,于牙龈部见放射性摄取异常增高灶,相应部位可见软组织占位,常侵犯牙槽骨及邻近颌骨,多呈溶骨性骨质破坏,边缘毛糙。下颌牙龈癌多转移到患侧颌下及颏下淋巴结,然后转移至颈深淋巴结;上颌牙龈癌则常转移到患侧颌下及颈深淋巴结,表现为高代谢、肿大淋巴结,密度均匀或不均匀,部分可相互融合。

## 三、典型病例

右侧下颌牙龈癌伴颈 I 区淋巴结转移:患者女性,73 岁,右侧下颌牙龈肿物伴麻木 2 个月。病理:右侧下牙龈高-中分化鳞状细胞癌伴左颈 I B 区多发淋巴结转移(图 2-5-3)。

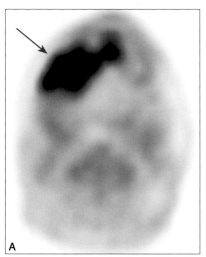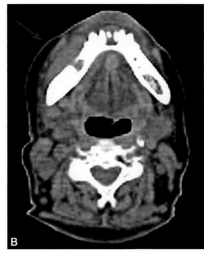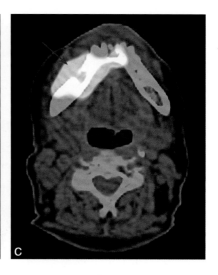

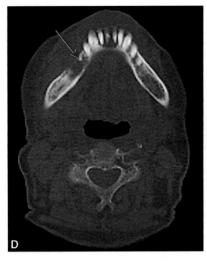
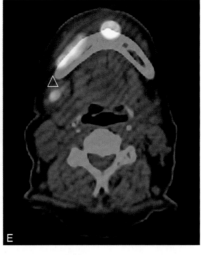
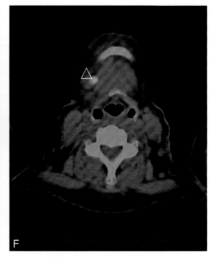

图 2-5-3　右侧下颌牙龈癌伴颈 I 区淋巴结转移 FDG PET/CT 图像

A~D. PET/CT 显像示右下-正中牙龈异常显著高代谢灶,大小约 6.5cm×3.1cm×2.5cm,SUVmax 21.1,相应部位见软组织肿块,境界不清,邻近下颌骨骨质吸收、破坏(箭头);E、F. 右颈 I 区多发异常代谢增高淋巴结,大者短径约 1.2cm,SUVmax 8.6(△)。

### 四、鉴别诊断

牙龈癌需与牙龈良性病变相鉴别。良性病变主要表现为患侧牙龈稍增厚,无邻近软组织及骨质侵犯,无淋巴结转移,PET/CT 显像一般呈低代谢,部分良性病灶虽然在早期显像表现为代谢增高,但利用延迟显像可以将其与牙龈癌区别开:延迟显像良性病变的代谢程度不变或逐渐下降,而牙龈癌病灶的代谢程度则常常进一步升高。

### 五、小结

牙龈癌多发生于下牙龈,主要是鳞状细胞癌,男性多于女性。PET/CT 显像病灶呈明显异常高代谢,牙龈相应部位可见软组织占位,常侵犯牙槽骨及邻近颌骨,多呈溶骨性骨质破坏,边缘毛糙。

(郑山　陈少明　缪蔚冰)

## 第三节　口　底　癌

### 一、临床概述

口底癌是指发生在口底黏膜的鳞状细胞癌。在西方国家,口底癌十分常见,仅次于舌癌。在我国,则排在口腔癌的末位。口底癌好发于 40~60 岁,男性居多,病因可能与吸烟、嗜酒有关。口底癌以发生在舌系带两侧的前口底为常见,局部可出现溃疡或肿块。由于口底区域不大,极易侵犯舌系带而至对侧,并向前侵及牙龈和下颌骨。口底癌容易发生颈淋巴结转移,文献报道占 40%~70%。早期口底癌需与溃疡性疾病鉴别,浸润性口底癌需与舌下腺癌鉴别,确诊需靠病理活检。治疗以手术为主,晚期患者采用术前化疗、手术、术后放疗为主的综合治疗。口底癌的 5 年生存率较舌癌为低,平均在 50% 左右,晚期预后更差。

### 二、PET/CT 诊断要点

以发生在舌系带两侧的前口底为常见,可见口底软组织肿块伴高代谢,密度较均匀,边缘不规整,可侵犯下颌骨。晚期病灶向深层侵犯口底肌群,还可侵犯下颌骨。多伴有颈部淋巴结转移,特别是接近中线的前口底癌易发生双侧颈淋巴结转移,最易侵及颏下及下颌下淋巴结,后期则多转移至颈深上群淋巴结。

## 三、典型病例

口底鳞癌:患者男性,54 岁,发现左侧口底肿物 1 个月余。病理:左侧口底高-中分化鳞状细胞癌(图 2-5-4)。

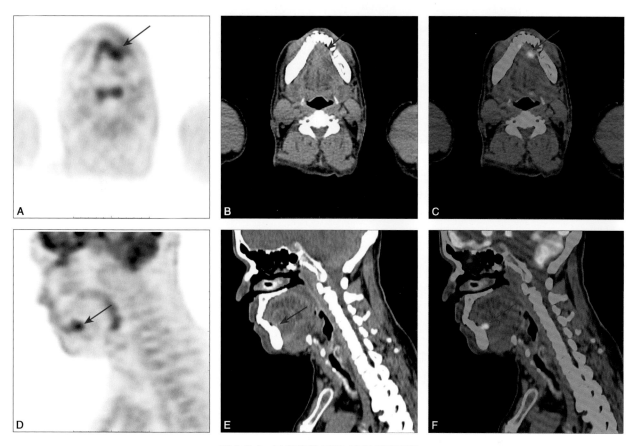

图 2-5-4　口底鳞癌 FDG PET/CT 图像

PET/CT 示左侧口底异常代谢增高灶,大小 2.1cm×0.9cm×0.6cm,SUVmax 6.9,相应部位见等密度影,边界不清,未见其他部位转移。

## 四、不典型病例

部分口底癌由于体积较小、靠近舌下腺,容易漏诊,需仔细甄别。

口底癌:患者男性,58 岁,口底溃疡不愈 4 个月余。病理:口底高分化鳞状细胞癌,颈淋巴结未及转移(图 2-5-5)。

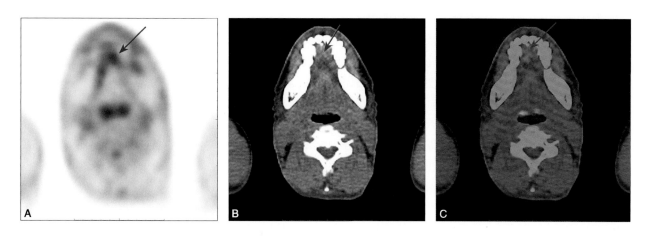

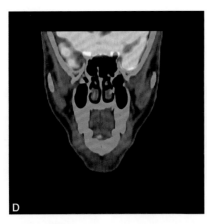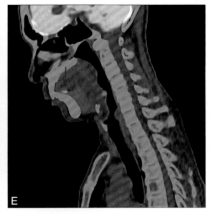

**图 2-5-5　口底癌 FDG PET/CT 图像**

PET/CT 显像于口底正中见小结节状异常放射性浓聚影,直径约 1.0cm,SUVmax 4.6;CT 图像相应部位见软组织密度影,显示不清晰。

### 五、鉴别诊断

口底癌需与创伤性溃疡、弥漫性口底炎等相鉴别。浸润性口底癌需与舌下腺癌相鉴别,后者在早期黏膜大多完整,晚期可见黏膜血管扩张,但极少发生溃疡。根据临床病史及病理检查可以鉴别。

### 六、小结

口底癌好发于 40~60 岁,男性居多。以发生在舌系带两侧的前口底为常见,可见口底软组织肿块,密度较均匀,边缘不规整,可侵犯下颌骨,PET 显像呈高代谢。部分口底癌由于体积较小、靠近舌下腺,PET 显像容易漏诊,需仔细甄别。

(郑山　陈少明　缪蔚冰)

## 第四节　颊　癌

### 一、临床概述

习惯上仅将原发于颊黏膜的癌称为颊癌,而把皮肤起源的划归为面部皮肤癌。颊癌也是常见的口腔癌之一,在我国位居口腔癌中第 2 位或第 3 位;在南亚地区,特别是南部印度,在口腔癌中占 50% 以上;而在欧美地区,仅占 2%~10%。颊癌发病年龄高峰在 50~59 岁,以男性为多;多为鳞状细胞癌,少数为腺癌及恶性多形性腺瘤。颊癌的病因和发病机制尚不完全明确,常口嚼槟榔的人群发病率高于一般人群。颊癌常发生于磨牙区附近,呈溃疡型或外生型,生长较快,向深层浸润,穿过颊肌及皮肤,可发生溃破,亦可蔓延至上、下牙龈及颌骨。临床上颊癌患者常有明显的癌前病变,其中最常见的是口腔黏膜白斑和口腔黏膜下纤维化。颊癌的诊断并不困难,主要依靠活检病理检查。治疗上主要采用以手术为主的综合治疗,其 5 年生存率一般在 50% 以上,发生远处转移者预后差。

### 二、PET/CT 诊断要点

PET 显像可见颊部黏膜异常高代谢灶,以上下牙咬合面偏后部最为多见;CT 影像一般表现为局部软组织增厚,随病变发展可向口内突出形成软组织肿块,侵犯颊肌、咀嚼肌。晚期癌瘤可穿破颊部皮肤形成窦道,侵犯上下牙龈和颌骨。转移淋巴结以下颌下淋巴结最常受累,其次为颈深上和颈深下淋巴结,呈高代谢、肿大淋巴结。PET/CT 显像有助于了解病变累及的范围,发现远处转移病灶,协助制订治疗方案并评估预后。

### 三、典型病例

右颊癌：患者女性，76 岁，发现右颊溃疡 3 个月余。病理：右颊中分化鳞状细胞癌（图 2-5-6）。

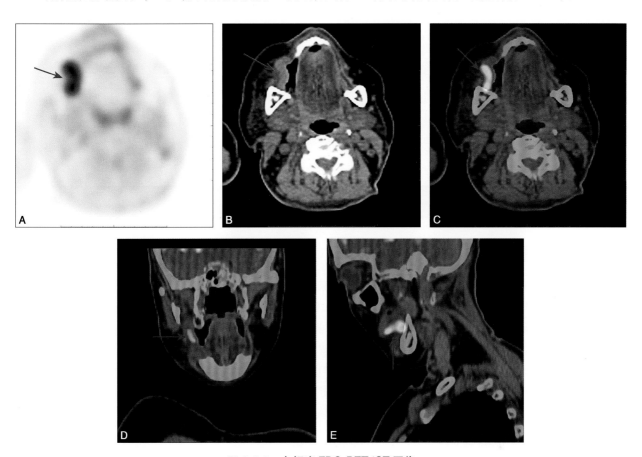

图 2-5-6　右颊癌 FDG PET/CT 图像

PET/CT 示右颊部不规则异常高代谢灶，大小约 3.0cm×1.6cm×3.2cm，SUVmax 15.4，相应部位软组织增厚。

### 四、不典型病例

部分颊癌病灶较小时可能显示欠清晰，需仔细鉴别。

左颊癌：患者男性，61 岁，左颊部溃疡伴肿物 1 年余。病理：左颊高分化鳞状细胞癌（图 2-5-7）。

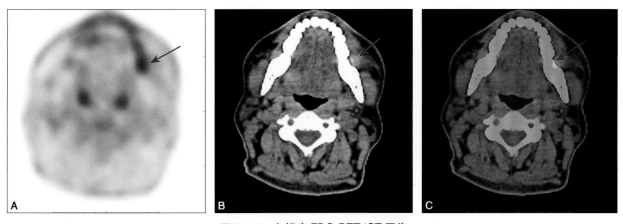

图 2-5-7　左颊癌 FDG PET/CT 图像

PET/CT 显像于左颊部见放射性摄取增高灶，境界欠清晰，最大截面约 1.4cm×1.0cm，SUVmax 4.8；CT 扫描相应部位软组织稍肿胀，邻近牙槽骨质未见吸收、破坏。

### 五、鉴别诊断

早期颊黏膜癌的糜烂溃疡应与口腔黏膜白斑、糜烂型扁平苔藓等癌前病损相鉴别,活检病理检查可以协助早期诊断;还应与黏膜慢性溃疡,特别是残冠、残根等慢性刺激引起的创伤性溃疡相鉴别,后者在解除刺激因素后,病变随之缩小、愈合,PET 显像示 FDG 代谢程度亦随之降低。

### 六、小结

颊癌主要是鳞状细胞癌,常发生于磨牙区附近,可有明显的癌前病损或癌前状态存在。PET/CT 显像于颊部黏膜见异常代谢增高灶,以上下牙咬合面偏后部最为多见,相应部位软组织增厚,可向口内突出形成软组织肿块;PET/CT 显像还有助于评估颊肌、咀嚼肌是否受侵犯。

（郑山　陈少明　缪蔚冰）

## 第五节　腭　癌

### 一、临床概述

腭癌主要指硬腭鳞状细胞癌,软腭癌归属于口咽部恶性肿瘤。腭癌居口腔癌中第 4 位,多见于男性,男女比例约 3∶2,好发年龄为 50 岁以上。腭癌的发生与烟、酒有较密切的关系,尤其多见于长期、大量吸烟者;也可见于咀嚼烟叶及嗜其他刺激品者。腭癌常先起自一侧,迅速向牙槽侧及对侧蔓延;多呈外生型,少数呈溃疡型。腭癌易侵犯骨质,可以侵犯腭骨后穿通鼻腔或穿破上颌骨进入上颌窦。晚期可波及软腭、腭侧牙龈和牙槽突。淋巴结转移主要累及下颌下淋巴结及颈上深淋巴结,晚期可发生对侧淋巴结转移。腭癌的诊断并不困难,可直接取材活检获得病理诊断。鉴别诊断方面需要与梅毒及鼻型 NK/T 细胞淋巴瘤鉴别。腭癌的治疗以手术为主,放疗效果常不满意。5 年生存率约 60%,晚期及有淋巴结转移者 5 年生存率不到 30%。

### 二、PET/CT 诊断要点

正常腭部呈轻度 FDG 摄取,一般分布均匀,左、右对称。腭部鳞癌呈局灶性异常高代谢灶,可见软组织局限隆起或软腭增大,表面不整,部分见硬腭或牙槽骨骨质破坏。腭癌可较早出现淋巴结转移,表现为淋巴结增大、代谢增高,主要侵及下颌下淋巴结及颈深上淋巴结,有时可累及咽后淋巴结。

### 三、典型病例

硬腭癌:患者男性,70 岁,发现右上腭肿物 3 年。病理:右上腭中分化鳞状细胞癌,右颈 Ⅱ 区良性淋巴结(图 2-5-8)。

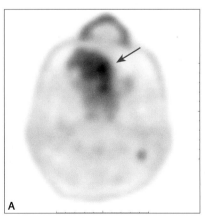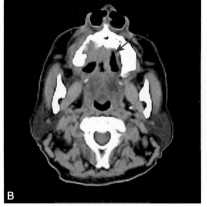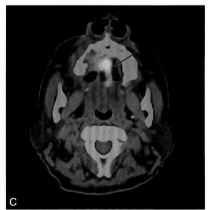

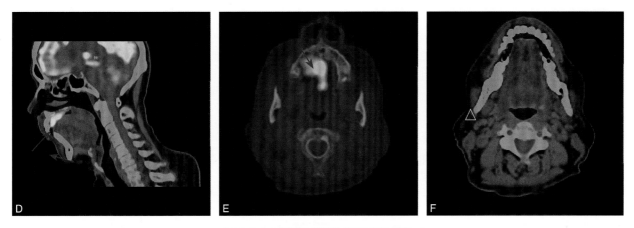

**图 2-5-8 硬腭癌 FDG PET/CT 图像**

A~D. PET/CT 显像于右上硬腭见不规则异常放射性高摄取灶,侵及上颌骨及右颊部,相应部位见团块状软组织影,边界不清,范围约 5.5cm×4.3cm×2.3cm,SUVmax 15.4(箭头);E. 上颌骨局部骨质破坏;F. 右颈Ⅱ区见一扁长形淋巴结伴代谢增高,短径约 0.6cm,SUVmax 6.5(△)。

## 四、少见病例

腭部少见的恶性上皮性肿瘤还有黏液表皮样癌等。

腭部中分化黏液表皮样癌:患者男性,48 岁,发现上腭肿物半年(图 2-5-9)。

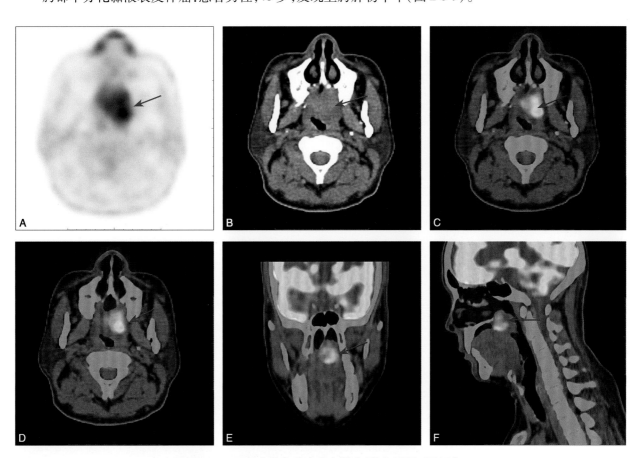

**图 2-5-9 腭部中分化黏液表皮样癌 FDG PET/CT 图像**

PET/CT 显像于腭部偏左侧见团块状异常高代谢灶,累及左侧后鼻孔、鼻咽左侧壁及右腭,范围约 3.2cm×2.9cm×3.5cm,SUVmax 9.0;CT 图像于相应部位见不规则软组织肿块,鼻咽腔变窄,左侧咽隐窝、咽鼓管咽口消失。

### 五、鉴别诊断

腭癌需与腭部混合瘤鉴别,后者多为良性,但可恶变,病灶相对局限而规则,密度均匀,局部黏膜正常,腭骨受压时边缘整齐,颈部无代谢明显增高的肿大淋巴结。

### 六、小结

腭癌主要是指硬腭鳞状细胞癌,多见于男性,50 岁以上好发。PET/CT 影像学表现病灶呈明显异常高代谢,腭部软组织局限隆起或软腭增大,表面不整,部分可见硬腭或牙槽骨骨质破坏。PET/CT 检查能灵敏地探测转移性淋巴结及骨质破坏,评估病变累及范围。

(郑山　陈少明　缪蔚冰)

# 第六节　唇　癌

### 一、临床概述

唇癌是指发生于唇红黏膜以及口角联合(即从口裂向后 1cm 内黏膜)的癌,在西方国家更常见。唇癌多发于户外工作者如农民、渔民及长期暴露于紫外线下的工人,此外吸烟和其他一些局部刺激因素也与唇癌的发生有关。男性好发,大多在 40 岁以上,几乎均为鳞癌。唇癌多发生于下唇,常位于下唇中外 1/3 间的唇红缘部黏膜。早期为疱疹状结痂的肿块,或局部黏膜增厚,随后出现火山口状溃疡或菜花状肿块。唇癌生长较慢,一般无自觉症状,后期肿瘤向周围皮肤及黏膜扩散,同时向深部肌组织浸润,晚期可波及口腔前庭及颌骨。确诊依靠病理活检。唇癌治疗主要采用以手术为主的综合治疗,预后较好,有报道显示其 3 年、5 年、10 年生存率分别为 90.0%、85.7%、76.6%。

### 二、PET/CT 诊断要点

唇癌好发于下唇中外 1/3 处。早期表现为唇部软组织增厚伴异常代谢增高,病变晚期可见不规则软组织肿块,部分呈菜花状,并侵及颊部,呈明显高代谢。唇癌分化较好,转移率较其他口腔癌少见,且较迟发生。下唇癌一般向颏下及下颌下淋巴结转移,上唇癌则向耳前、腮腺区、下颌下及颈深淋巴结转移。极少数晚期患者可以发生远处转移。早期若病灶较小,PET/CT 检查有可能出现假阴性。

### 三、典型病例

右唇癌伴右颈ⅠB 区淋巴结转移:患者男性,57 岁,右下唇溃烂 2 个月余(图 2-5-10)。病理:鳞癌。

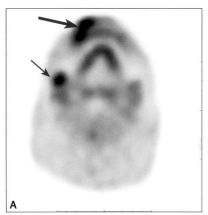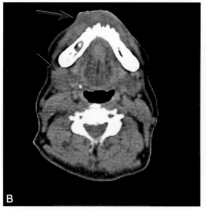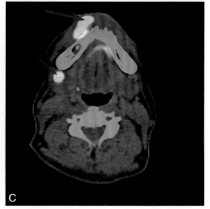

图 2-5-10　右唇癌伴右颈ⅠB 区淋巴结转移 FDG PET/CT 图像

PET/CT 显像示右下唇异常高代谢灶,大小约 3.8cm×1.9cm×2.5cm,向右后方累及下牙龈,SUVmax 15.3;CT 图像示相应部位软组织不规则增厚(粗箭头)。于右颈ⅠB 区见高代谢、肿大淋巴结,大小约 1.6cm×1.8cm,SUVmax 11.4(细箭头)。

## 四、少见病例

唇也可发生腺样囊性癌,但少见。

上唇腺样囊性癌:患者男性,52 岁,发现上唇肿物 1 年。病理:腺样囊性癌(管状型)(图 2-5-11)。

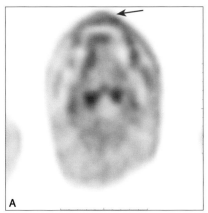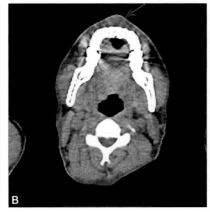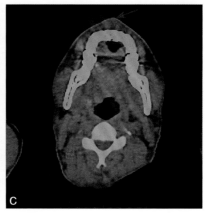

图 2-5-11 上唇腺样囊性癌 FDG PET/CT 图像
PET/CT 显像示上唇软组织稍增厚,未见明确异常代谢增高灶。

## 五、鉴别诊断

早期唇癌应与慢性唇炎相鉴别。后者唇黏膜常出现皲裂、角化不全、糜烂、渗出和出血。此外,唇癌应与角化棘皮瘤、乳头状瘤、梅毒性唇下疳等良性病变相鉴别,后者 PET/CT 显像呈低代谢,颈部亦无代谢明显异常增高的淋巴结。

## 六、小结

唇癌几乎都为鳞癌,多发生于下唇中外 1/3 间的唇红缘部黏膜。PET/CT 显像早期病变表现为唇部软组织增厚伴代谢增高,晚期可见不规则软组织肿块伴代谢明显增高,部分呈菜花状,并侵及颊部。

(郑山 陈少明 缪蔚冰)

# 第六章 腮腺癌

## 一、临床概述

涎腺良性肿瘤一般病程较长，恶性肿瘤一般生长较快，病程较短，但低度恶性者病程亦可长达数年，肿块的部位和性质，可作为临床推断肿瘤原发部位和良、恶性的依据。耳垂前、下、后方的肿块，应考虑来自腮腺的肿瘤。肿块与周围组织无粘连、活动，多考虑为良性肿瘤；肿块质硬，与周围组织粘连甚至固定，出现面神经和其他神经受累症状，应考虑恶性肿瘤。恶性者常有疼痛。

腮腺癌病灶 $^{18}$F-FDG 代谢为高增殖表现。发生淋巴结及远处转移均表现为 $^{18}$F-FDG 放射性浓聚，肿瘤发生坏死时可表现为放射性分布稀疏或缺损。

## 二、PET/CT 诊断要点

### （一）一般诊断点

1. 有临床病史，生长速度一般较快，若侵犯面神经则出现面瘫；局部可出现持续性疼痛；累及咀嚼肌群可致开口障碍。

2. **颈淋巴结肿大** 当肿瘤发生淋巴结转移时，常可在颈深上、中、下（Ⅱ～Ⅳ区）等处扪及肿大的淋巴结。

### （二）CT 诊断点

1. 腮腺癌表现为边界不清楚、轮廓不规则的软组织肿块，相邻脂肪或包膜消失，中心可出现坏死区，肿瘤可向包膜外发展，可侵犯周围肌肉组织甚至皮下及皮肤。

2. 可出现颈部淋巴结转移，转移淋巴结可伴有坏死，也可出现包膜外侵犯，表现为淋巴结边缘不规则或模糊，向邻近脂肪呈条状浸润，与邻近的颈动脉或脑神经分界不清。

### （三）$^{18}$F-FDG PET 诊断点

1. 腮腺原发灶、转移淋巴结及远处转移灶呈代谢活跃改变。

2. 腮腺病灶较小或者因部分容积效应，表现为局部代谢略活跃。

3. 腮腺癌病灶可与颈部转移淋巴结融合成片，结合增强 CT 有助于鉴别。

## 三、典型病例

**右侧腮腺癌** 患者男性，68 岁。病理：右侧腮腺低分化癌，病变符合涎腺导管癌（图 2-6-1，图 2-6-2）。

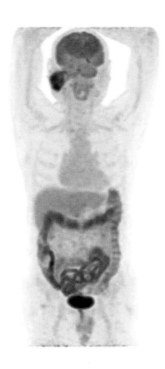

**图 2-6-1　右侧腮腺癌 PET MIP 图像**
右侧腮腺涎腺导管癌在 PET MIP 图上呈团块状、代谢
活性不均匀明显增高病灶。

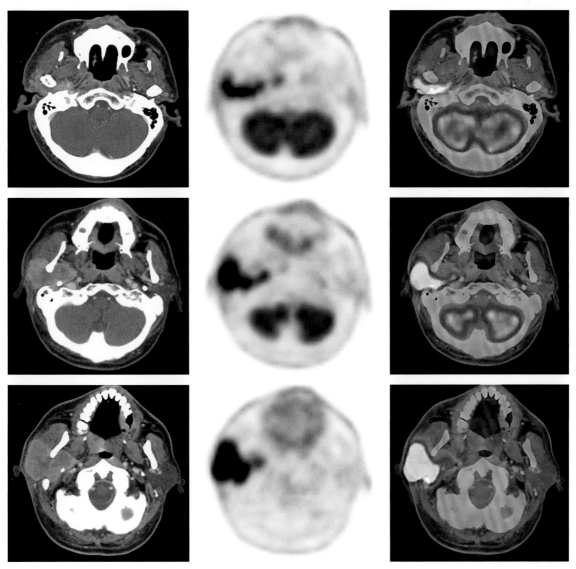

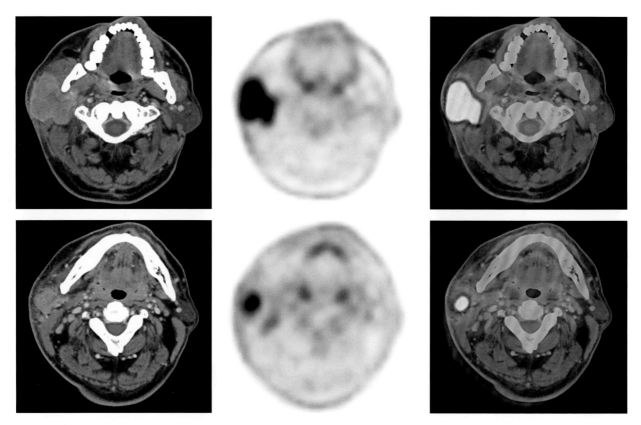

**图 2-6-2　右侧腮腺癌 PET/CT(同机增强 CT)横断面图像**

右侧腮腺分叶状软组织密度肿块影的放射性浓聚,SUV 约 17.7,最大层面约 4.6cm×5.4cm,内见低密度坏死区及点状小钙化灶放射性分布稀疏,增强 CT 扫描明显不均匀强化,病灶侵犯右侧咽旁脂肪间隙,与右侧咬肌、右侧翼内肌及右侧胸锁乳突肌分界欠清,包绕右侧下颌支及茎突,推挤右侧颈动脉鞘区血管。

## 四、鉴别诊断

### (一) 腮腺转移瘤

少见,但当腮腺区出现肿块时,也应考虑到有转移瘤的可能。以鳞癌和恶性黑色素瘤转移最多,应结合病史及全身检查情况加以判断。PET/CT 一般表现为腮腺内软组织影放射性分布浓聚,有时与颈部淋巴结融合成片。

鼻咽癌放化疗后左侧腮腺转移:患者女性,45 岁。病理:左侧腮腺肿物符合未分化型非角化性癌淋巴结转移(图 2-6-3~图 2-6-6)。

### (二) 淋巴瘤

少见,可为全身淋巴瘤的腮腺浸润,也可为腮腺原发淋巴瘤。PET/CT 一般表现为腮腺内软组织影的放射性分布浓聚。

左侧腮腺淋巴瘤:患者男性,18 岁。病理:左侧腮腺区淋巴结符合非霍奇金淋巴瘤,B 细胞性(滤泡性淋巴瘤,Ⅱ级/FL Ⅱ;儿童型滤泡性淋巴瘤)(图 2-6-7)。

### (三) 腮腺良性病变

腮腺混合瘤表现为腮腺内圆形或椭圆形软组织密度肿块,边缘光整,与周围正常腮腺组织分界清晰,当有囊变时可出现液体密度。Warthin 瘤可呈分叶和多发小囊改变。PET/CT 一般表现为腮腺内软组织结节影,边界清楚,放射性分布可浓聚,也可稍高于本底或者与本底相近。

1. 左侧腮腺 Warthin 瘤(代谢活跃)　患者男性,56 岁。病理:左侧腮腺淋巴瘤性乳头状囊腺瘤(Warthin 瘤)(图 2-6-8)。

2. 左侧腮腺 Warthin 瘤(代谢略活跃)　患者男性,66 岁。病理:左侧腮腺淋巴瘤性乳头状囊腺瘤(Warthin 瘤)(图 2-6-9)。

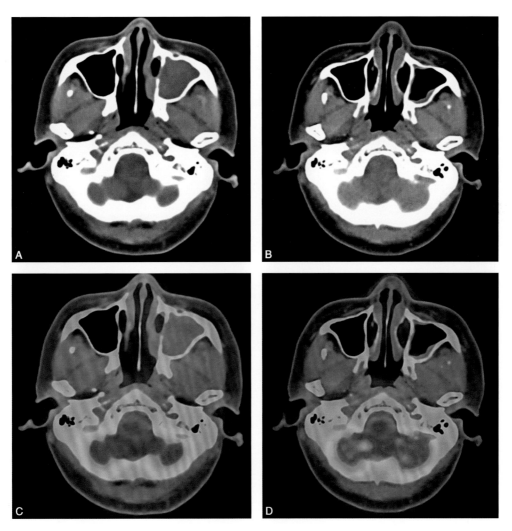

**图 2-6-3 鼻咽癌放化疗后局部完全缓解随诊的 PET/CT 横断面图像**

（鼻咽癌放化疗后）鼻咽顶壁、顶后壁及左侧壁黏膜稍增厚，放射性分布均未见明显异常（本病例均为鼻咽癌治疗后图像，其中，图 A 和图 C 分别较图 B 和图 D 早半年）。

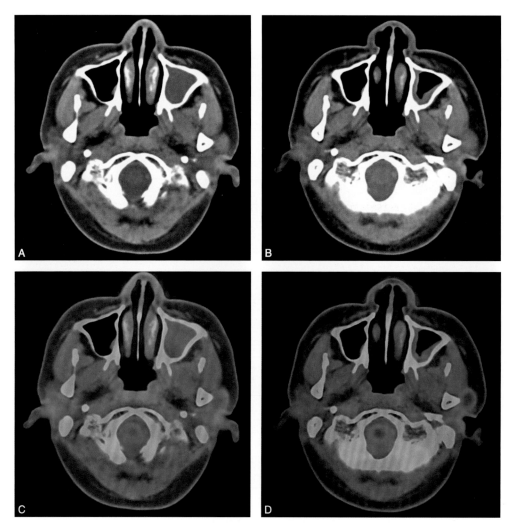

图 2-6-4　左侧腮腺转移瘤随诊的 PET/CT 横断面图像(一)

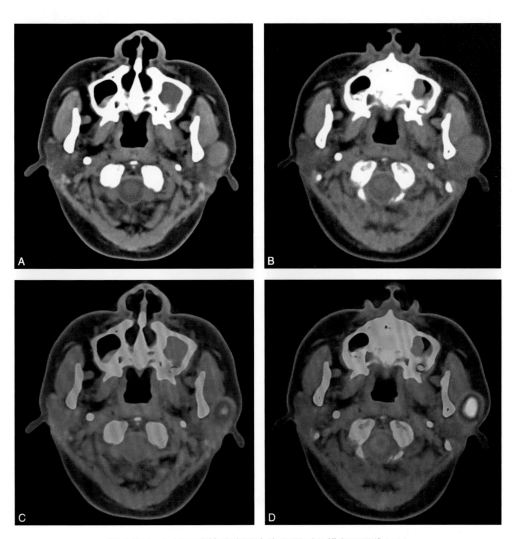

图 2-6-5　左侧腮腺转移瘤随诊的 PET/CT 横断面图像（二）

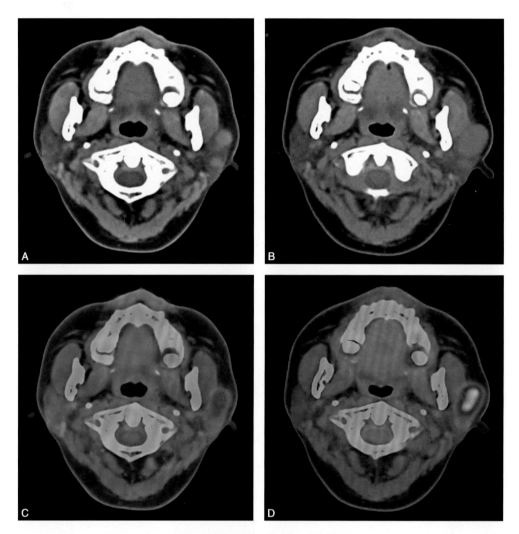

**图 2-6-6　左侧腮腺转移瘤随诊的 PET/CT 横断面图像(三)**

左侧腮腺数个稍高密度结节影放射性较浓密,SUV 约 7.9,大者约 1.5cm×2.0cm;半年后左侧腮腺稍高密度结节影放射性不均匀浓聚,SUV 约 11.4,大小约 1.8cm×2.5cm(图 2-6-4 至图 2-6-6 为该病例 PET 与融合图像横断面的腮腺各层面)(本病例均为鼻咽癌治疗后图片,其中,图 A 和图 C 分别较图 B 和图 D 早半年)。

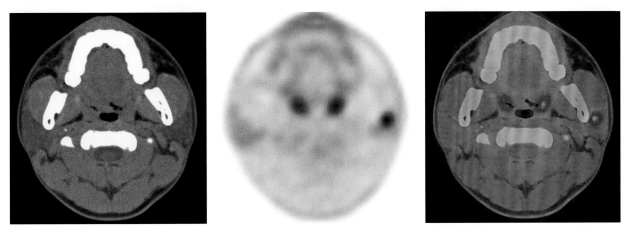

**图 2-6-7 左侧腮腺淋巴瘤 PET/CT 横断面图像**

左侧腮腺结节的放射性浓聚,SUV 约 10.1,大小约 0.8cm×0.9cm。

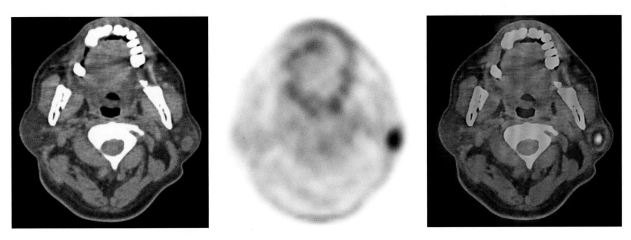

**图 2-6-8 左侧腮腺 Warthin 瘤 PET/CT 横断面图像**

左侧腮腺浅叶内软组织密度结节影放射性浓聚,SUV 约 10.8,大小约 1.1cm×1.4cm,呈类圆形,密度欠均匀,中心局部密度较低,边缘较清晰。

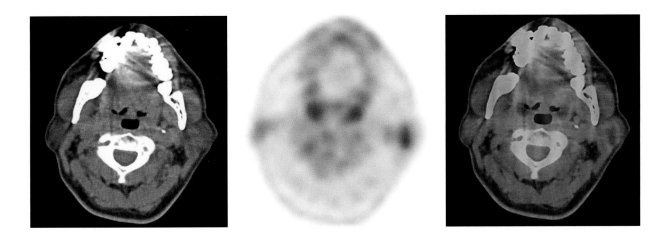

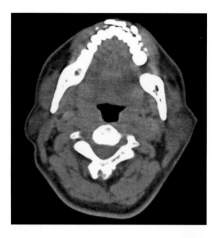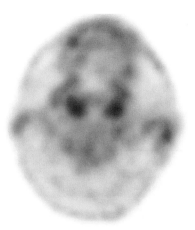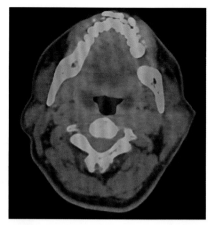

**图 2-6-9 左侧腮腺 Warthin 瘤 PET/CT 横断面图像**

左侧腮腺数个结节的放射性摄取中度增高,SUV 约 5.4,大者约 1.1cm×1.2cm。

## 五、小结

腮腺癌是涎腺常见的恶性肿瘤,其治疗以手术为主。腮腺区出现结节状异常放射性浓聚,同时伴有软组织肿块,是腮腺腺癌的典型表现,同时要注意有无周围组织结构的侵犯及淋巴结转移。如果腮腺结节放射性分布接近本底,结构影像上密度较均匀一致,边界清晰,需要考虑腮腺良性病变。若腮腺结节放射性分布增高,边界清晰,还需要排除 Warthin 瘤等。

PET/CT 能够同时获得全身 PET 功能代谢图像、CT 解剖图像及 PET/CT 的融合图像,有助于明确腮腺原发灶和区域淋巴结的范围、远处转移灶的位置和范围,精确肿瘤临床分期,观察疗效,协助临床制订和调整治疗方案。

（林晓平 樊卫）

# 第三篇

## 眼部肿瘤 PET/CT

# 第一章 总 论

## 一、概述

眼部肿瘤可发生于眼部各个组织成分,可由邻近结构直接蔓延,也可经血行转移而来。在眼科肿瘤中,以原发性肿瘤居多,其次为继发性肿瘤;根据发病组织的不同,可分为眼球肿瘤、泪腺肿瘤、视神经肿瘤、眼眶肿瘤及转移瘤。眼球由巩膜、色素层及视网膜三层构成眼环,其内有晶状体及玻璃体填充,晶状体及玻璃体是由水分及蛋白成分组成,不发生肿瘤;眼球肿瘤及瘤样病变主要发生于巩膜、色素层及视网膜,较常见的有视网膜母细胞瘤及脉络膜黑色素瘤。泪腺位于眼眶的外上部泪腺窝内,分为浅表的睑叶及深部的眶叶,肿瘤占眼眶肿瘤的 7%~13%,主要为多形性腺瘤。视神经属脑神经的一部分,组织学与脑白质相似,是由神经元的轴突神经纤维束组成,神经束内的神经纤维又进一步被神经胶质组织所分开,来源于视神经的原发肿瘤多为视神经胶质瘤、视神经鞘脑膜瘤。眼眶由额骨、筛骨、泪骨、蝶骨、颧骨、腭骨和上颌骨构成,与鼻窦、颅前窝、颅中窝毗邻。眼眶呈四棱锥形,眶前缘朝向前外,眶尖指向后内方。眶的四壁厚薄不等,上壁与颅前窝相邻;内侧壁最薄,与上筛骨迷路相邻;壁前方有泪囊窝向下经鼻泪管与鼻腔相通,内侧壁的上缘有筛前孔和筛后孔;外侧壁最厚,其后部和眶下壁之间有眶下裂通颞下窝和翼腭窝,和眶上壁之间有眶上裂通颅中窝;眶内有眼球及眼外肌、泪腺、血管和神经等附属结构,各组织间有脂肪填充。眼眶肿瘤分为眶壁肿瘤和眶壁肿瘤,起源于眶壁的肿瘤有骨瘤、骨肉瘤、软骨肉瘤及骨纤维异常增殖症;起源于眶内的肿瘤多为脉管源性肿瘤,以海绵状血管瘤及淋巴管瘤较为常见。

## 二、检查技术

### (一) X 线

有眼眶前后位片、眼眶侧位片、视神经孔位片、泪囊泪道造影,但目前由于 CT 的普及,X 线检查已很少应用。

### (二) CT

常规采用横断面和冠状面扫描,层厚为 3~5mm,范围包括全部眼眶,用软组织窗观察,外伤时采用 HRCT 扫描技术,层厚 2mm,并行骨算法重建,用骨窗观察。

### (三) MRI

有多个成像参数及成像序列,根据眼部不同组织间及组织与病变具有的不同弛豫时间差别来进行诊断,常用的成像序列有 $T_1WI$、$T_2WI$ 等。

### (四) PET/CT 检查

主要使用葡萄糖类似物 $^{18}F$-FDG 作为显像剂,组织对 $^{18}F$-FDG 的浓聚程度反映其葡萄糖利用率。绝大多数肿瘤因为其葡萄糖转运蛋白(glucose transporter,GLUT)高表达、细胞内己糖激酶活性增加,表现为 $^{18}F$-FDG 高摄取。

#### 1. 患者检查前准备及注意事项

(1) 患者注射放射性药物前禁食至少 4 小时,包括胃肠外营养及静脉注射含有葡萄糖的液体。检查前 2 小时鼓励饮用白开水以充分水化,从而减少血池、软组织等本底摄取以及利于减少电离辐射。

（2）血糖要求正常范围，最高不要超过 8.3mmol/L。

2. 放射性药物注射可参考 0.11mCi/kg 标准注射放射性药物，总体原则是尽可能减少放射性药物的注射量，注射剂量与每床位采集时间相匹配。

3. 采集图像患者静脉注射放射性药物后，安静、避免声光刺激环境下休息 60 分钟，然后排空膀胱，接受检查；采集体位采取仰卧位，听眦线垂直检查床；与常规 PET/CT 检查不同的是，双手交叉抱于腹部，避免双手上举导致头颈部射线硬化伪影，影响病变观察。

（杨国仁　兰晓丽　卢婷婷）

# 第二章 眼部肿瘤

## 第一节 眼部淋巴瘤

### 一、临床概述

眼部淋巴瘤是眼眶最常见的恶性肿瘤性病变之一,约占眼眶恶性肿瘤的 10.3%,好发于中老年人,女性稍多于男性,多数情况下病情进展缓慢,以非霍奇金淋巴瘤(non-Hodgkin lymphomas,NHL)为主,占全部 NHL 的 1%～2%,占结外 NHL 的 5%～15%,近年来发病率呈上升趋势。眼部淋巴瘤以结外边缘区淋巴瘤为主,还有少量的滤泡性淋巴瘤、弥漫大 B 细胞淋巴瘤、套细胞淋巴瘤及淋巴浆细胞性淋巴瘤等。

眼部淋巴瘤可累及眼眶、眼外肌、结膜、眼睑、泪腺及泪囊等,患者的临床表现与淋巴瘤累及的部位和结构有关。眼部淋巴瘤的治疗依赖于组织病理结果及病变浸润范围,对局限于眼眶的病变可以选择局部放疗或暂时观察,直至疾病进展需要化疗时再进行干预。

### 二、PET/CT 诊断要点

#### (一) 一般诊断

1. 好发于中老年人。
2. 眶内占位性病变较为常见。
3. 多为单侧受累。
4. 患者可以有眼球突出,可触及肿块,上睑下垂、复视等临床表现。

#### (二) CT 诊断要点

1. 眼部软组织密度影,常表现为眶内的软组织肿块,也可以表现为眼睑肿胀、眼外肌增粗等。
2. 可以累及相邻结构,以眶尖受累较为常见。
3. 眼部病灶周围骨质多无明显变化。

#### (三) FDG PET 诊断要点

1. 眼部淋巴瘤的 FDG 摄取水平与病变的病理类型有关,MALT 等低级别淋巴瘤 FDG 摄取通常较低,因此 PET/CT 检查存在假阴性。MALT 常局限在眼部,而 DLBCL 可有全身其他部位受累,代谢活性明显增高。

2. Sullivan 等的回顾性研究中发现 PET 提高了 71% 淋巴瘤患者的分期,敏感性较普通 CT 高;FDG PET 可用于确定病灶的大小及全身累及范围。

### 三、典型病例

**病例1** 患者男性,53 岁,左眼无痛性肿物 5 个月余(图 3-2-1)。

提示:眼眶是眼部淋巴瘤的好发部位,MALT 等低级别淋巴瘤 FDG 摄取通常较低,部分病灶可存在假阴性。

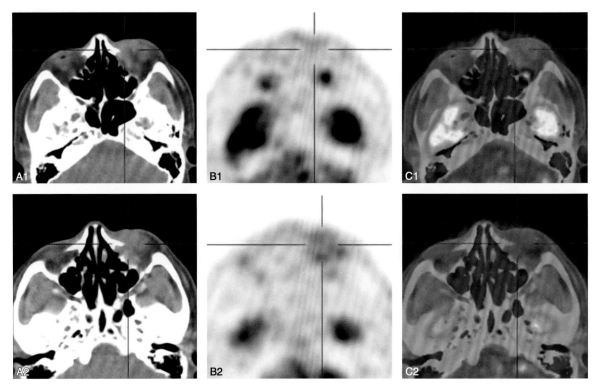

图 3-2-1　左眼眶 MALT 的 FDG PET/CT 图像

A1、A2. 横断面 CT 图像,可见左眼眶内侧壁软组织密度影,相邻骨质未见明显破坏(十字交叉);B1、B2. 横断面 FDG PET 图像,可见眼部病灶的代谢弥漫性增高,SUVmax 5.0;C1、C2. 横断面 PET/CT 融合图像。

**病例 2**　患者男性,47 岁,因"右眼视力逐渐下降"就诊(图 3-2-2)。

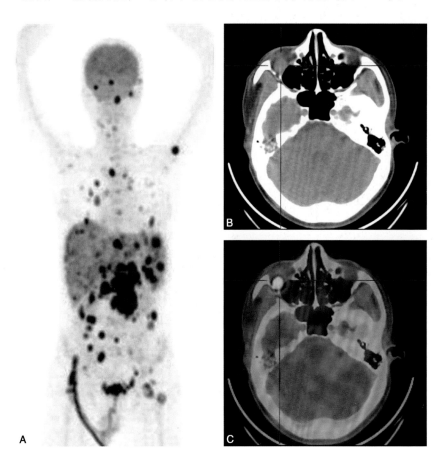

图 3-2-2　右眼眶 DLBCL 的 PET/CT 图像

A. FDG PET MIP 图像,可见全身多发代谢异常增高病灶,部分融合成团块;B. 横断面 CT 图像,可见右眼眶后下壁软组织密度结节(十字交叉),相邻骨质未见明显破坏;C. 横断面 PET/CT 融合图像,可见病灶伴明显的 FDG 摄取,SUVmax 18.4。FDG PET/CT 示患者右眼眶、垂体、全身多发淋巴结、双肺、肝脾、双侧肾上腺等多发软组织密度结节,部分融合成团块,代谢异常增高;部分胃壁、小肠壁增厚,代谢异常增高;全身多发骨骼代谢增高,骨质密度未见明显改变。患者肝脏活检明确诊断为 DLBCL。PET/CT 明确了患者的临床分期,可以为临床治疗方案的选择提供很好的依据。

提示:眼部 DLBCL 代谢较高,常可见全身其他部位受累。

　　**病例 3**　患者女性,82 岁。受检者 6 年前口咽部 MALT 淋巴瘤,行放化疗治疗,后痊愈。2018 年因左眼眶内肿物行手术,具体病理不详,术后左眼视力下降、左眼睑下垂,3 周前发现右眼睑占位伴右眼视力下降(图 3-2-3)。

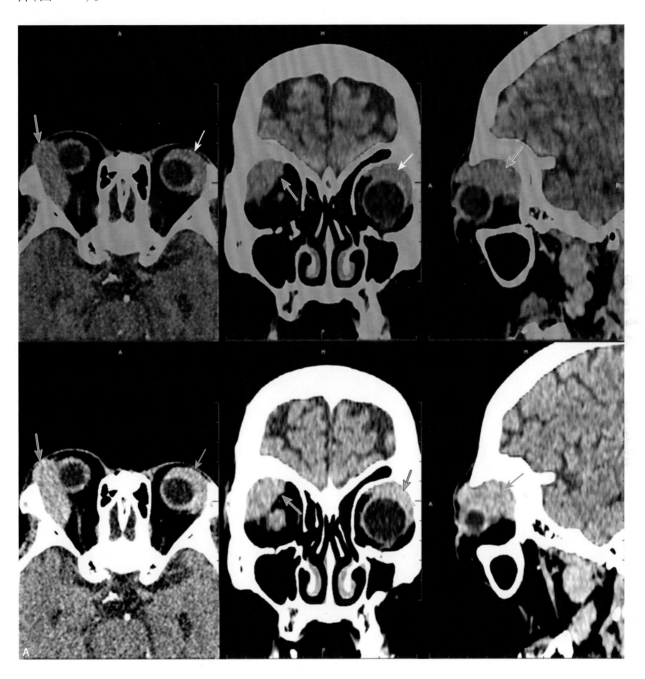

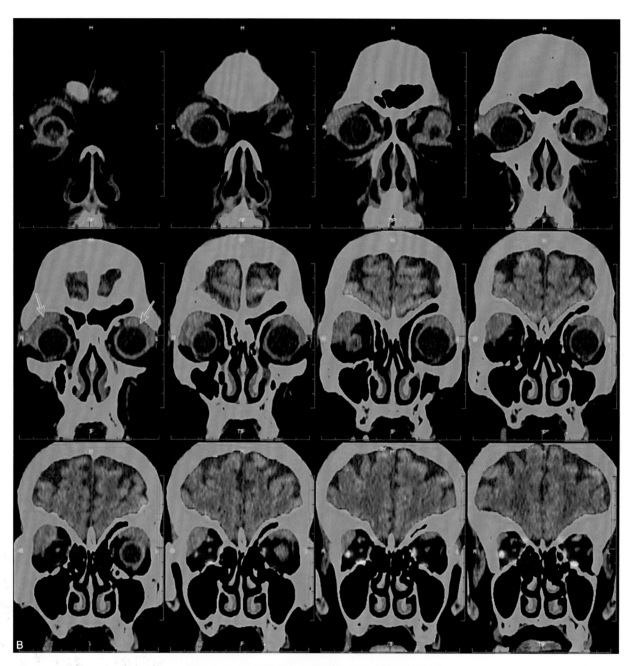

图 3-2-3 双眼眶 MALT 淋巴瘤 FDG PET/CT 图像

A. 上、下排分别为 PET/CT 融合图和 CT 图像的横断面、冠状面和矢状面;B. PET/CT 融合图的冠状面。FDG PET/CT 示患者双眼球外上方眼眶内软组织肿物(箭头),肿物弧形包绕眼球,与泪腺、眼睑及眼球壁分界不清,右侧为著,肿物的代谢活性明显增高,SUVmax 9.6,最大截面约 1.9cm×3.7cm(该病例由北京医院沈秀铃、姚稚明提供)。

**病例4**　患者男性,73岁。受检者主诉左眼球突出伴溢泪约2个月;2018年4月3日眼眶MRI平扫提示:左眼眶内肌锥外占位;2018年5月8日行左眶内肿物穿刺活检提示:NHL,符合弥漫大B淋巴瘤,非特指型,活化B细胞来源(图3-2-4)。

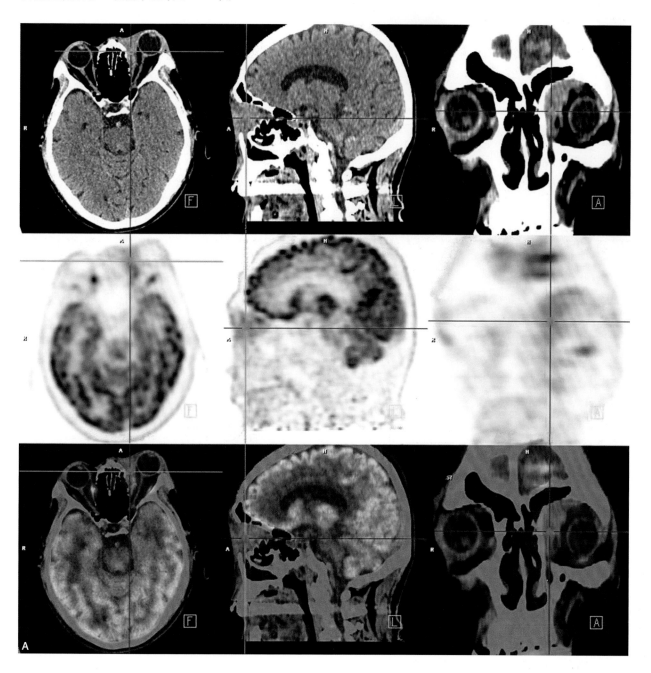

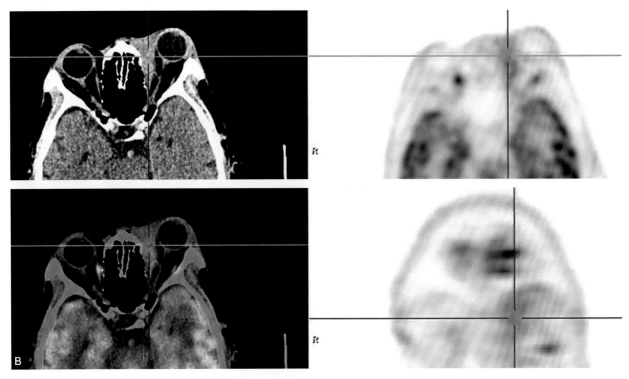

图 3-2-4　左眼眶弥漫大 B 淋巴瘤 FDG PET/CT 图像

A. 从上向下分别为 PET、CT 和融合图的横断面、矢状面和冠状面；B. 横断面的 CT、PET 和融合图像，右下图为 PET 冠状面。左侧眼球突出，左眼眶内侧肌椎外间隙一个软组织肿块（十字交叉），最大截面大小约 3.3cm×1.1cm；肿块的代谢活性明显增高，SUVmax 16.7（该病例由北京医院沈秀铃、姚稚明提供）。

## 四、鉴别诊断

### （一）炎性假瘤

1. 相似点

（1）患者常表现为眼球突出。

（2）多为单侧发病，以眶内占位较为常见。

（3）眼部病变可有明显的 FDG 摄取。

2. 鉴别要点

（1）炎性假瘤经常侵犯眶内脂肪组织，可以形成典型的"铸型"改变。

（2）眼部淋巴瘤常表现为眶内孤立性软组织密度结节，可以侵犯周围组织，但周围骨质改变较为少见，部分眼部淋巴瘤患者可以发现全身其他部位受累（图 3-2-5）。

### （二）眼部转移瘤

1. 相似点

（1）多表现为眼部孤立性的软组织密度结节。

（2）可以有全身多处受累。

2. 鉴别要点

（1）眼部转移瘤以脉络膜受累更为常见，而眼部淋巴瘤常累及眶内组织，眼球内受累较少见。

（2）全身显像时可发现原发肿瘤病灶，如前列腺、肺部、乳腺等，可为眼部淋巴瘤及转移瘤的鉴别诊断提供依据。

（3）可以结合肿瘤标志物、骨穿等临床检验结果帮助明确诊断（图 3-2-6）。

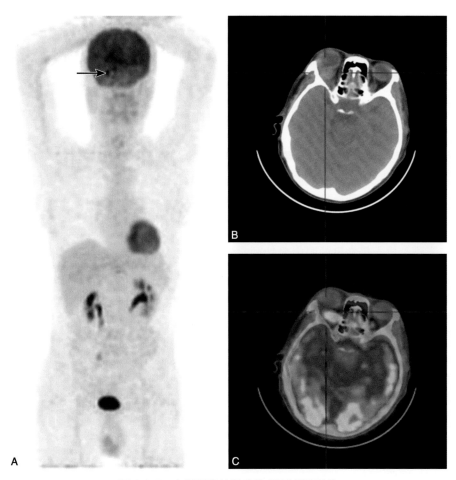

**图 3-2-5 右眼眶炎性假瘤的 PET/CT 图像**

患者男性,54 岁,右眼红肿半个月余:A. FDG PET MIP 图像,可见患者右眼部高代谢结节(黑色箭头);B. 横断面 CT 图像,可见右眼球稍向外突,右眼球后方可见软组织密度结节填充,累及右侧泪腺,相邻眼肌增粗,右侧眼环尚完整,相邻骨质未见明显异常(十字交叉);C. 横断面 PET/CT 融合图像,可见病灶伴明显的 FDG 摄取,SUVmax 12.8(十字交叉)。炎性假瘤多为单眼发病,患者可以表现为眼球突出,部分患者可以有典型的"铸型"改变。炎性假瘤与眼部淋巴瘤的鉴别,需要结合患者的临床检查及检验结果,确诊仍需要组织活检。

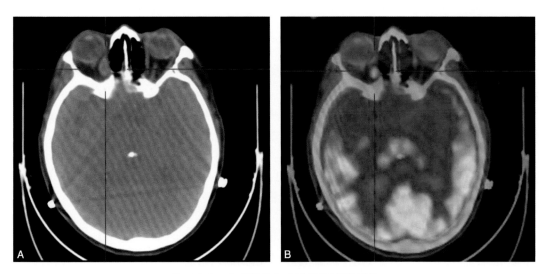

**图 3-2-6 右眼眶转移瘤的 PET/CT 图像**

患者女性,56 岁,颈部淋巴结穿刺示转移癌:A. 横断面 CT 图像,可见右眼眶内侧壁软组织密度结节;B. 横断面 PET/CT 融合图像,可见病灶 FDG 摄取增高,SUVmax 6.9(十字交叉)。PET/CT 检查同时发现患者右肺下叶占位,双肺、肝脏、全身多发淋巴结及骨骼代谢增高,考虑为右肺癌伴上述部位多发转移,后免疫组化证实为肺组织来源的低分化腺癌,可见 PET/CT 可用于寻找肿瘤的原发灶及分期。

## 五、小结

眼部淋巴瘤是眼眶最常见的恶性肿瘤性病变之一,好发于中老年人,患者的临床表现与淋巴瘤浸润的结构有关。患者常表现为眶内的软组织肿块,FDG 摄取程度与眼部病变的病理类型有关。眼部淋巴瘤需要与眼部炎性假瘤及眼部转移瘤进行鉴别。

(兰晓莉　张洁　杨国仁　卢婷婷)

# 第二节　脉络膜黑色素瘤

## 一、临床概述

脉络膜黑色素瘤是成人最常见的眼内恶性肿瘤病变,好发于中老年人,约占全部黑色素瘤的 5%,无明显的性别差异,无明显遗传性,白种人较为多见。脉络膜黑色素瘤多为单眼发病,双眼发病少见。根据 1980 年 WHO 标准,可以将脉络膜黑色素瘤分为 4 型——梭形细胞型(A、B 型)、上皮样细胞型、混合型和其他型,临床上以梭形细胞型较为多见。

常见的临床症状有视力下降、疼痛、闪光感、飞蚊症等,部分患者无明显症状。脉络膜黑色素瘤的治疗取决于肿瘤位置、累及范围、大小及全身状况。小的脉络膜黑色素瘤的治疗主要选择经瞳孔温热治疗法,对于小的无黑色素的肿瘤,常采用光动力治疗;对于中等大小的肿瘤,可以选择放射治疗、肿瘤局部切除或眼球摘除术;对于大的脉络膜黑色素瘤,常采用眼球摘除术来治疗。但该病的死亡率较高,即使在没有明确转移时行患侧眼球摘除术,5 年死亡率仍有 17%~53%。肿瘤容易经血行向全身转移,肝脏转移较为常见,5 年、10 年生存率的转移率为 25% 和 35%。

## 二、PET/CT 诊断要点

### (一) 一般诊断

1. 好发年龄 40~50 岁,很少发生于儿童或 70 岁以上的老年人。

2. 多为单眼发病。

3. 好发于眼球后极部。

4. 常表现为视力逐渐下降。

### (二) CT 诊断要点

1. 眼球后极部蘑菇形的稍高密度突起。

2. 部分病灶一侧或双侧可见半月形的视网膜脱离。

### (三) FDG PET 诊断要点

1. Reedy 等对 50 例治疗前的脉络膜黑色素瘤患者行 FDG PET/CT 检查,仅 14 例患者表现为 FDG 阳性(SUVmax≥2.5),对 AJCC 分期为 $T_2$ 及 $T_3$ 期的肿瘤,检出率分别为 33.3% 及 75.0%,PET/CT 不能检测出 AJCC $T_1$ 期的肿瘤。

2. Faia 等纳入 14 例脉络膜黑色素瘤的研究指出,病变的平均 SUVmax 为 3.7,病灶的 SUVmax 与病变的厚度及肿瘤最大基底直径呈正相关;局灶性坏死及混合细胞型黑色素瘤 SUVmax 较高。

## 三、典型病例

**病例 1**　患者男性,40 岁,右眼失明 1 周。病理:脉络膜黑色素瘤(图 3-2-7)。

提示:脉络膜黑色素瘤多无明显的 FDG 摄取,因此要注意与良性病变的鉴别,必要时要结合 MRI 检查。

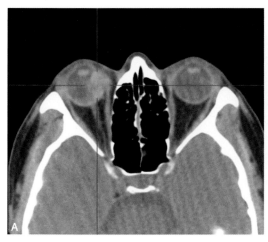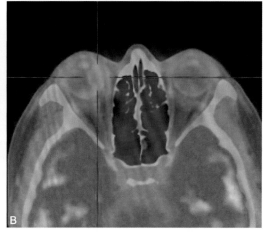

图 3-2-7 右侧脉络膜黑色素瘤的 PET/CT 图像

A. 横断面 CT 图像,可见右眼球左后壁稍高密度结节突向眼球;B. 横断面 PET/CT 融合图像,可见病灶无
明显的 FDG 摄取(十字交叉)。

**病例2** 患者男性,53 岁,右眼视力下降 2 个月(图 3-2-8)。

提示:虽然眼黑色素瘤和眼转移瘤相似,病变的代谢活性都是增高至明显增高,但该病例是典型的眼
黑色素瘤所见,左眼后壁蘑菇状黑色素瘤病灶和眼转移瘤以局限性眼后壁增高不同,体部也没有发现其他

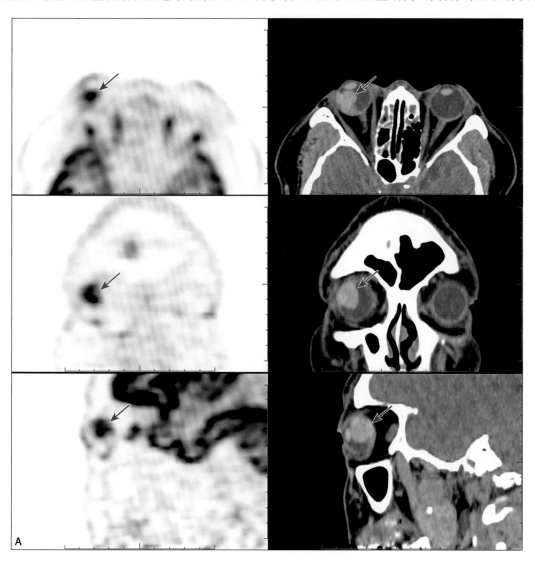

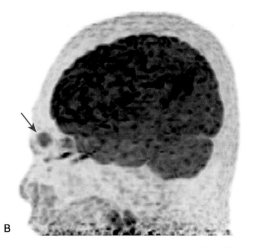

B

**图 3-2-8　右眼黑色素瘤 FDG PET/CT 图像**
A. 上排为 CT 及 PET 横断面图像,中排为 CT 及 PET 冠状面图像,下排为 CT 及 PET 矢状面图像:可见左眼球后壁偏颞侧的眼黑色素瘤表现为蘑菇状高密度影,边界清晰,PET 相应部位呈不规则团块状代谢活性球形明显增高(红色箭头),SUVmax 11.1;B. 脑部 PET MIP 侧位图像(该病例由北京医院陈聪霞、姚稚明提供)。

恶性病变征象来支持该眼球病变来源于其他恶性肿瘤。

**病例 3**　患者男性,68 岁,左眼视力进行性下降 4 个月余(图 3-2-9)。

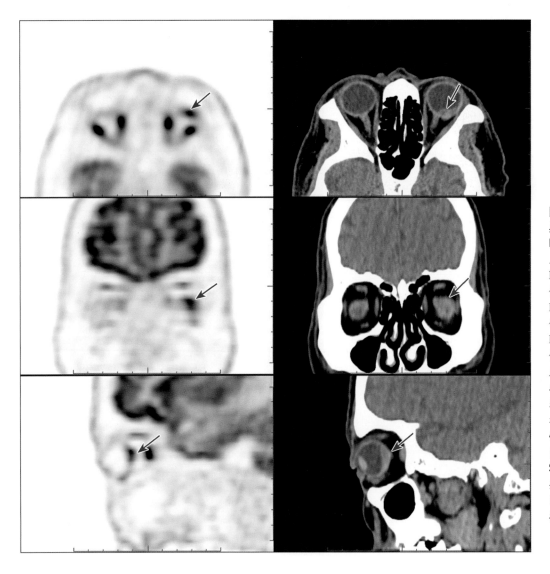

**图 3-2-9　左眼黑色素瘤 FDG PET/CT 图像**
上排为 CT 及 PET 横断面图像,中排为 CT 及 PET 冠状面图像,下排为 CT 及 PET 矢状面图像:可见左眼球后壁偏颞侧扁平状稍高密度影,边界清晰,PET 相应部位代谢活性结节状明显增高(红色箭头),SUVmax 9.2(该病例由北京医院陈聪霞、姚稚明提供)。

提示:本例不易与转移瘤鉴别,但既往无肿瘤病史、PET 全身显像未见眼外肿瘤征象,再结合其他影像学检查可进行诊断。

### 四、少见病例

患者女性,65 岁,因右眼视力逐渐下降就诊。病理:右侧乳腺癌伴同侧腋窝淋巴结转移,右侧脉络膜黑色素瘤(图 3-2-10)。

提示:双重癌患者较为少见,在这些患者中要注意鉴别眼部病灶为转移瘤还是其他类型的原发肿瘤,脉络膜转移瘤的 FDG 摄取常高于黑色素瘤,可以帮助诊断。

### 五、鉴别诊断

脉络膜转移瘤:

1. 相似点

(1) 患者可以表现为视力逐渐下降。

(2) 多为单侧发病。

2. 鉴别要点

(1) 脉络膜黑色素瘤常表现为眼球后极部的稍高密度结节,病变多无明显的 FDG 摄取。

(2) 脉络膜转移瘤常表现为眼球后壁扁平样的软组织密度突起,伴明显的 FDG 摄取,$^{18}$F-FDG PET/CT 同时可以发现其他部位的病灶(图 3-2-11)。

提示:眼部转移瘤常经血液循环向脉络膜转移,约有 50% 的脉络膜转移瘤患者找不到原发病灶,而 PET/CT 的应用,可以提高脉络膜转移瘤原发灶的确诊率,帮助患者早期明确诊断。

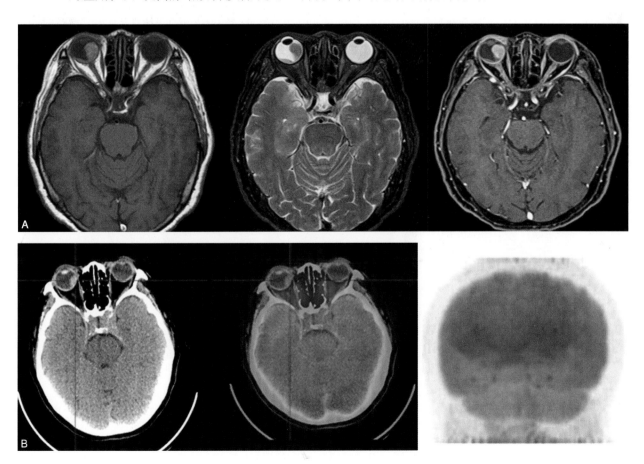

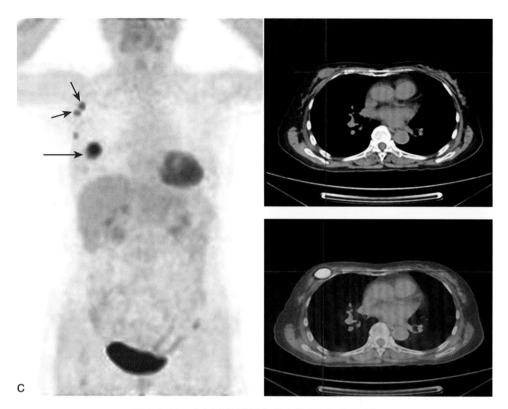

**图 3-2-10 右侧脉络膜黑色素瘤的 PET/CT 图像**

A. 横断面 MRI 图像,可见右眼球左后壁稍短 $T_1$ 稍短 $T_2$ 信号结节影突向玻璃体内,增强扫描呈不均匀明显强化;B. 眼球横断面 PET/CT 图像和头部 PET MIP 图像,可见右侧眼球左后壁稍高密度结节(十字交叉),病灶未见明显 FDG 摄取;C. 乳腺横断面 PET/CT 图像和体部 PET MIP 图像,可见右乳外上象限软组织密度结节(MIP 图上黑色长箭头与横断面图上十字交叉)伴明显 FDG 摄取,SUVmax 20.7,右侧腋窝多发淋巴结(黑色短箭头)部分伴明显 FDG 摄取,SUVmax 5.7~11.4。

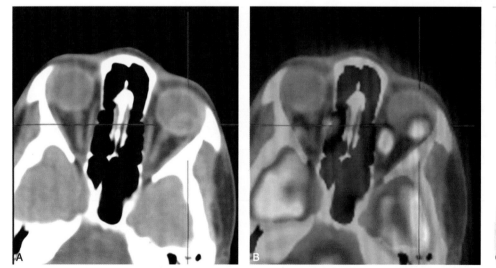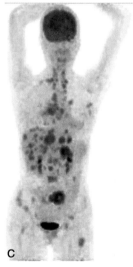

**图 3-2-11 左侧脉络膜转移瘤的 PET/CT 图像**

患者女性,31 岁,半个月前因受凉后出现咳嗽、咳白色黏痰,偶带鲜红色血丝,伴夜间发热;A. 横断面 CT 图像,可见左眼内环形软组织密度结节;B. PET/CT 融合图像横断面,可见病灶 FDG 摄取环形增高,SUVmax 8.4,环形病灶中央密度较低,无明显的 FDG 摄取,提示眼部病灶中心可能出现液化坏死;C. FDG PET MIP 图像,PET/CT 检查同时发现患者右肺门及全身其余部位多发高代谢病灶,考虑为右肺癌伴全身多发转移,病理证实为肺腺癌。脉络膜转移瘤常伴明显的 FDG 摄取(十字交叉),可以与脉络膜黑色素瘤鉴别。

## 六、小结

脉络膜黑色素瘤是成人最常见的眼内恶性肿瘤性病变,好发于中老年人,多为单眼发病,常表现眼球后极部的稍高密度结节,病灶的 FDG 摄取可能与病灶的大小及病理类型相关。诊断时要注意与脉络膜转移瘤进行鉴别,同时应注意有无肝脏等部位转移。

(兰晓莉 张洁 杨国仁 卢婷婷)

# 第三节 视网膜母细胞瘤

## 一、临床概述

视网膜母细胞瘤是婴幼儿最常见的眼内恶性肿瘤,无明显的性别差异,发病率随年龄增长而降低,大多数患儿在 4 岁前诊断。40% 的视网膜母细胞瘤为遗传型,为常染色体显性遗传,这类患儿发病较早,多为双眼受累;60% 为非遗传型,发病较晚,且以单眼发病为主;极少一部分患儿可以合并松果体肿瘤,称为三侧性视网膜母细胞瘤。

根据肿瘤的生长方式,将视网膜母细胞瘤分为内生型、外生型、混合生长型、弥漫生长型和苔藓状生长型,临床上以混合生长型最为常见。眼球摘除是 19—20 世纪治疗视网膜母细胞瘤的唯一及标准治疗方法,现在的治疗方案较多,包括放射疗法、化学疗法、眼球摘除术、冷冻治疗、激光治疗、温热治疗、巩膜敷贴治疗等,近年来也有免疫治疗、基因治疗等新疗法开展。通过早期诊断及综合治疗,患儿的生存率可以达90%~95%。

## 二、PET/CT 诊断要点

### (一) 一般诊断

1. 患者主要是婴幼儿。

2. 可以单侧或双侧发病,极少数患者可以有松果体区受累。

3. 患者可以有"白瞳"表现。

### (二) CT 诊断要点

1. 视网膜母细胞瘤常表现为眼球后部突向玻璃体内的肿块,可以为斑块状或半月形。

2. 病灶内可见片状坏死或斑块样、斑点样钙化。

### (三) FDG PET 诊断要点

1. 大多数 IRRS Ⅲ期患者的眼部病灶有 FDG 摄取。研究发现,PET 对于眼内期的视网膜母细胞瘤诊断价值有限,但可以减少头部以外转移灶的漏诊。

2. Radhakrishnan 等的研究发现,治疗前行 PET/CT 检查,视神经有 FDG 摄取的患儿无病生存率及总体生存率要低于无 FDG 摄取的患儿。

## 三、典型病例

患者女性,6 岁,右眼视力逐渐下降半年余(图 3-2-12)。
提示:患者的年龄及病灶内典型的钙化可以帮助诊断及鉴别诊断。

## 四、鉴别诊断

永存原始玻璃体增殖症(persistent hyperplastic primary vitreous,PHPV):

1. 相似点

(1) 多发生于婴幼儿。

(2) 患儿可以有"白瞳"表现。

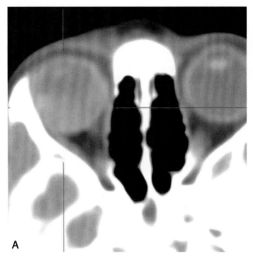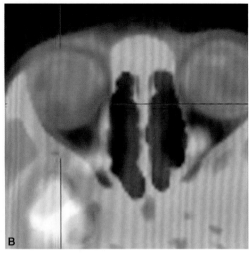

图 3-2-12　右侧视网膜母细胞瘤的 PET/CT 图像

A. 横断面 CT 图像,可见右眼球内非均质结节,以软组织密度为主,其内可见点片状钙化;B. 横断面 PET/CT 融合图像,可见上述病灶(十字交叉)边缘轻度 FDG 摄取,SUVmax 1.6~1.9。

2. 鉴别要点

(1) PHPV 多为单眼发病,而视网膜母细胞瘤可以单眼发病,也可以双眼发病。

(2) PHPV 可以表现为眼球缩小,以眼球前后部混合型较为常见;而视网膜母细胞瘤多表现为眼球增大,常发生于眼球后部,部分病变可见钙化灶。

## 五、小结

视网膜母细胞瘤是婴幼儿眼内最常见的恶性肿瘤,多在 4 岁前诊断,好发于眼球的后部,可以伴斑块样、斑点样钙化,大多数 IRSS Ⅲ期患者的眼部病灶有 FDG 摄取。视网膜母细胞瘤要与永存原发玻璃体增殖症等好发于婴幼儿,常表现为"白瞳"的疾病进行鉴别。

(兰晓莉　张洁　杨国仁　卢婷婷)

# 第四节　眼内结核

## 一、临床概述

眼内葡萄膜血管丰富,血流缓慢,结核分枝杆菌易滞留该部位产生感染。结核分枝杆菌侵袭眼组织后,可直接侵犯葡萄膜或通过免疫应答引起葡萄膜炎及其他眼部病变,也可在原发感染或继发感染阶段通过血行传播侵犯眼组织,诱导超敏反应眼部炎症。临床表现为低热盗汗、乏力、体重减轻等症状,该病为慢性及潜伏性的,可侵犯眼内任何组织,最常见的临床疾病为葡萄膜炎、视网膜炎等。

## 二、PET/CT 诊断要点

1. CT/MRI 诊断点　眼部不同部位结核多表现不一,多表现为局部炎症浸润,组织活检发现结核病理改变;CT 部分病变形态也类似于肿瘤。眼内结核的诊断需密切结合临床症状、胸部影像学表现及结核菌素试验等。

2. PET/CT 诊断点　活动性结核病灶 PET 放射性摄取呈增高表现,全身 PET/CT 检查发现肺内或其他部位结核病灶有助于确诊。

## 三、典型病例

**病例 1**　患者男性,22 岁,左眼视力进行性下降 4 个月,无其他症状(图 3-2-13)。

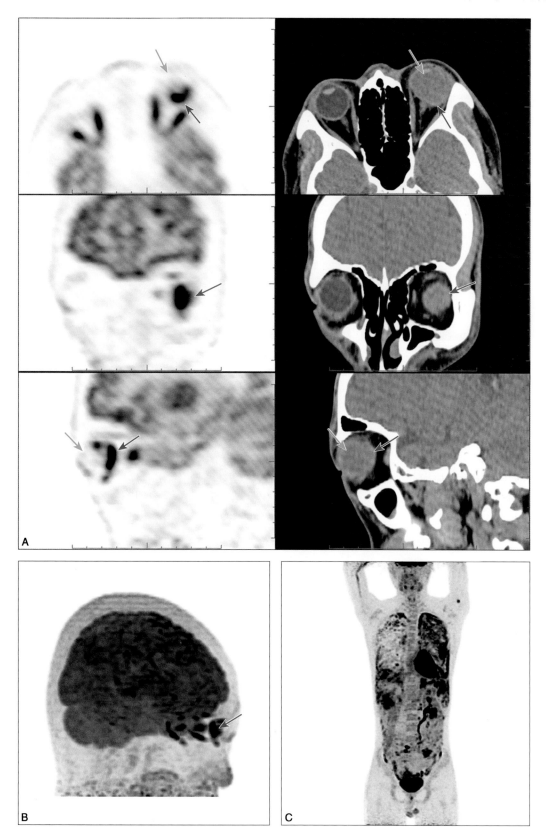

**图 3-2-13　左眼内结核,伴脑内、淋巴结、肺内、胸腹膜、肾脏及骨骼受累的 FDG PET/CT 图像**
A. 上排为 CT 及 PET 横断面图像,中排为 CT 及 PET 冠状面图像,下排为 CT 及 PET 矢状面图像:可见右眼球玻璃体混浊、密度增高,边界欠清晰,PET 见后壁环形不均匀代谢活性明显增高(红色箭头),SUV-max 19.5,其前方混浊玻璃体,代谢活性未见异常(绿色箭头);B. 头部 FDG PET MIP 侧位图像:可见左眼不均匀代谢活性增高灶(红色箭头);C. 体部 PET MIP 前位图像:可见体部多发代谢活性增高灶,其中胸腹膜病变可直观显示(该病例由北京医院陈聪霞、姚稚明提供)。

提示:本例与恶性病变、结节病等鉴别困难,最终痰检发现结核分枝杆菌而确诊,抗结核治疗后症状缓解。

**病例2**　患者女性,17岁,2个月前无明显诱因出现左眼睑肿胀,不伴眼红眼痛及畏光流泪。病理:结核肉芽肿性病变(图3-2-14)。

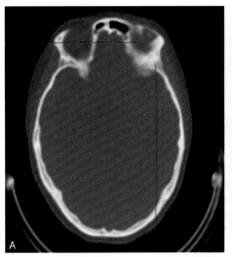 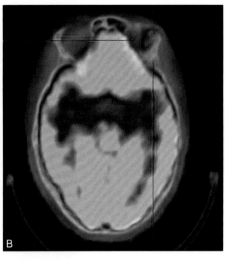 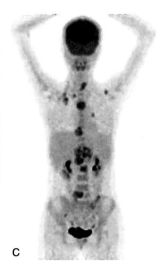

**图3-2-14　结核肉芽肿性病变 PET/CT 图像**
A. CT 图像;B. PET/CT 融合图像;C. PET MIP 图像。左侧眼眶外侧部 2.2cm×1.7cm 软组织密度影,SUVmax 5.5~5.9(十字交叉);双肺多发小结节,代谢不高,全身多发骨骼破坏,代谢异常增高。PET 诊断左侧眼眶恶性肿瘤性病变(泪腺来源可能)伴肺及多发骨转移可能性大。

## 四、小结

对于眼内结核多以联合抗结核治疗为主,与肺结核治疗相似,大量实验及临床证明辅助使用糖皮质激素有助于减少因超敏反应引起的眼部损伤;一般情况下,抗结核治疗 4~6 个月可治愈,但需监测抗结核药物引起的不良反应。

(杨国仁　兰晓莉　张洁　卢婷婷)

# 第五节　眼内转移瘤

## 一、临床概述

眼内转移瘤是眼部最常见的恶性肿瘤,它指原发于全身其他部位的恶性肿瘤转移至眼内并生长。人体几乎所有部位的恶性肿瘤都可能发生眼内转移,但是由于眼眶和眼球内组织缺乏淋巴管,肿瘤主要经血行转移至眶内软组织和葡萄膜,且由于眼动脉与颈内动脉呈直角分支,癌栓随血流进入颅内发生转移的概率大于眼内。因此普遍认为眼内转移瘤的发病率很低,国外报道为 1/150 000~1/130 000。临床发现约 2.3% 的癌症患者发生眼内转移,其中脉络膜是最常见的转移部位,国外报道其发病率为 0.01%~12.00%。临床报道脉络膜转移瘤仅占眼内肿瘤的 1%,但占眼内转移瘤的 81%~88%。

眼内转移瘤以肺癌、乳腺癌多见。关于眼转移瘤的原发肿瘤灶,国外报道以乳腺癌为首,而国内报道以肺癌为首。患者年龄多为 40~70 岁,男女比例无显著差异。眼内转移瘤患者中约 1/3 在就诊于眼科时无原发癌症史,故若相关检查提示与眼内原发肿瘤特点不符,应高度怀疑转移瘤,且重点筛查肺及乳腺。

眼内转移瘤治疗方法有眼球摘除、放疗、化疗及内分泌治疗等,大多数趋向于采取保守性个体化多学科综合治疗,经治疗后短期的视力预后较好,但生命预后很差。治疗的目的在于改善晚期肿瘤患者的生活质量。总的预后与患者年龄、原发灶、全身其他器官转移情况等相关。

## 二、PET/CT 诊断要点

### (一) 一般诊断点

1. 有癌症病史,或 PET/CT 发现原发肿瘤病灶;原发肿瘤多数为肺癌,其次为乳腺癌。

2. 大部分伴有其他部位多发转移瘤和/或淋巴结转移。

3. 眼内转移瘤位于眼球后壁者多见。

4. 可双眼受累,也可单眼多灶分布。

（二）CT 诊断点

1. 眼球壁(后壁多见)局限性增厚,形态多为扁平状,也可为结节状,边界清楚,均匀等或稍高密度。

2. 较大的眼转移瘤表现为眼球壁肿块。

3. 部分患者伴有视网膜脱离、出血。

（三）FDG PET 诊断点

1. 和同机 CT 转移瘤相对应,局部眼球壁结节状代谢活性增高灶。

2. 薄、小的眼转移瘤因部分容积效应,表现为局部代谢活性细条片状稍高,需和对侧健康眼球仔细对比分析。

3. 伴有视网膜脱离、出血,脱离的视网膜及出血的部位,其代谢活性通常正常。

4. 因脑组织放射性摄取较高会掩盖病灶,所以应将眼球至于合适位置、仔细调好图像色阶后再观察病变。

## 三、典型病例

**病例 1**　患者男性,32 岁,右眼视物模糊 1 个月(图 3-2-15)。

提示:体部 PET 结果支持右眼球代谢活性增高结节来源于肺癌转移的推断。

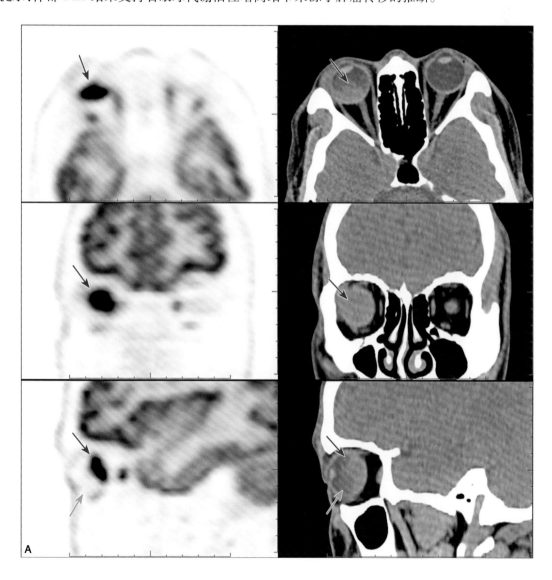

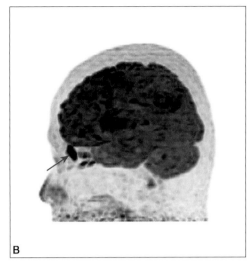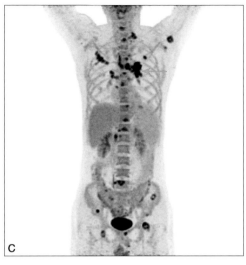

图 3-2-15　左肺癌转移至右眼的 FDG PET/CT 图像

A. 上排为 CT 及 PET 横断面图像,中排为 CT 及 PET 冠状面图像,下排为 CT 及 PET 矢状面图像:右眼球转移瘤表现为右眼球后壁不规则结节状稍高密度影,边界清晰,PET 相应部位呈团块状代谢活性明显增高(红色箭头),SUVmax 28.1;右眼球后壁周边玻璃体混浊,代谢活性未见异常(绿色箭头)。B. 头部 FDG PET MIP 侧位图像:右眼球区见一个团块状代谢活性增高灶(红色箭头)。C. 体部 PET MIP 前位图像:呈典型的左肺癌(蓝色箭头)伴肺门纵隔淋巴结转移、多发远端转移的 PET 表现。

**病例2**　患者女性,50 岁,左眼视物水珠样黑影 3 个月(图 3-2-16)。

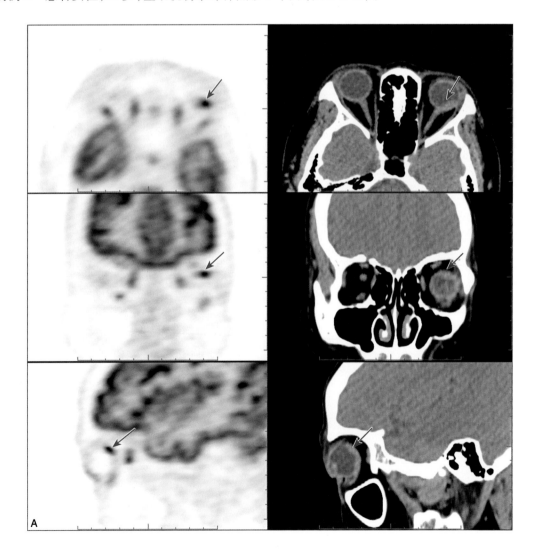

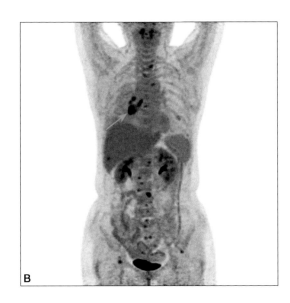

图 3-2-16 右肺癌转移至左眼的 FDG PET/CT 图像

A. 上排为 CT 及 PET 横断面图像,中排为 CT 及 PET 冠状面图像,下排为 CT 及 PET 矢状面图像:左眼球转移瘤表现为左眼球后壁偏颞侧扁平状稍高密度影(红色箭头),边界清晰;PET 相应部位局限性、结节状代谢活性明显增高(红色箭头),SUVmax 9.9。B. 体部 PET MIP 前位图像:呈典型的右肺癌(蓝色箭头)伴肺门纵隔淋巴结转移、多发远处转移的 PET 表现。

提示:体部 PET 结果支持左眼球代谢活性增高结节是来源于肺癌的转移瘤的推断。

**病例 3** 患者女性,41 岁,左眼视物模糊半个月(图 3-2-17)。

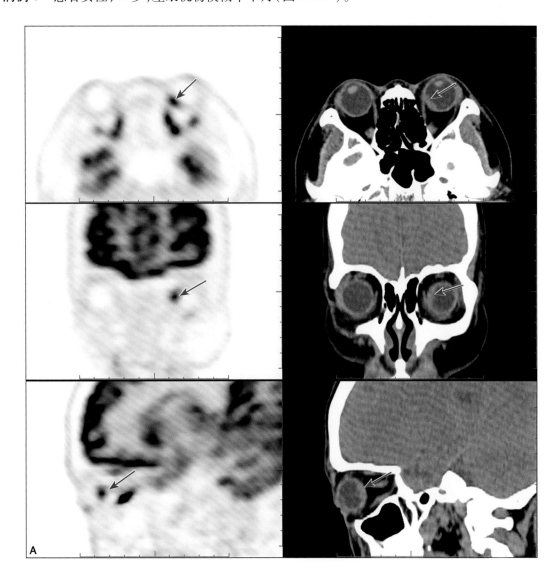

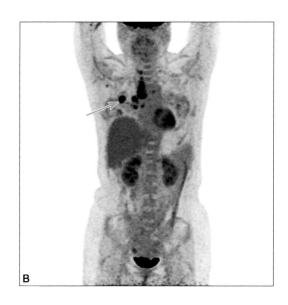

图 3-2-17　**肺癌转移至左眼，另伴多发淋巴结转移 FDG PET/CT 图像**
A. 上排为 CT 及 PET 横断面图像，中排为 CT 及 PET 冠状面图像，下排为 CT 及 PET 矢状面图像：左眼球后壁偏鼻侧扁平状稍高密度影，边界清晰，PET 相应部位代谢活性局限性、短条状明显增高（红色箭头），SUVmax 9.3；B. 体部 PET MIP 前位图像：代谢活性明显增高的右肺癌（绿色箭头）、右肺转移瘤和肺门纵隔淋巴结转移。

提示：体部 PET 结果支持眼部变是来自肺癌的转移瘤的推断。

**病例 4**　患者男性，60 岁，左眼流泪、肿胀 1 个月余（图 3-2-18）。

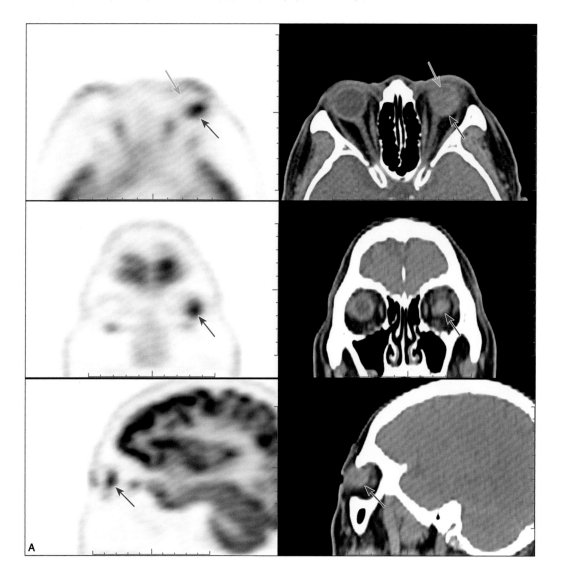

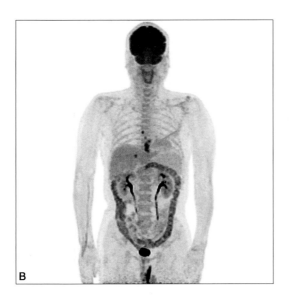

图 3-2-18　食管癌转移至左眼的 FDG PET/CT 图像

A. 上排为 CT 及 PET 横断面图像,中排为 CT 及 PET 冠状面图像,下排为 CT 及 PET 矢状面图像:左眼转移瘤表现为左眼球后壁片状稍高密度影,边界欠清晰,PET 相应部位代谢活性局限性、结节状明显增高(红色箭头),SUVmax 10.0;病灶前方脱离视网膜与病灶等密度,分界不清,但代谢活性未见异常(绿色箭头)。B. 体部 PET MIP 前位图像:代谢活性明显增高的食管癌原发灶(绿色箭头)、膈肌旁和纵隔淋巴结转移。

提示:体部 PET 结果支持眼部变是来自食管癌的转移瘤的推断。

**病例 5**　患者女性,50 岁,左眼视力下降 1 个月余(图 3-2-19)。

提示:体部 PET 结果支持眼部变是来自乳腺癌的转移瘤的推断。

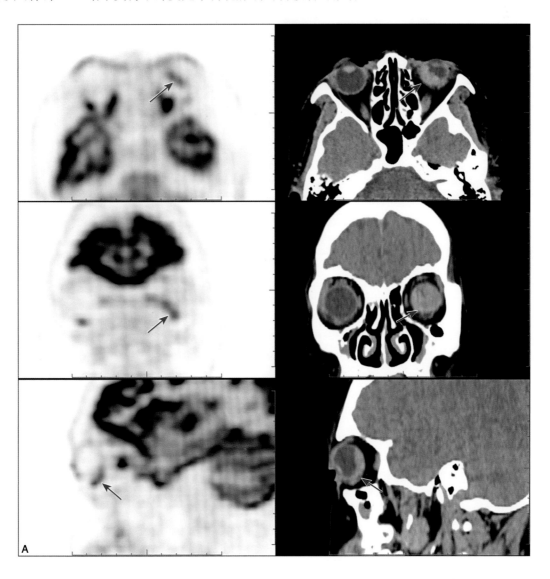

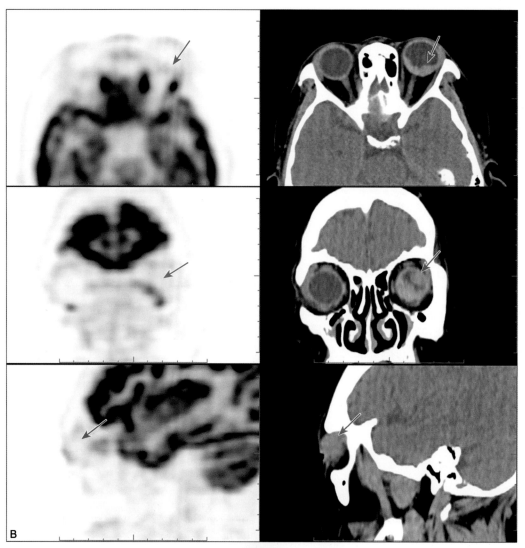

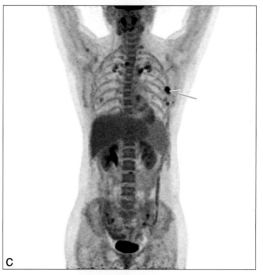

图 3-2-19　乳腺癌转移至左眼的 FDG PET/CT 图像

A. 上排为 CT 及 PET 横断面图像,中排为 CT 及 PET 冠状面图像,下排为 CT 及 PET 矢状面图像:左眼转移瘤表现为左眼球后壁扁平状稍高密度影,边界清晰,PET 相应部位代谢活性不均匀条片状增高(红色箭头),SUVmax 7.8;B. 上排为 CT 及 PET 横断面图像,中排为 CT 及 PET 冠状面图像,下排为 CT 及 PET 矢状面图像:左眼转移瘤的上方脱离视网膜,亦呈稍高密度影,但代谢活性未见异常(红色箭头),虽然在 CT 上眼球转移瘤和视网膜脱离表现类似,但两者的代谢活性差异有助于鉴别;C. 体部 PET MIP 前位图像:代谢活性明显增高的乳腺癌(绿色箭头)及远端多发转移。

## 四、少见病例

患者男性,68岁,因右眼视网膜脱落行复位手术,术中发现右眼底占位(图 3-2-20)。

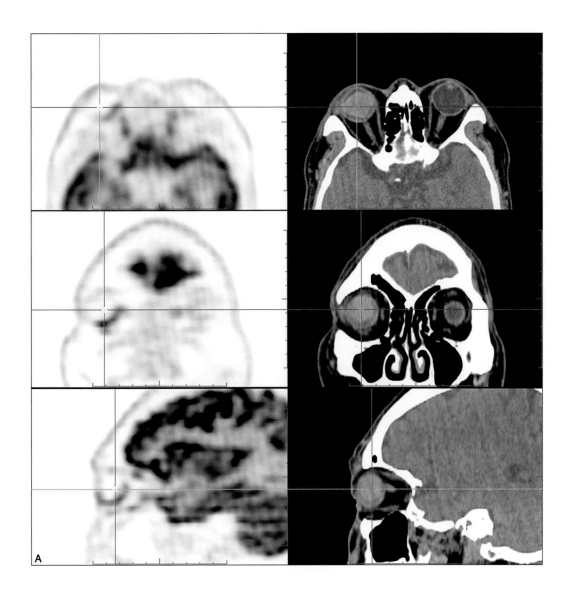

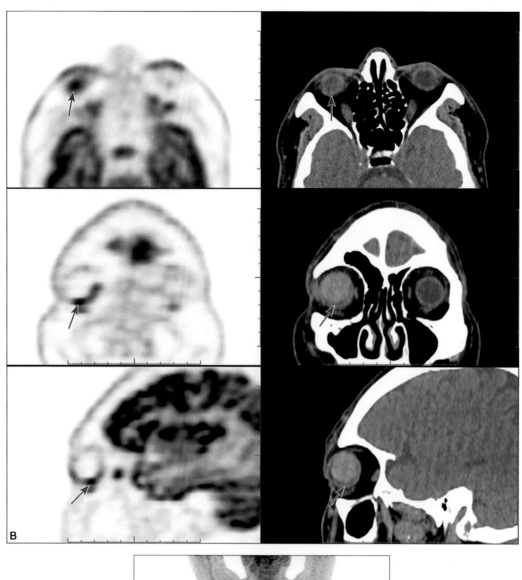

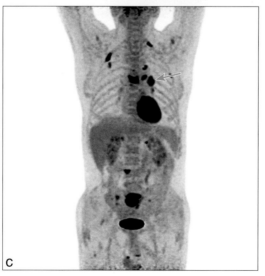

图 3-2-20　左肺癌转移至右眼的 FDG PET/CT 图像

A. 上排为 CT 及 PET 横断面图像,中排为 CT 及 PET 冠状面图像,下排为 CT 及 PET 矢状面图像:左眼球内弥漫高密度影,代谢活性未见异常(十字交叉),考虑为手术注射硅油所致;B. 上排为 CT 及 PET 横断面图像,中排为 CT 及 PET 冠状面图像,下排为 CT 及 PET 矢状面图像:眼球后壁与球内高密度影间半环形稍低密度影,边界较清晰,但眼球壁未见明显增厚,PET 眼球后壁半环形不均匀代谢活性,其内见局限性增高灶(红色箭头),SUVmax 7.9;C.体部 PET MIP 前位图像,体部多发代谢活性增高灶。

提示:本病例少见之处在于眼球壁增厚不明显,且因手术硅油密度较高,病变区呈稍低密度。PET 在此病例中发挥了其优势,较好地显示了眼转移灶所在位置。该病例体部 PET 显像发现了代谢活性明显增高的肺癌原发灶(绿色箭头)及淋巴结转移和远端转移灶,支持眼部病变是肺癌的转移瘤。

## 五、鉴别诊断

眼内非特异性炎症性肉芽肿极为少见,如未向眼外蔓延时易与肿瘤性病变混淆。PET 放射性摄取亦呈增高表现,CT 多累及范围较广。临床如有发热、疼痛等症状及白细胞升高等实验室检查结果支持,有助于鉴别诊断。该病的诊断需密切结合临床情况进行。

患者男性,61 岁,无明显诱因发热伴全身肌肉酸痛 10 天,突发右眼痛、眼红及视物模糊 5 天(图 3-2-21)。

提示:本例累及范围较广,眼球壁增厚以向外突出为主,放射性摄取亦不局限,另临床症状比较典型可与恶性病变鉴别。后行右眼手术、全身+局部抗炎及抗感染治疗,症状缓解。肝脏病变穿刺证实为肝脓肿。

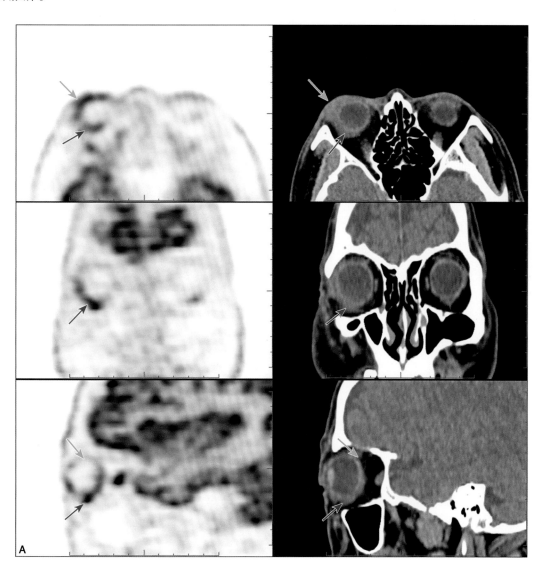

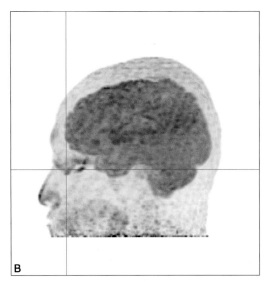
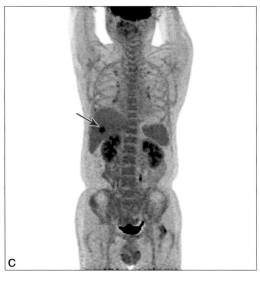

图 3-2-21　右眼感染性眼内炎,伴肝脓肿 FDG PET/CT 图像

A.上排为 CT 及 PET 横断面图像,中排为 CT 及 PET 冠状面图像,下排为 CT 及 PET 矢状面图像:右眼球前壁、外侧壁及后壁不均匀增厚并向外突出(红色箭头),伴右侧眼睑及泪腺肿胀(绿色箭头),PET 相应部位放射性摄取不均匀增高,SUVmax 9.4;B.头部 FDG PET MIP 侧位图像:右眼不均匀代谢活性增高灶(十字交叉);C.体部 PET MIP 前位图像:肝脏代谢活性增高灶(红色箭头)。

## 六、小结

因眼部结构精细、复杂,需要具有高分辨率的影像技术辨别和加以诊断,MRI 检查能提供精确的定位和丰富的形态学信息,结合病史及相关检查,有助于鉴别诊断,目前已成为常用的检查方法。但 $^{18}$F-FDG PET/CT 既能看到放射性摄取又能观察形态,且其为一次性检查、全身成像,在寻找原发灶方面优于其他影像学检查,并能适用于 MRI 禁忌证患者,可早期发现原发灶及转移灶,有助于提高原发灶的诊断和减少眼转移瘤的漏诊率,为鉴别诊断和判断预后提供帮助。

(陈聪霞　杨国仁　卢婷婷　姚稚明)

# 第四篇

## 耳部和颞骨肿瘤 PET/CT

# 第一章 总 论

耳部和颞骨结构细微、复杂,除了耳廓、外耳道软骨部外,均为位于颞骨内的不规则腔道。对该区域解剖结构和病变的显示,需要特殊的影像检查技术和图像后处理方法。临床上耳部与颞骨肿瘤少见,据国内外文献报道,其中颞骨恶性肿瘤仅占头颈部恶性肿瘤的 1/180、全身肿瘤的 1/1 100。目前,PET/CT 在耳部和颞骨病变中的应用较少,罕有文献报道。本章首先对耳部解剖结构进行概括介绍,使读者了解耳部结构和毗邻关系,亦适当增加常规影像学包括高分辨 CT 的内容,在这些常规应用基础上介绍 PET/CT 在耳与颞骨肿瘤中的优势、缺点,以及可能的增益价值。

## 一、正常解剖

### (一) 颞骨

为不规则骨,左右各一,参与构成颅底及颅腔侧壁。颞骨以外耳门为中心分为鳞部、岩部、鼓部、乳突部、茎突部。

鳞部位于外耳门前上方,参与构成颅腔侧壁。鼓部与岩部构成部分颅底,鼓部从前、下、后三面包绕外耳道,外耳道骨性部大部分由鼓部组成。岩部呈锥形,包含内耳结构。乳突部包含内耳、中耳乳突、部分骨性外耳道。

岩尖部在解剖学上特指内耳迷路内前方的颞骨岩锥。颞骨岩尖周围结构复杂,熟悉此区域毗邻关系有助于影像诊断。岩尖前面为颞下窝、翼腭窝,有破裂孔、蝶骨翼突;后面为鼻咽部的前外侧壁,与鼻咽部有咽鼓管相通;内侧靠近斜坡,外侧自前向后有卵圆孔、棘孔、颈动脉管外口、颈静脉孔。周围结构病变可侵入岩部。

### (二) 外耳

包括耳廓、外耳道、鼓膜,为传导声波的通道。其外 1/3 为软骨部,内 2/3 为骨性部。

### (三) 中耳

包括鼓室、咽鼓管、乳突窦和乳突小房。

1. **鼓室** 鼓室为位于颞骨岩部的不规则含气腔隙,内含 3 块听小骨——锤骨、砧骨、镫骨。3 块听小骨相连接形成听骨链,两端分别连接鼓膜与前庭窗。鼓室周围有 6 个壁:①上壁:鼓室盖,为分隔鼓室与颅中窝的薄层骨板,中耳病变可侵犯此壁,向上进入颅内,引起耳源性颅内并发症;②下壁:颈静脉窝,为一薄层骨板与颈静脉起始部分分隔;③外侧壁:大部分为鼓膜,鼓膜上方为上鼓室的外侧壁;④内侧壁:内耳的外侧壁,也称迷路壁;⑤前壁:颈内动脉的后壁,上部有咽鼓管;⑥后壁:乳突壁,上部有乳突窦入口,连接上鼓室与乳突窦。

鼓室根据鼓膜紧张部上、下缘分为三部分:上鼓室位于鼓膜紧张部上缘以上;下鼓室位于鼓膜紧张部下缘以下;中间部分为中鼓室。鼓室恶性肿瘤多位于中、下鼓室。

2. **咽鼓管** 咽鼓管为连接鼻咽腔与鼓室的通道,向内通鼻咽腔,开口于咽鼓管咽口,向外通鼓室前壁,开口于咽鼓管鼓口,鼻咽癌可经咽鼓管侵入中耳。

3. **乳突窦** 乳突窦向前经乳突入口与上鼓室相通,向后与乳突小房相通,中耳病变可经乳突窦侵入乳突小房。

### （四）内耳

内耳为位于颞骨岩部的迷路结构,形状不规则,结构复杂。主要作用是接受声波及位觉刺激。迷路包括外层的骨迷路和内层的膜迷路。

1. **骨迷路**　骨迷路为位于岩部的不规则骨质隧道,包括耳蜗、前庭、骨半规管,三者沿颞骨岩部长轴从前内向后外依次排列,并相互连通。前庭位于骨迷路中部,前部与耳蜗相连,后部与 3 个半规管相通。骨半规管包括 3 个半圆形互成直角排列的小管,分别为前骨半规管、后骨半规管和外骨半规管。前骨半规管与颞骨岩部长轴垂直,后骨半规管与颞骨岩部长轴平行。

2. **膜迷路**　膜迷路为骨迷路内封闭的膜性囊,包括椭圆囊、球囊、膜半规管和蜗管 4 个部分。内充满内淋巴液,膜迷路与骨迷路之间充满外淋巴液,内、外淋巴不相通。

3. **内耳道**　内听道从颞骨岩部后面的内耳门开始,向外侧进入颞骨。内耳道内含有面神经、前庭蜗神经和迷路动脉。

## 二、影像学检查技术

1. **X 线片**　X 线片根据投照体位不同,包括颞骨侧位片(包括许氏位、伦氏位)、颞骨轴位片(即梅氏位)、内听道经眶位、颞骨后前斜位(即斯氏位)等。X 线片因其成像方式,有两个方面缺点:①二维投影成像,前后结构重叠,而颞骨形态不规则,耳道结构细微复杂,导致大部分病变难以显示;②分辨率较低,对细微结构显示欠佳。该检查目前已被 CT、MRI 取代。

2. **常规 CT**　多采用 2~5mm 层厚进行轴位扫描,扫描平面通过外耳孔及眶上缘,即听上眶线,此平面适合显示外、中、内耳大部分结构。图像采用软组织算法。常规 CT 主要用于对耳部病变及其与周围结构关系的评价。应用增强扫描可进一步判断病灶血供特点、病灶与血管的关系。

3. **高分辨率 CT(high resolution CT,HRCT)**　高分辨率 CT 是耳部、颞骨病变检查的首选方法,可进行冠状位、矢状位重建,全面显示耳部与颞骨的精细结构。

高分辨率 CT 采用层厚<2mm 进行薄层扫描,扫描基线与听上眶线平行,采用轴位扫描,扫描范围包括整个颞骨,以覆盖中耳、内耳全部结构。由于是容积扫描,且具有各向同性的特点,可以通过后处理进行任意方位重建,避免了直接冠状位和矢状位扫描的体位不便和高辐射性等缺点。冠状位重建可在头颅侧位定位像上确定重建平面,多采用平行于枕骨斜坡长轴,相当于 70°角扫描平面(听下眶线为 0°)。

利用螺旋 CT 获得的容积数据可以进行多种计算机后处理,包括多层面重组技术(multiplanar reformation,MPR)、最大密度投影(maximal intensity projection,MIP)、表面遮盖显示(shaded surface display,SSD)、CT 仿真内镜技术(CT virtual endoscopy,CTVE)、容积再现技术(volume reconstruction,VR)等,实现对感兴趣结构的全面观察。

4. **磁共振成像(magnetic resonance imaging,MRI)**　MRI 对于内耳道肿瘤有诊断价值,特别是小的听神经瘤。怀疑耳部肿瘤侵犯迷路、神经、血管或侵入颅内时,应该在颞骨 HRCT 基础上应用 MRI 检查。如果怀疑听神经瘤,应首先 MRI 检查。

5. **PET/CT 检查技术**　PET/CT 检查在耳部与颞骨肿瘤中应用较少,一般不作为首选检查方法。主要在以下几个方面具有临床应用价值或增益价值:①判断耳部肿瘤对周围结构的侵犯情况,尤其是 CT、MRI 对范围显示不清时;②肿瘤与炎症并存,指导确定活检部位;③耳部恶性肿瘤术后、放疗后判断有无残留及复发;④怀疑耳部与颞骨病变为转移瘤时,查找原发灶;⑤了解有无远处转移,确定术后综合治疗方案。

（杨国仁　王振光　卢婷婷）

# 第二章 耳部和颞骨肿瘤

## 第一节 概　述

耳部肿瘤按照发生部位,可分为外耳及外耳道肿瘤、中耳肿瘤及内耳肿瘤。

外耳及外耳道肿瘤可起源于包括骨、软骨、血管、皮肤、腺体等各种组织,大多数为良性,常见包括骨瘤、乳头状瘤、纤维瘤、耵聍腺腺瘤、血管瘤等。临床症状一般不明显,当肿瘤较大,压迫或阻塞外耳道时,可出现患侧听力下降、外耳道感染等表现。恶性肿瘤少见,其中转移瘤居多,原发恶性肿瘤主要为鳞状细胞癌,其他包括基底细胞癌、腺样囊性癌、耵聍腺腺癌等。临床表现有耳痛、听力减低、流脓流血、面瘫等。外耳及外耳道位置浅在、显露,查体可轻易发现外耳道的息肉样或菜花样肿物,获得病理学诊断是主要确诊手段,影像学包括 PET/CT 检查主要目的是判断范围以及了解有无转移。

中耳肿瘤少见,中耳位置深在、隐蔽,不易获得病理诊断。大多数中耳恶性肿瘤继发或伴发炎症,两者容易混淆,所以往往诊断较晚。中耳常见良性肿瘤包括面神经瘤、鼓室球瘤;中耳癌占耳部肿瘤的 1.5%,以鳞状细胞癌多见,恶性程度较高,其次是基底细胞癌,腺癌、转移瘤少见。原发于外耳、鼻咽等的肿瘤可侵入中耳,影像学常较难判断其原发部位。

耳部肿瘤绝大多数发生于外耳及中耳,发生于内耳者极少。迷路和内耳道内肿瘤绝大多数为神经鞘瘤,可来源于前庭神经、蜗神经、面神经,其中大部分来源于前庭神经。发生于内耳道的神经鞘瘤较发生于迷路内者多见,多数单侧发生,少数可双侧发生,为Ⅱ型神经纤维瘤病。

（杨国仁　王振光　李大成　卢婷婷）

## 第二节 耳 部 骨 瘤

### 一、临床概述

骨瘤是一种起源于骨膜组织的良性骨肿瘤,好发于颅骨、上颌骨、下颌骨和鼻窦的骨壁上,耳部少见。耳部骨瘤可见于外耳道、乳突、鼓室、颞骨鳞部等,其中外耳道、乳突多见。骨瘤分为致密型和疏松型,外耳道骨瘤多为致密型,常表现为单侧、单发,且生长缓慢。

### 二、PET/CT 诊断点

CT 表现为外耳道骨性部球形或半球形骨质密度结节、团块,向外耳道腔内突出,表面规整、光滑;有蒂与外耳道骨壁相连,少数呈宽基底;多为单侧、单发。

$^{18}$F-FDG PET 显像病变无代谢活性。

### 三、典型病例

患者男性,45 岁,因"体检发现外耳道占位"就诊(图 4-2-1)。

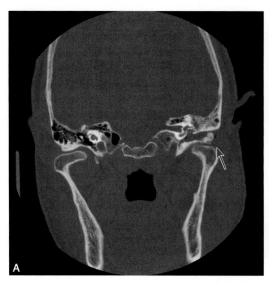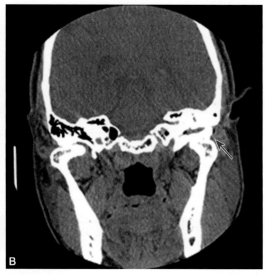

图 4-2-1　外耳道骨瘤 CT 图像

A. 冠状位 CT 骨窗图像;B. 冠状位 CT 软组织窗图像。图中箭头所示为左侧外耳道骨质密度结节,向外耳道腔内突出,呈略宽基底与外耳道骨壁相连,边缘规整、光滑。

## 四、小结

鉴于耳部骨瘤代谢活性无异常,该病不是 FDG PET/CT 适应证,通常以 CT 作诊断。

（杨国仁　王振光　李大成　卢婷婷）

# 第三节　外耳道恶性肿瘤

## 一、临床概述

外耳道恶性肿瘤原因不明确,多与外耳道损伤、慢性炎症、霉菌感染等相关。病理类型以鳞状细胞癌多见,其次是腺样囊性癌。早期外耳道癌常无自觉症状,可仅表现为轻度瘙痒或疼痛,不易发现。病变进展可侵犯软骨或骨性部,出现持续剧烈耳痛、并向同侧颞部、肩部、枕部放射。伴感染时可出现耳部流脓、流液,晚期肿瘤可侵犯中耳、腮腺,甚至向上侵入颅内。

外耳道肿瘤容易获得病理学诊断。影像学方法包括 PET/CT 主要用于判断原发部位、病灶侵犯范围、了解转移情况,对于指导活检、术式选择及术后综合治疗有参考价值。不同病理类型外耳道恶性肿瘤的影像学表现无特异性。

## 二、PET/CT 诊断点

1. 外耳道填充软组织密度影,外耳道骨质破坏。骨质破坏、对周围结构的侵犯、周围软组织水肿是 CT 判断外耳道恶性病变的主要依据。

2. 病变进展可向各个方向侵犯,病灶可向内侧侵入中耳、乳突,向上侵入颅底、颅内,向外侵及腮腺。

3. $^{18}$F-FDG PET 示外耳道肿瘤的代谢增高,这有助于判断周围结构侵犯范围、颈部淋巴结转移及远处转移。

## 三、典型病例

患者女性,49 岁,左耳不适 1 个月(图 4-2-2)。

患者左侧外耳道低分化非特异腺癌术后半年,复查 $^{18}$F-FDG PET/CT(图 4-2-3)。

患者左侧外耳道鳞癌术后 8 个月,复查 $^{18}$F-FDG PET/CT(图 4-2-4)。

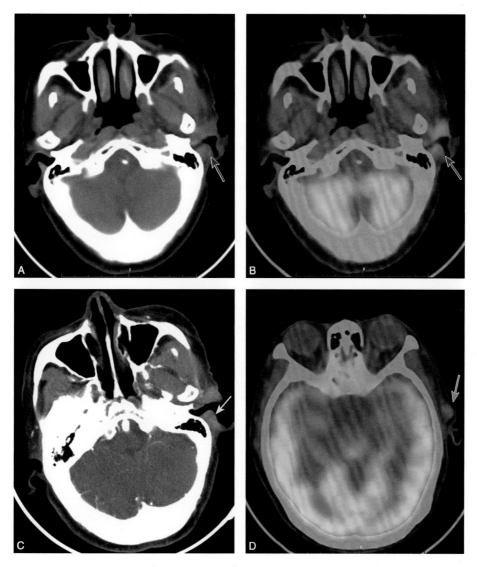

图 4-2-2　外耳道基底细胞癌[18]F-FDG PET/CT、强化 CT 图像

A. CT 图像；B. [18]F-FDG PET/CT 融合图像，可见左侧外耳道软组织明显增厚、代谢增高（红色箭头），SUVmax 约 7.1；C. 强化 CT 图像，可见左侧外耳道软组织病灶明显强化（黄色箭头）；D. [18]F-FDG PET/CT 融合图像，可见左侧耳前增大淋巴结，其代谢增高，SUVmax 约 3.8，考虑为淋巴结转移（绿色箭头）。病理证实为左侧外耳道基底细胞癌。

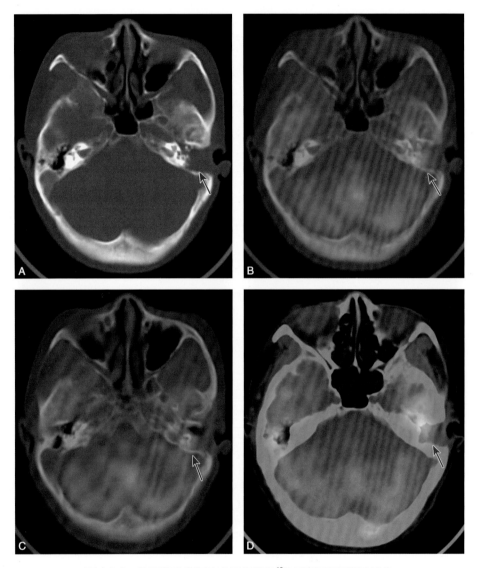

**图 4-2-3　外耳道腺癌切除术后复发的<sup>18</sup>F-FDG PET/CT 图像**

A. CT 骨窗图像,左侧外耳道后壁、左侧颞骨乳突部部分骨质缺如,左侧外、中耳道内见软组织密度灶,周围骨质呈虫蚀状骨质破坏,病灶侵犯颞骨岩部;B、C. 骨窗融合图像;D. 软组织窗融合图像,软组织灶及周围骨质破坏区代谢明显增高,SUVmax 约 8.7,并见病灶向前、上方侵犯颅底骨。病理证实为复发。

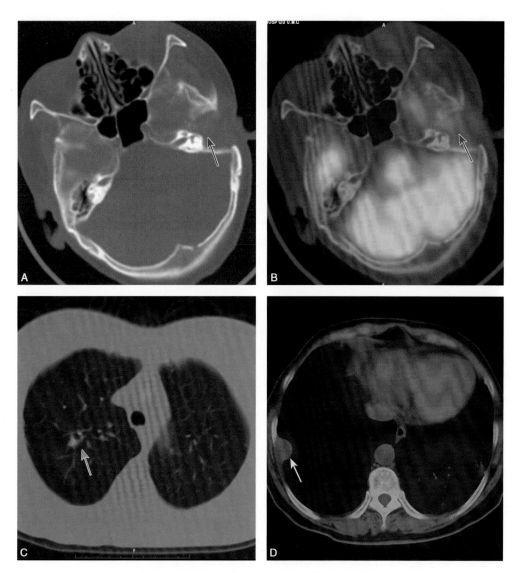

**图 4-2-4 外耳道鳞癌切除术后复发并转移 $^{18}$F-FDG PET/CT 图像**

A. CT 左外耳道骨窗图像：左侧外耳道后壁、左侧颞骨乳突部部分骨质缺如，术区内前方骨质呈虫蚀状破坏；B. 左外耳道 PET/CT 融合图像：上述左外耳道病变局灶性代谢增高，SUVmax 约 4.3（红色箭头）；C. 肺部 PET/CT 融合图像：右肺上叶空洞结节，其代谢增高，SUVmax 约 3.2；D. 胸部 PET/CT 融合图像：右侧胸膜结节，其代谢增高，SUVmax 约 2.7。

$^{18}$F-FDG PET/CT 诊断为复发并肺转移（绿色箭头）、右侧胸膜转移（黄色箭头）。右侧胸膜结节穿刺活检示：增生的纤维脂肪组织内见高分化鳞状细胞癌浸润，结合病史，考虑为转移性。

## 四、鉴别诊断

肉芽组织：肉芽组织多继发于其他疾病如炎症、外伤、手术等；多无周围骨质破坏或破坏较轻；外耳道炎症专科容易诊断，多无软组织肿块形成（图 4-2-5，图 4-2-6）。

## 五、小结

外耳道肿瘤的代谢活性增高，容易与外耳道感染性疾病相混淆。

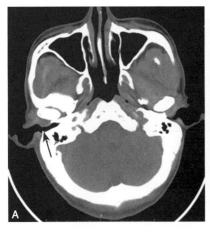
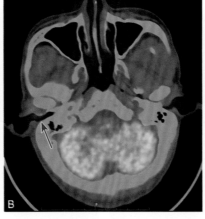
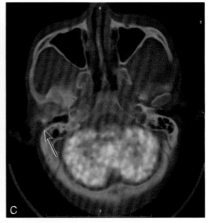

图 4-2-5　外耳道炎 $^{18}$F-FDG PET/CT 图像

A. CT 图像(软组织窗),右侧外耳道前壁软组织轻度增厚,边缘光滑;B. PET/CT 融合图像(软组织窗),局部轻度代谢增高,SUVmax 约 4.4;C. PET/CT 融合图像(骨窗),未见邻近骨质破坏及侵蚀表现。该患者抗生素治疗有效。

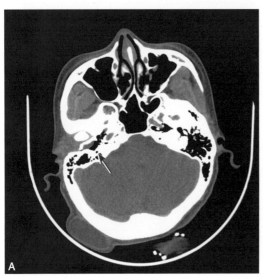
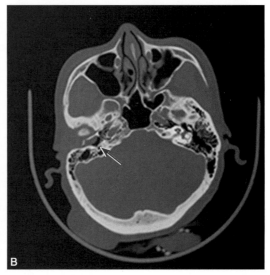

图 4-2-6　外耳道、中耳真菌感染 CT 图像

A. CT 软组织窗图像;B. CT 骨窗图像。图中箭头示右侧外耳道-鼓室软条状组织密度影,边缘光滑,无邻近骨质侵蚀。病理:(右外耳道组织)镜下为少许角化物,内见真菌孢子样结构,符合真菌感染;六胺银(+)。

(杨国仁　王振光　李大成　卢婷婷)

# 第四节　中耳癌

## 一、临床概述

中耳癌多见于中老年患者。病理上大部分为鳞状细胞癌,发生于中耳腔黏膜上皮。由于鼓室、鼓窦、乳突气房、咽鼓管等相互贯通,中耳恶性肿瘤易蔓延至下鼓室、迷路周围、乳突气房,并常常对邻近骨质有明显破坏,也可侵犯岩尖、腮腺、颞下颌关节。其次为肉瘤,与局部放射性照射、外伤、病毒感染和某些良性肿瘤恶变有关,发展快,可早期出现远处转移。中耳腺癌少见,起源于鼓室黏膜的黏液腺,生长缓慢,可有局部的侵袭、破坏。

80%~85%的中耳癌患者有慢性化脓性中耳炎的病史,所以无特征性临床症状,除长期慢性中耳乳突炎表现外,可有耳道出血、流脓、剧烈疼痛、面瘫等。

## 二、PET/CT 诊断点

1. 中耳腔软组织密度肿块,以鼓室为中心向周围侵犯,可侵入外耳道、咽鼓管、内耳、乳突窦、乳突等,甚至侵犯腮腺、颞下窝及颅内。

2. 广泛且明显的骨质破坏,破坏灶边缘呈虫蚀状、不规则状;听小骨破坏;增强可见中度或明显强化。

3. <sup>18</sup>F-FDG PET 病变的代谢增高;PET/CT 可用于判断病变侵犯范围、颈部淋巴结转移及远处转移情况,亦有助于判断是否为鼻咽癌等向中耳的直接侵犯。

## 三、典型病例

患者男性,41 岁,右侧鼓室腺样囊性癌术后 3 个月,右耳痛 1 个月,口角歪斜 1 周余(图 4-2-7)。

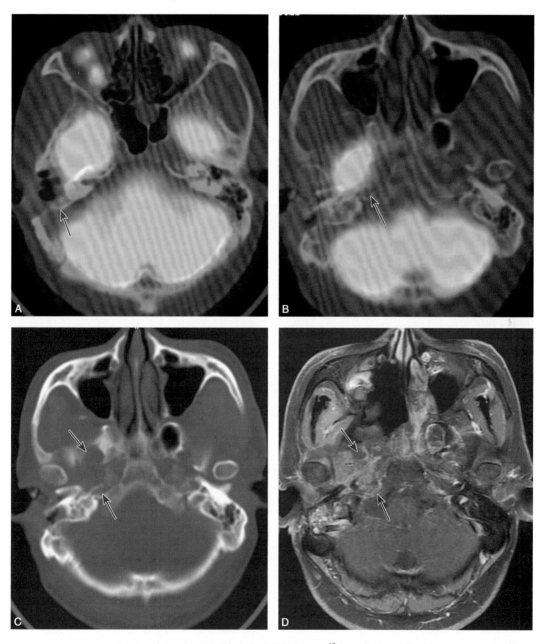

**图 4-2-7　中耳鼓室腺样囊性癌术后局部侵犯<sup>18</sup>F-FDG PET/CT 图像**
A. 右侧鼓室层面 PET/CT 融合图像横断面:右侧鼓室周围骨壁、右侧乳突部部分骨质缺如,局部未见异常代谢增高灶;B、C. 分别为右侧颞骨层面的 PET/CT 融合图像、CT 骨窗图像横断面:可见右侧颞骨岩尖、蝶骨翼突根部、蝶骨大翼溶骨性骨质破坏,内见软组织密度灶,局部代谢异常增高,SUVmax 约 12.2;D. 右侧颞骨层面强化 MRI 图像:骨质破坏区形态欠规则,呈中度不均匀强化。该患者为中耳癌术后局部侵犯。

### 四、鉴别诊断

1. **先天性胆脂瘤**　上鼓室多见,呈边缘规则、清晰肿块,可伴中耳壁侵蚀或听小骨缺失。
2. **鼓室球瘤**　鼓岬及周围软组织密度结节,多无明显骨质破坏。

（杨国仁　王振光　李大成　卢婷婷）

## 第五节　颞骨转移瘤

### 一、临床概述

颞骨转移瘤少见,多见于中老年人。主要有 3 种途径:

1. **血行转移**　颞骨具有丰富的骨髓组织,并且血运丰富,其他部位的原发肿瘤可以通过血行转移到颞骨。其中乳腺癌最常见,其次是肺癌、肾癌、前列腺癌、黑色素瘤等。

2. **淋巴道转移**　有报道认为上呼吸道和消化道肿瘤可以经过咽后淋巴结侵犯颞骨。

3. **直接侵犯**　颞骨周围毗邻关系复杂,有多个孔道相互沟通,邻近结构的肿瘤可以直接侵犯颞骨,如鼻咽癌、腮腺恶性肿瘤。颞骨转移瘤临床表现包括头痛、展神经麻痹、听力丧失等,影像学表现无特异性。

### 二、PET/CT 诊断点

1. CT 表现不一,与原发癌的生物学行为和病理类型有关。转移至鼻部的转移瘤以溶骨性骨质破坏为主,极少表现为成骨性。乳腺癌骨转移多数为溶骨性,主要表现为虫蚀状、鼠咬状、不规则状骨质破坏,伴或不伴软组织密度肿块。肺癌中腺癌骨转移发生率最高,以溶骨性骨质破坏为主,小细胞未分化癌及少数腺癌可出现成骨性转移。肾癌绝大多数以溶骨性转移为主。成骨性转移瘤可与良性纤维性骨病变相似。

2. 骨转移瘤 [18]F-FDG PET/CT 检查多呈高代谢表现,代谢程度取决于原发灶的病理类型、破坏灶局部情况等。单纯的成骨性转移瘤常常代谢不高或轻度代谢增高。同机 CT 可发现颞骨的成骨性骨质改变,结合代谢情况,可有效探测成骨性转移病灶。

3. 骨转移瘤单发少见,多表现为多灶、多骨破坏。一方面,[18]F-FDG PET/CT 属全身检查,对于判断全身转移情况以及了解原发灶情况有较大价值;另一方面,一旦发现原发灶及其他部位骨转移瘤,就会增强对颞骨转移瘤的诊断信心。

### 三、典型病例

**病例 1**　患者女性,55 岁,发现右乳肿块 10 个月,头痛 2 个月。病理:(右侧乳腺穿刺活检)低分化浸润性癌(图 4-2-8)。

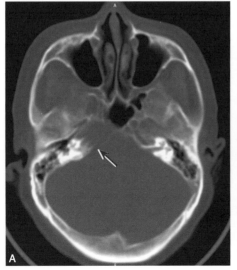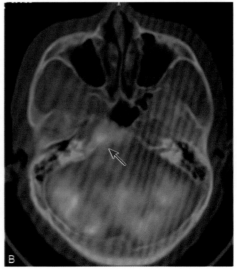

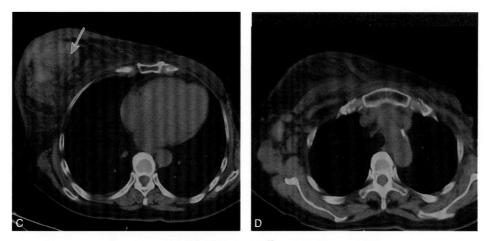

**图 4-2-8　乳腺癌颞骨岩尖转移 $^{18}$F-FDG PET/CT 图像**

A、B. 分别为颞骨层面的 CT 骨窗图像、PET/CT 融合图像横断面：CT 示右侧颞骨岩尖溶骨性骨质破坏，破坏灶边缘不规则；PET/CT 融合图像示骨破坏灶的代谢增高，SUVmax 约 5.0。C. 乳腺 PET/CT 融合图像：右侧乳腺肿大，内多发软组织密度团块（绿色箭头），右乳腺皮肤增厚，代谢增高，SUVmax 约 3.9。D. 腋窝 PET/CT 融合图像：右侧腋窝多发肿大淋巴结，代谢增高，考虑为淋巴结转移。

　　**病例2**　患者男性，66 岁。因头痛检查发现左侧颞骨岩部骨质破坏，申请 PET/CT 检查查找原发灶。病理：右肺上叶中分化腺癌并左侧颞骨岩部、骶骨转移（图 4-2-9）。

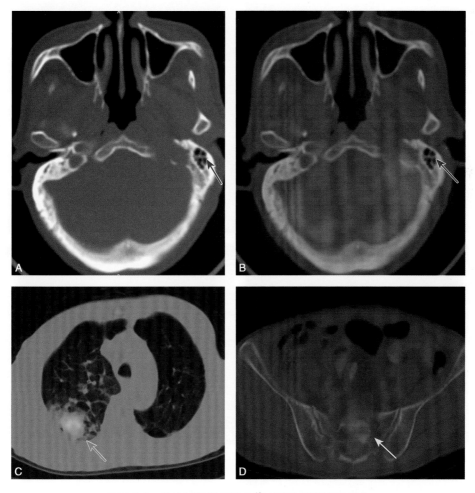

**图 4-2-9　肺癌颞骨岩部转移 $^{18}$F-FDG PET/CT 图像**

A、B. 分别为颞骨层面的 CT 骨窗图像、PET/CT 融合图像横断面：CT 示左侧颞骨岩部溶骨性骨质破坏（红色箭头），破坏灶边缘不规则，呈虫蚀状，并侵犯颈静脉孔；PET/CT 融合图像示骨破坏灶的代谢增高，SUVmax 约 3.6。C. 肺部 PET/CT 融合图像：右肺上叶胸膜下区分叶状软组织密度肿块（绿色箭头），其代谢增高，SUVmax 约 3.9。D. 骶骨 PET/CT 融合图像：骶骨溶骨性骨质破坏、代谢增高（黄色箭头）。

**病例3**　患者男性,52 岁。胸腺不典型类癌术后 7 年。发现骨转移 1 年,奥曲肽治疗 1 年,申请 PET/CT 检查了解复发及转移情况(图 4-2-10)。

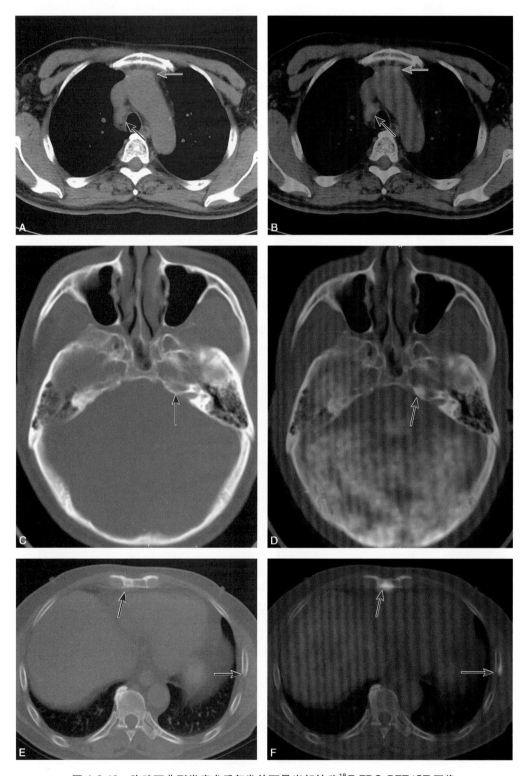

**图 4-2-10　胸腺不典型类癌术后复发并颞骨岩部转移 $^{18}$F-FDG PET/CT 图像**

图 A、C、D 为 CT 图像,图 B、D、F 为 PET/CT 融合图像。A、B. 胸腺术后,局部见不规则软组织密度灶(绿色箭头),代谢增高,SUVmax 约 3.7;纵隔内右下气管旁增大淋巴结(红色箭头),代谢增高。C、D. 左侧颞骨岩尖局灶性代谢增高,SUVmax 约 4.3,相应部位 CT 未见明确骨质破坏。E、F. 胸骨成骨性骨质破坏,代谢增高,SUVmax 约 4.9;左侧肋骨局灶性代谢增高灶,相应部位未见明确骨质破坏。PET/CT 诊断意见为复发并纵隔内淋巴结转移、多发骨转移。左侧颞骨岩尖、左侧肋骨虽无明确骨质破坏,但局灶性代谢增高,且有胸骨成骨性转移等其他转移病灶存在,所以有信心确定为转移瘤。

**病例4** 左侧咽隐窝低分化鳞癌的典型病例图（图4-2-11）。

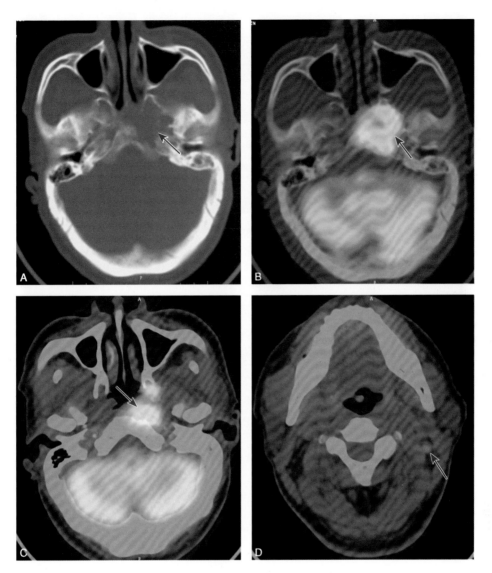

图4-2-11 鼻咽癌直接侵犯颞骨岩尖$^{18}$F-FDG PET/CT 图像

A、B.分别为颞骨层面的 CT 骨窗图像、PET/CT 融合图像横断面：CT 示左侧颞骨岩尖、枕骨基底部及左侧蝶骨大翼溶骨性骨质破坏，内见软组织密度灶，破坏区边缘不规则，局部呈虫蚀状；PET/CT 融合图像示骨质破坏区局灶性代谢增高，SUVmax 约 11.2。C.为图 B 下方层面的 PET/CT 融合图像：左侧咽隐窝变浅、消失，局部软组织增厚，代谢增高，SUVmax 约12.3，左侧翼内肌受侵；D.颌下层面 PET/CT 融合图像：左侧颈Ⅱ区淋巴结转移。

## 四、鉴别诊断

朗格汉斯细胞组织细胞增生症（Langerhans cell histiocytosis,LCH）：

1. **临床概述** LCH 是一组原因未明的组织细胞增生性疾病，在临床上是一组异质性疾病。病理特征为成熟嗜酸细胞及朗格汉斯细胞增生。其中，嗜酸性肉芽肿最常见。CT 呈溶骨性骨质破坏，伴软组织肿块形成，破坏灶边缘清晰、锐利，软组织肿块对周围骨质无侵袭表现。修复期破坏灶边缘可出现骨质硬化，后期硬化范围增大。溶骨性破坏灶内可以含有残余的骨片，称为"纽扣样死骨"。

2. **PET/CT 诊断点** 大多呈高代谢，与溶骨性骨转移瘤难以鉴别，但 PET/CT 属全身显像，多可发现体部原发灶，而有助于转移瘤的诊断（图4-2-12）。

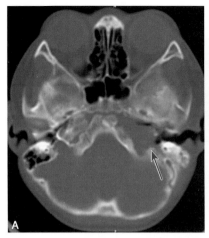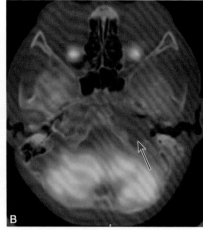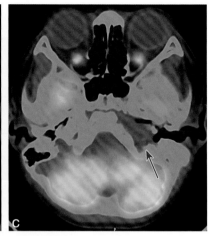

图 4-2-12　朗格汉斯细胞组织细胞增生症 $^{18}$F-FDG PET/CT 图像

患儿男性,5 岁,朗格汉斯细胞组织细胞增生症经 6 个周期化疗后复查 $^{18}$F-FDG PET/CT:A. CT 图像(骨窗),左侧颞骨岩部溶骨性骨质破坏,内见软组织密度灶,破坏灶边缘光滑、锐利,无侵蚀表现;B. PET/CT 融合图像(骨窗);C. PET/CT 融合图像(软组织窗)。图 B 和图 C 示病灶无代谢,图 A 和图 C 示软组织灶内可见小骨片影。

## 五、小结

$^{18}$F-FDG PET/CT 检查对颞骨转移瘤的应用价值要高于原发肿瘤,主要应用包括:①查找原发灶:对于发现颞骨转移瘤或者颞骨骨质破坏者,$^{18}$F-FDG PET/CT 检查有助于查找原发灶;②了解病变侵犯范围:对于像鼻咽癌等直接蔓延侵犯颞骨者,$^{18}$F-FDG PET/CT 检查有助于判断局部侵犯范围及了解有无局部淋巴结转移、有无远处转移;③对已知原发灶者,$^{18}$F-FDG PET/CT 检查可用于肿瘤分期。

(杨国仁　王振光　李大成　卢婷婷)

# 第五篇

## 颈部肿瘤 PET/CT

# 第一章 总 论

## 一、概述

头颈部肿瘤在亚洲国家比较常见,在西方国家发病率相对低。吸烟、嗜酒、环境污染、病毒感染、遗传、饮食及化学物质接触等多种因素与头颈部肿瘤发生有关。咽、喉、甲状腺、涎腺是颈部肿瘤的好发部位,早期即可转移至颈部淋巴结群。咽喉部肿瘤大部分为鳞癌,起源于上皮组织,详见本书第二篇第四章。甲状腺癌占人体恶性肿瘤的 0.2%~1.0%,以乳头状癌最多见,是目前发病率增长最快的实体肿瘤,多见于女性。涎腺肿瘤约占头颈部肿瘤的 3%,其中 80% 为腮腺肿瘤,此外还包括舌下腺、颌下腺、小涎腺肿瘤。淋巴瘤常累及颈部淋巴结、咽淋巴环,偶可原发于甲状腺、腮腺、喉部。较罕见的颈部肿瘤有横纹肌肉瘤和纤维肉瘤。病理学上肿瘤分化、浸润深度与预后相关。

无痛性颈部淋巴结肿大常是头颈部或其他部位肿瘤转移的首发临床表现,部分颈部肿瘤可出现声音嘶哑、吞咽困难等症状。除常规触诊外,B 超是发现和评估病灶最常用的手段。由于颈部肿瘤位置浅表,便于进行有创的内镜(如喉镜)检查及 B 超引导下穿刺,因此常可获得组织病理学标本而确诊。SPECT/CT 对甲状腺肿瘤、涎腺肿瘤的定性诊断具有一定的辅助价值,CT、MRI 及 PET/CT 可用于评价病灶范围、毗邻关系、淋巴结转移等情况,其中 PET/CT 可对远处转移进行准确评价,从而进一步协助临床分期。

### (一) 颈部应用解剖

颈部位于头、胸和上肢之间,范围较小,上界为下颌骨下缘、下颌角、乳突尖、上项线和枕外隆突的连线,下界为颈静脉切迹、胸锁关节、锁骨上缘、肩胛骨、肩峰至第 7 颈椎棘突的连线,分为前方的固有颈部(颈前区、胸锁乳突肌区、颈外侧区)和后方的项部。颈部以脊柱的颈段为支撑,颈前舌骨下区有甲状腺及甲状旁腺,其后方为呼吸道和消化道的颈段,两侧有纵向排列的大血管和神经,颈根部有胸膜顶、肺尖及斜行的血管、神经。

颈部大致可以分为 4 区,位于前部的脏器区,主要包括下咽部、喉部、食管、甲状腺、甲状旁腺;2 个外侧区,包括胸锁乳突肌和颈动脉鞘血管;后区,主要是颈椎及其周围的肌群。

颈部肿瘤的影像诊断与其发病部位密切相关,外科多根据浅表肌肉作为体表标志,将颈部分为前三角区(颏下三角区、颌下三角区、颈动脉三角区、肌肉三角区)、后三角区(枕三角区)、锁骨下三角区。影像学则根据颈部筋膜分为不同间隙,各间隙内有固定的器官结构。

### (二) 颈部淋巴结分区

淋巴结属于淋巴器官,为大小不一的圆形或椭圆形灰红色小体,一侧隆凸,分布输入淋巴管;一侧凹陷,其中央为淋巴门,有神经、血管和输出淋巴管分布。淋巴结多成群分布,沿血管排列,数目不恒定。淋巴结的主要功能是滤过淋巴、产生淋巴细胞和进行免疫应答。引流某一器官或部位淋巴的第一级淋巴结即为前哨淋巴结(sentinel lymph node,SLN),当某器官或部位发生病变如肿瘤,SLN 可以拦截或清除肿瘤细胞,从而阻止病变扩散。此时,淋巴结发生细胞增殖等病理变化,致淋巴结肿大。如局部淋巴结不能阻止病变扩散,病变可沿淋巴管向远处蔓延。因此,局部淋巴结肿大常表明其引流范围存在病变。

头颈部的淋巴结在头、颈交界区呈环形排列,在颈部沿静脉纵向排列,少数淋巴结位于消化道和呼吸道周围,包括颏下淋巴结、下颌下淋巴结、颈前淋巴结、颈浅淋巴结及颈深淋巴结等。颈部淋巴结除收纳头、颈部淋巴液以外,还收集胸部及上肢的部分淋巴液,输出淋巴管下行,直接或间接注入颈外侧深淋巴结。目前广泛采用Ⅶ区法对颈部淋巴结分区(表 5-1-1)。其中,Ⅱ~Ⅳ区共同构成颈内静脉淋巴结链,收纳腮腺、颌下、颏下、咽后壁及颈前淋巴结的淋巴液,因此是颈廓清术的重点区域。

表 5-1-1　颈部淋巴结分区

| 分区 | 细分区 | 淋巴结群 | 范围 | 特点 |
|---|---|---|---|---|
| Ⅰ | ⅠA(颏下)<br>ⅠB(下颌下)<br>以二腹肌为界 | 颏下及下颌下区的淋巴结群 | 上以下颌骨为界,下以二腹肌及舌骨为界 | 引流颏、唇、颊、口底部、舌前、腭、舌下腺和颌下腺的淋巴液 |
| Ⅱ | ⅡA(前下)<br>ⅡB(后上)<br>以副神经为界 | 颈内静脉淋巴结上组 | 前界为茎突舌骨肌,后界为胸锁乳突肌后缘上 1/3,上界为颅底,下界平舌骨下缘 | 喉癌转移首发部位 |
| Ⅲ | | 颈内静脉淋巴结中组 | 前界为胸骨舌骨肌外缘,后界为胸锁乳突肌后缘中 1/3,上界平舌骨下缘,下界为肩胛舌骨肌与颈内静脉交叉平面(环状软骨下缘) | 上接Ⅱ区,下接Ⅳ区 |
| Ⅳ | | 颈内静脉淋巴结下组 | 上界为环状软骨下缘水平,下界为锁骨上缘,前界为胸骨舌骨肌外缘,后界为胸锁乳突肌后缘下 1/3 段 | 为Ⅲ区向下的延续 |
| Ⅴ | ⅤA(颈后三角区)<br>ⅤB(锁骨上区)<br>以环状软骨下缘为界 | 颈后三角区及锁骨上区淋巴结群 | 前界邻接Ⅱ、Ⅲ、Ⅳ区后界(胸锁乳突肌后缘),后界为斜方肌前缘,下界为锁骨 | |
| Ⅵ | | 中央区淋巴结(包括喉前淋巴结、气管周围淋巴结、甲状腺周围淋巴结、咽后淋巴结) | 带状肌覆盖区域,上界为舌骨下缘,下界为胸骨上缘,两侧颈总动脉为两边界,前界为深筋膜的浅层,后界为深筋膜的深层 | 喉前淋巴结收纳声门下区淋巴液 |
| Ⅶ | | 上纵隔淋巴结 | 胸骨上缘至主动脉弓上缘的上纵隔区,两侧界为颈总动脉 | 与甲状腺癌、下咽癌以及颈段食管癌的转移密切相关 |

## 二、PET/CT 图像采集要旨

### (一) 颈部[18]F-FDG 正常生理性分布

颈部的正常组织,如肌肉、腺体、淋巴组织、脂肪、黏膜等均可摄取[18]F-FDG。通常情况下,生理性摄取呈双侧对称,摄取是否对称是鉴别生理性与病理性摄取的标志之一。然而病理性摄取也可出现左、右对称的情况,因体位原因,生理性摄取也可两侧不对称,尤其术后图像,情况则更为复杂,需要密切结合临床进行判断。

腮腺和下颌下腺通常呈中-轻度的均匀性摄取,部分无摄取;甲状腺通常无明显摄取。舌部的肌肉摄取相对低,部分人颈髓可有[18]F-FDG 摄取。颈部的淋巴结常可呈现不同程度的生理性摄取,主要由于存在一部分淋巴细胞和巨噬细胞会摄取[18]F-FDG。冠状面可清晰显示腭扁桃体与舌扁桃体组成的咽淋巴环(内环:Waldeyer 环)。口咽部及鼻咽部的黏膜常呈生理性摄取,存在非特异性炎症时更为明显,表现为沿黏膜表面分布的条片样摄取。颈部骨骼通常无明显摄取,各鼻窦腔无摄取(图 5-1-1~图 5-1-9)。

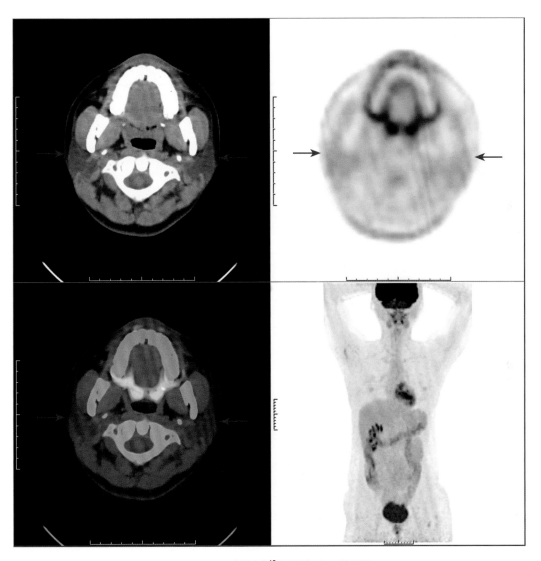

**图 5-1-1 双侧腮腺<sup>18</sup>F-FDG 生理性摄取**

患者女性,19 岁,双侧腮腺 FDG 代谢轻度弥漫性增高,左、右两侧基本对称,分布均匀,未见明显异常密度影(箭头)。

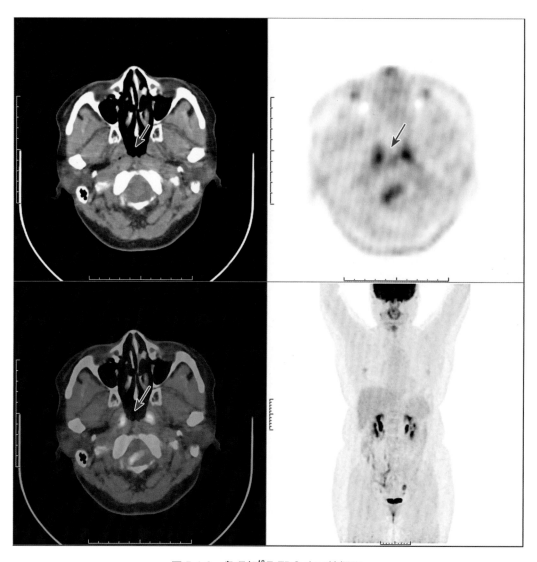

**图 5-1-2　鼻咽部 $^{18}$F-FDG 生理性摄取**

患者女性,46 岁,鼻咽部两侧壁 FDG 代谢对称性增高(箭头),未见明显异常密度影,双侧咽鼓管通畅。

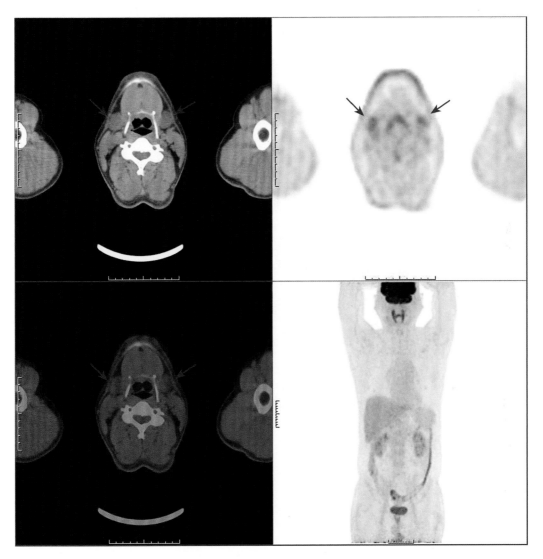

图 5-1-3　颌下腺$^{18}$F-FDG 生理性摄取

患者男性,52 岁,双侧颌下腺 FDG 代谢轻度弥漫性增高,分布欠均匀,两侧基本对称,未见明显异常密度影(箭头)。

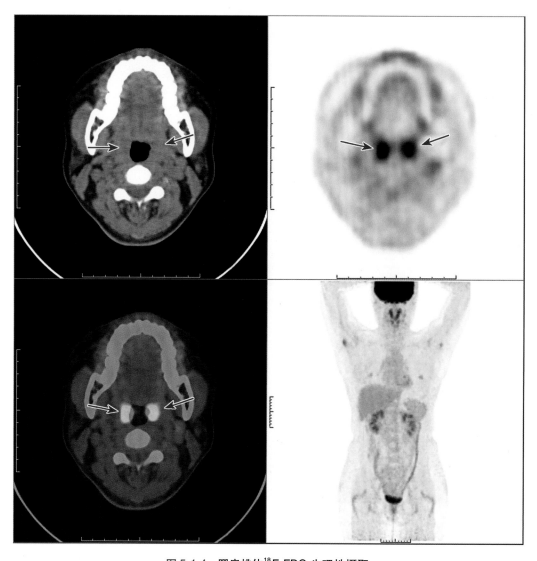

图 5-1-4　腭扁桃体 ${}^{18}$F-FDG 生理性摄取

患者女性,43 岁,双侧腭扁桃体 FDG 代谢增高,左右两侧对称,分布均匀,未见明显肿大及异常密度影(箭头)。

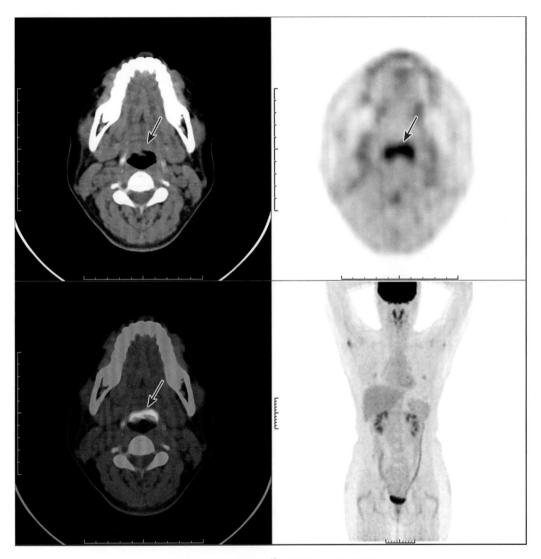

图 5-1-5 舌扁桃体 $^{18}$F-FDG 生理性摄取

患者女性,43 岁,舌根部的舌扁桃体 FDG 代谢增高,呈条片状分布,未见明显肿大及异常密度影(箭头)。

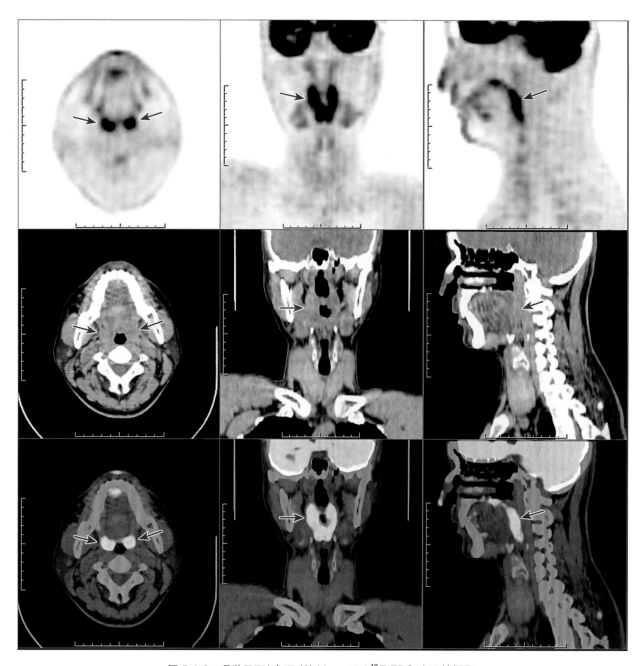

图 5-1-6　咽淋巴环(内环：Waldeyer 环) <sup>18</sup>F-FDG 生理性摄取

患者男性，50 岁，咽鼓管扁桃体、腭扁桃体、舌扁桃体及咽侧索、咽后壁淋巴滤泡 FDG 代谢弥漫性增高，在冠状位上呈"环形"(箭头)。

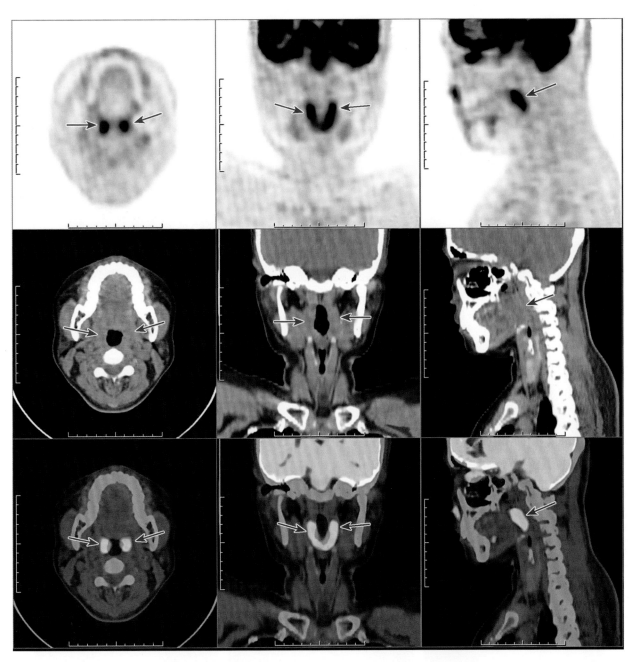

图 5-1-7 咽淋巴环(内环:Waldeyer 环) $^{18}$F-FDG 生理性摄取

患者女性,43 岁,咽鼓管扁桃体、腭扁桃体、舌扁桃体及咽侧索、咽后壁淋巴滤泡 FDG 代谢弥漫性增高,在冠状位上呈"环形"(箭头)。

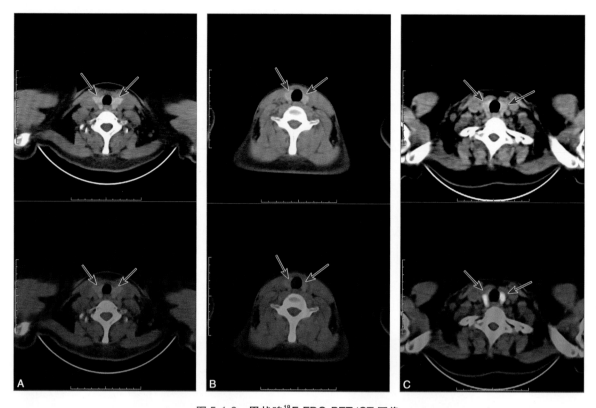

图 5-1-8　甲状腺[18]F-FDG PET/CT 图像

A. 患者女性,43 岁,甲状腺 FDG 代谢接近本底;B. 患者女性,19 岁,甲状腺 FDG 代谢轻度增高;C. 患者女性,59 岁,甲状腺 FDG 代谢弥漫性增高,两侧基本对称(箭头)。上述受检者甲状腺功能及 B 超均未见明显异常。

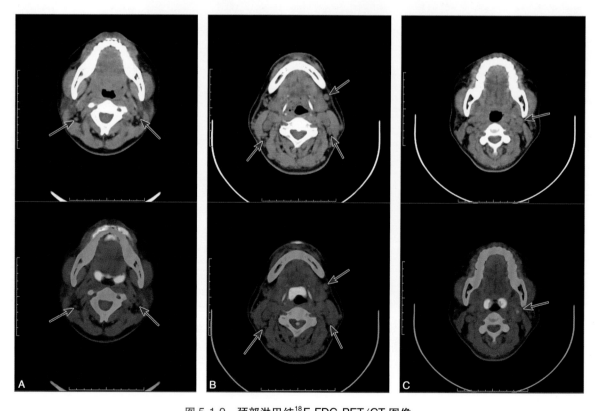

图 5-1-9　颈部淋巴结[18]F-FDG PET/CT 图像

A. 患者女性,19 岁,双侧颈部Ⅱ区淋巴结 FDG 代谢接近本底;B. 患者男性,50 岁,左侧颈部Ⅰ区、双侧颈部Ⅲ区散在淋巴结 FDG 代谢轻度增高;C. 患者女性,43 岁,左侧颈部Ⅱ区淋巴结 FDG 代谢增高。箭头示代谢增高的淋巴结。

颈部肌肉通常无明显摄取,当肌肉出现摄取时,常与颈部肌肉紧张有关,常呈现双侧或一侧整条肌肉摄取均匀性增高,通过解剖结构观察、患者问诊可作出判断,如近期术后患者易出现单侧肌肉摄取增高。部分肌腱会出现局灶性摄取,需在横断面、冠状面、矢状面三个层面上仔细辨别(图5-1-10~图5-1-12)。

在寒冷条件下,双侧颈部分布的脂肪组织会出现对称性摄取增高,这是棕色脂肪组织激活所致,通常体型较瘦的女性容易出现上述现象。棕色脂肪组织主要分布在颈根部、双侧锁骨区、脊柱两侧(图5-1-13,图5-1-14)。

手术史和术后并发症等情况,对PET/CT图像会产生显著影响,需仔细询问。手术引起的术区非特异性炎性反应,表现为高摄取;手术损伤喉返神经,其对侧声带会代偿性摄取增高,而患侧声带通常无摄取(图5-1-15,图5-1-16)。

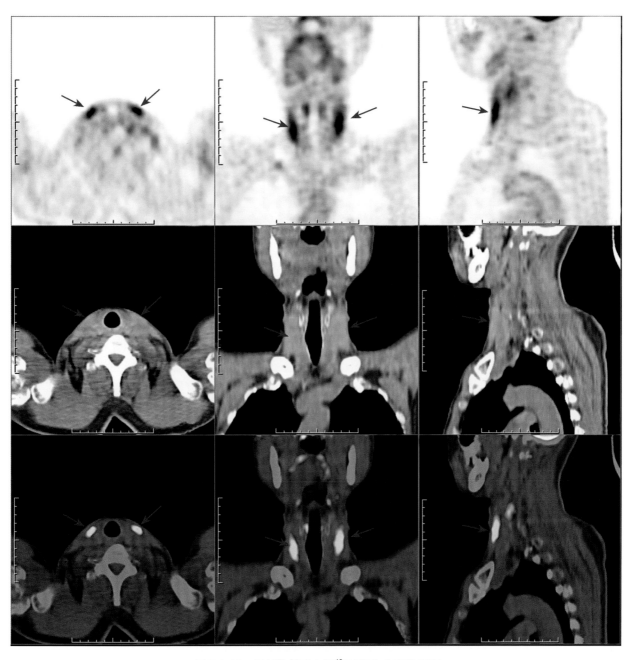

**图 5-1-10　双侧胸锁乳突肌 ¹⁸F-FDG 生理性摄取**

患者男性,5 岁,双侧胸锁乳突肌 FDG 代谢对称性增高,未见明显异常密度影(箭头)。

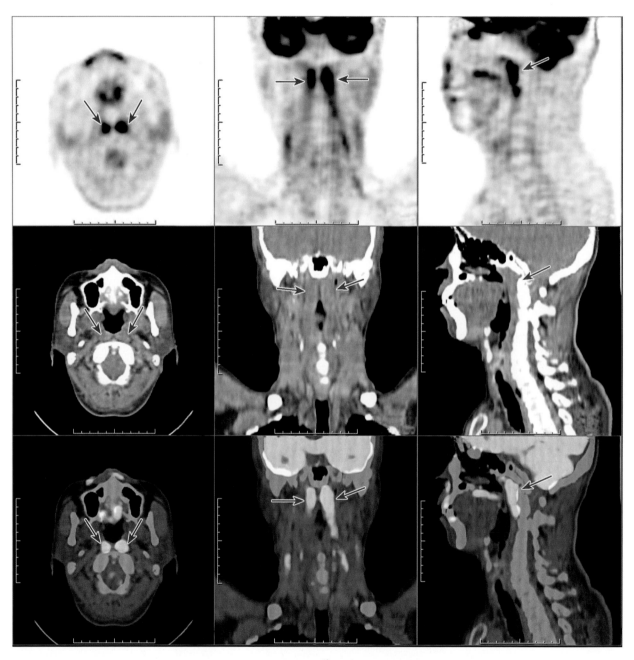

**图 5-1-11　双侧颈长肌 ¹⁸F-FDG 生理性摄取**

患者男性,65 岁,双侧颈长肌 FDG 代谢对称性增高,未见明显异常密度影(箭头)。

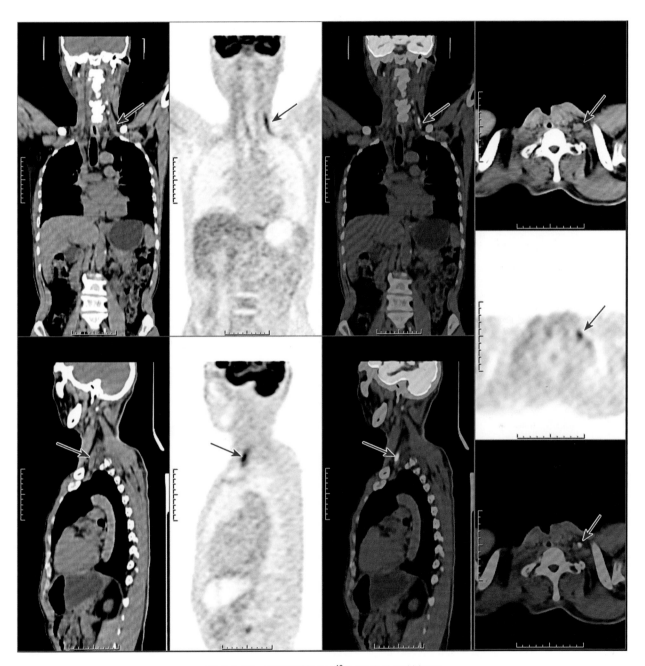

图 5-1-12 左侧胸锁下肌$^{18}$F-FDG 生理性摄取

患者男性,59 岁,喉癌术后,气管切开,左侧胸锁下肌 FDG 代谢弥漫性增高,未见明显异常密度影(箭头)。

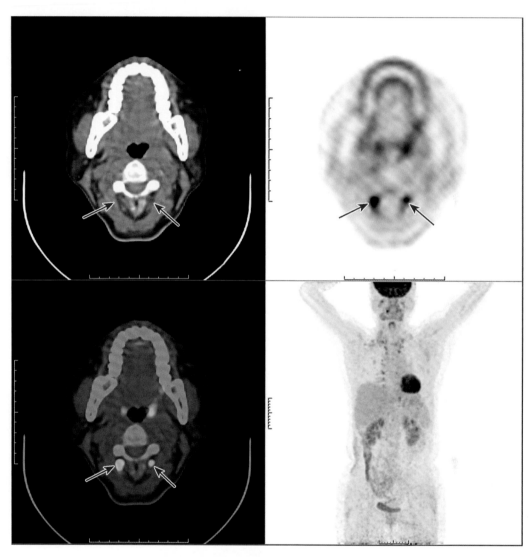

**图 5-1-13 双侧颈部棕色脂肪组织<sup>18</sup>F-FDG 生理性摄取**
患者女性,54 岁,双侧颈后头半棘肌与头下斜肌间隙脂肪组织 FDG 代谢对称性增高(箭头)。

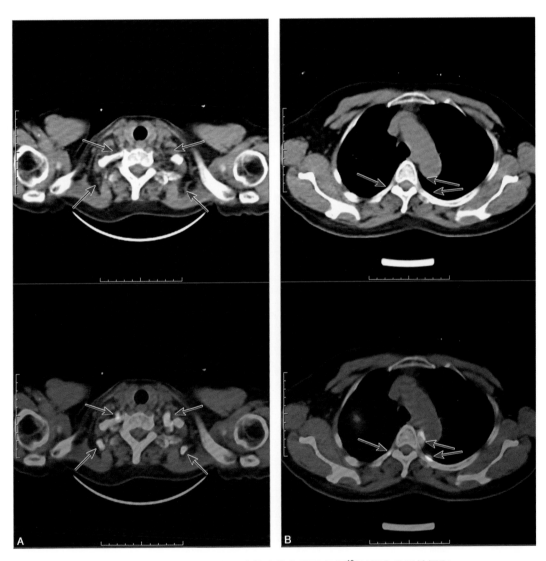

**图 5-1-14　双侧颈部、纵隔、脊柱旁棕色脂肪组织[18]F-FDG 生理性摄取**

患者女性,57 岁;A. 双侧颈部、锁骨区肌间隙脂肪组织 FDG 代谢对称性增高;B. 纵隔内降主动脉内侧、脊柱两旁脂肪组织 FDG 代谢增高。箭头示代谢活性增高的棕色脂肪组织。

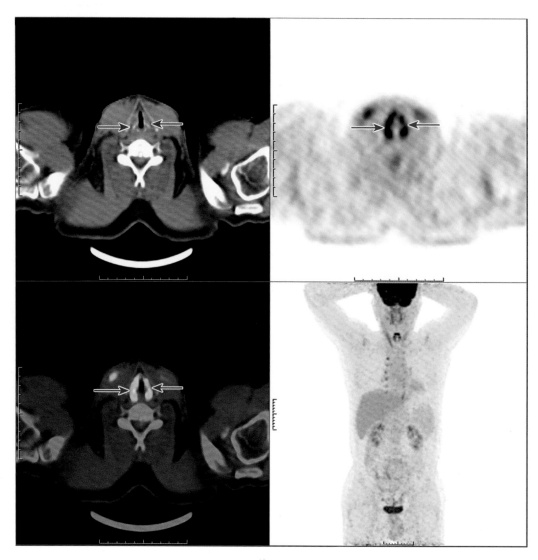

图 5-1-15　声带$^{18}$F-FDG 生理性摄取

患者男性,48 岁,双侧声带 FDG 代谢弥漫性增高,两侧基本对称,未见明显肿胀及异常密度影(箭头)。

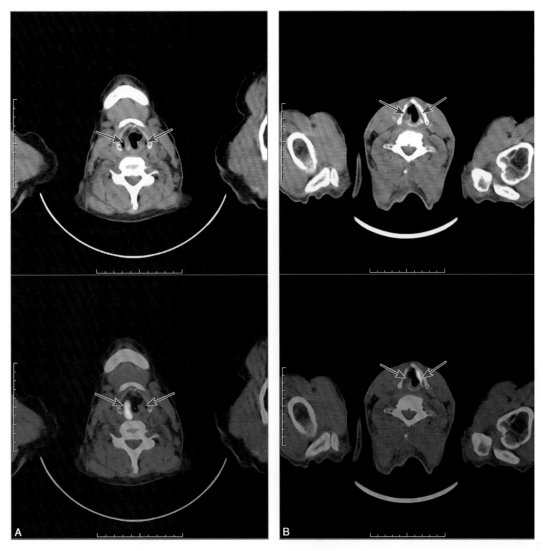

**图 5-1-16  声带麻痹<sup>18</sup>F-FDG PET/CT 图像**

A. 患者女性,70 岁,左乳浸润性导管癌术后 13 年,多发转移化疗后,喉镜示左侧声带麻痹,左侧声带 FDG 代谢接近本底,右侧声带 FDG 代谢增高(功能代偿),密度未见明显异常;B. 患者男性,66 岁,食管癌术后 1 年余,吻合口复发,喉镜示右侧声带麻痹,右侧声带 FDG 代谢接近本底,左侧声带 FDG 代谢增高(功能代偿),密度未见明显异常。箭头示声带。

## (二) 检查准备

颈部肿瘤<sup>18</sup>F-FDG PET/CT 检查前需禁食 6 小时以上,注射前常规检测血糖,确保空腹血糖低于 11mmol/L。糖尿病患者需在当日无降糖药及胰岛素干预下达到上述血糖水平。对治疗前评估的患者,需注意询问是否进行过穿刺活检及具体时间,上述侵入性检查所致的局部<sup>18</sup>F-FDG 摄取增高可持续 1 周或更长的时间。治疗后的患者,需注意询问既往手术、放/化疗情况,放疗后 4 周、化疗后 2 周内产生的非特异性炎症反应可引起<sup>18</sup>F-FDG 摄取增高,而放疗结束后远期可致放疗野内骨髓摄取减低(图 5-1-17,图 5-1-18)。

<sup>18</sup>F-FDG 注射前后约 1 小时,嘱患者安静休息,避免说话导致的声带生理性摄取。检查时嘱患者尽量保持放松状态,避免颈部肌肉紧张所致的<sup>18</sup>F-FDG 摄取增高。

为避免棕色脂肪组织激活后高摄取对周围器官,尤其是淋巴结的影响,在寒冷季节进行检查时,需注意检查前患者的保暖。

## (三) 可能影响诊断的伪影及处理

常规全身 PET/CT 扫描通常要求患者保持双上肢上举的姿势。当上臂紧靠头颈部时,会对颈部图像

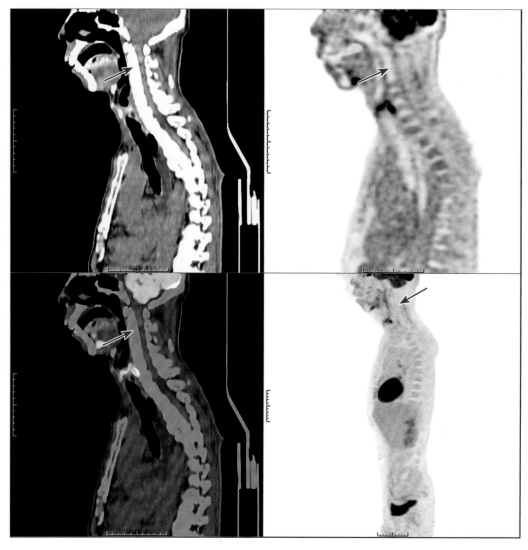

图 5-1-17 鼻咽癌放疗后,局部颈椎$^{18}$F-FDG 代谢减低

患者男性,56 岁,鼻咽癌放疗后,放疗野内颈椎$^{18}$F-FDG 代谢弥漫性减低(箭头)。

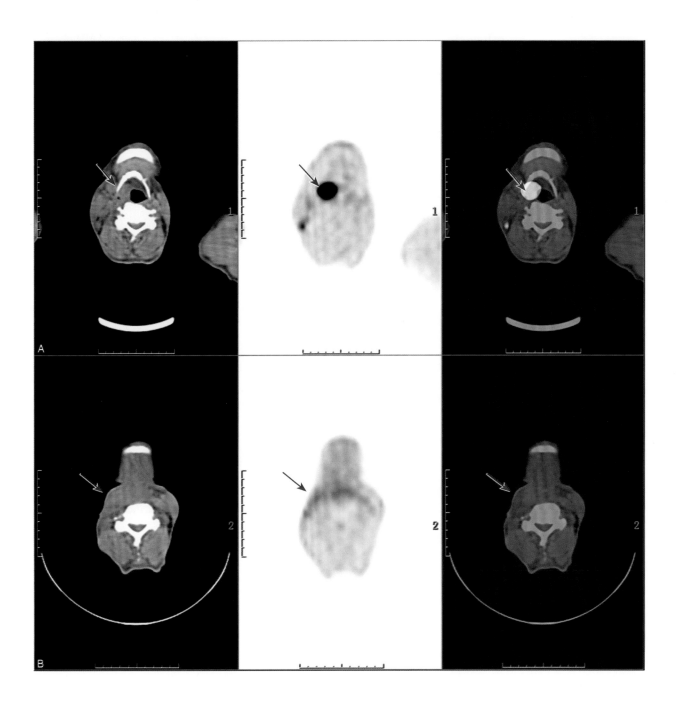

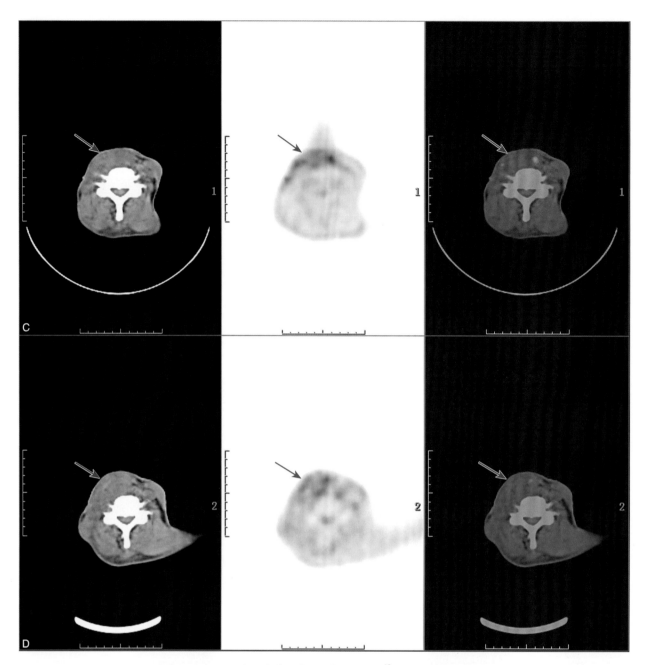

**图 5-1-18　下咽癌手术前和术后、放疗后动态 $^{18}$F-FDG PET/CT 图**

患者男性,59 岁,下咽鳞状细胞癌:A. 下咽癌术前 PET/CT 图:右梨状窝软组织影 FDG 代谢增高,长径约 2.7cm,SUVmax 为 18.7,考虑为恶性病变,下咽癌;B. 下咽癌切除术后 20 天 PET/CT 图:术区软组织轻度肿胀,伴 FDG 代谢轻度增高,SUVmax 为 3.6,呈条片状,分布不均匀;C. 下咽癌切除术后 11 个月 PET/CT 图; D. 下咽癌切除并放疗后 8 个月 PET/CT 图:术区软组织 FDG 代谢轻度增高,SUVmax 下降至 2.2,范围缩小,分布不均匀,考虑为术后改变。

产生伪影。因此,为了使颈部结构显示得更清晰,又不影响躯干的图像质量,可选择在完成全身 PET/CT 扫描后加做颈部扫描(局部),并嘱患者将双上肢置于体部两侧(图 5-1-19,图 5-1-20)。

　　PET/CT 借助 CT 平扫进行衰减校正,同时可获得来自 CT 的诊断信息。然而,衰减校正过程中会因 CT 伪影高估病灶的半定量值(standardized uptake value,SUV)。耳环、项链、义齿等金属物体周围呈 $^{18}$F-FDG 高摄取,多为衰减校正所致伪影,此时可观察未衰减校正的图像以兹鉴别,并告知患者检查前取下可摘除的金属物品。利用增强造影剂有利于提高 CT 的诊断效能,但强化区域会导致 $^{18}$F-FDG 摄取增高的假象,在常规 PET/CT 后再行增强 CT 检查有利于避免上述影响。

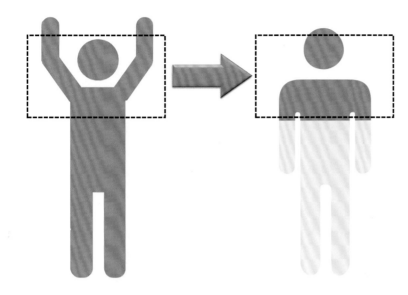

图 5-1-19　颈部肿瘤 PET/CT 采集方法

为避免双上肢对颈部产生伪影,进行颈部肿瘤 PET/CT 采集应采用两步法:①双上肢上举,完成常规全身 PET/CT 扫描;②双上肢置于身体两侧,加做颈部 PET/CT 扫描(局部采集)。

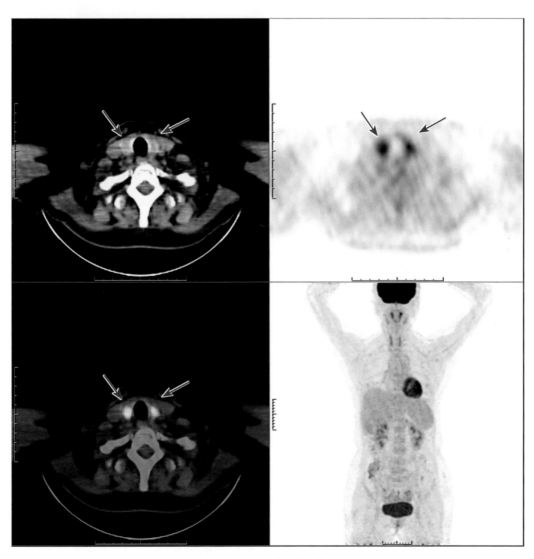

图 5-1-20　双上肢上举颈部伪影

患者女性,58 岁,双上肢上举,CT 示颈部横向伪影(箭头)。

　　由于 CT 与 PET 并非同时采集,检查过程中患者的移动会产生伪影。常见的伪影是 CT 与 PET 图像融合配准不良,其中以头颈部移动伪影多见,主要由于 PET/CT 检查时间较长,患者头部不自主运动所致。同时颈部器官具有一定的活动度,在颈部运动时位置可发生变化。因此,在进行 PET/CT 扫描时需固定头部(专用头托),尽量使颈部中轴与躯干保持一致,无法保持上述姿势的患者,分析图像时需考虑颈部位置改变可能导致的解剖定位变化(图 5-1-21,图 5-1-22)。

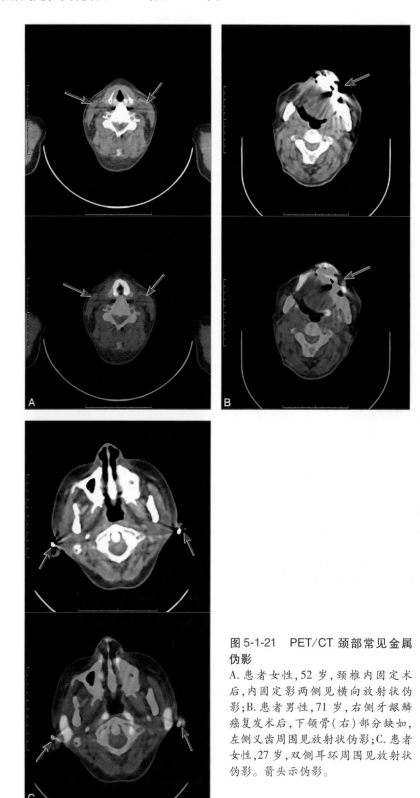

图 5-1-21　PET/CT 颈部常见金属伪影

A.患者女性,52 岁,颈椎内固定术后,内固定影两侧见横向放射状伪影;B.患者男性,71 岁,右侧牙龈鳞癌复发术后,下颌骨(右)部分缺如,左侧义齿周围见放射状伪影;C.患者女性,27 岁,双侧耳环周围见放射状伪影。箭头示伪影。

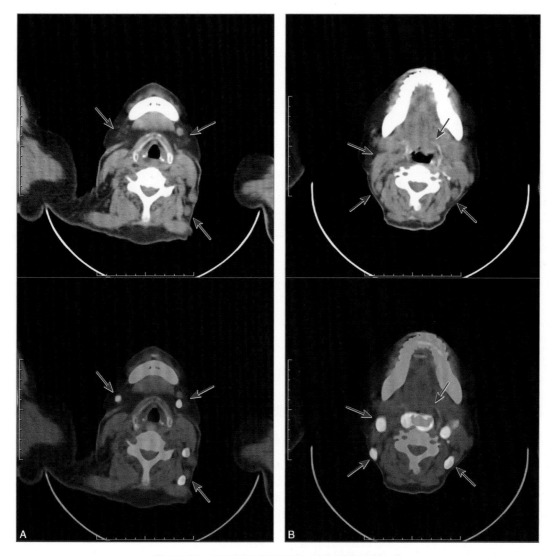

图 5-1-22 PET/CT 颈部移动,融合图像匹配不佳

患者女性,63 岁:A.检查过程中患者移动,导致颈部淋巴结融合图像 CT 与 FDG 代谢增高灶匹配不佳;
B.咳嗽导致口咽部 CT 显示不清,颈部淋巴结融合图像匹配不佳。

### 三、PET/CT 诊断颈部肿瘤概况

[18]F-FDG PET/CT 主要用于评价颈部肿瘤的浸润范围、毗邻关系、淋巴结转移、远处转移等情况,从而
进一步协助临床分期、指导制订治疗方案,对原发肿瘤良恶性的鉴别诊断价值较为有限。

1. **原发肿瘤的诊断** 头颈部肿瘤可通过多种检查手段进行诊断,常在[18]F-FDG PET/CT 检查前已获得
病理学依据。因此,PET/CT 对于原发灶的应用价值在于评价肿瘤对邻近组织结构的侵犯及周围器官的
累及。对不同类型的头颈部肿瘤,PET/CT 的敏感性存在差异,对鼻咽癌、口咽及下咽部肿瘤、喉癌、口腔
鳞癌敏感性高,对涎腺肿瘤敏感性相对低。

2. **临床分期** 头颈部肿瘤易于转移到局部淋巴结,有无区域淋巴结转移对预后至关重要,出现淋巴
结转移的患者 5 年生存率明显下降。[18]F-FDG PET/CT 主要用于探测无明显肿大的转移淋巴结,以及其他
影像学漏诊的转移淋巴结,还可进一步辅助放疗计划的制订。头颈部肿瘤初诊时血行转移少见,当放疗无
效、肿瘤进展时亦可出现远处转移。此时利用 PET/CT 进行一站式的分期与再分期,可使 12%~34%患者
的治疗方案发生改变。因此部分患者建议在首次分期与再分期中常规应用 PET/CT(图 5-1-23)。

3. **评价疗效** 相较于 CT、MRI 等结构性影像检查,[18]F-FDG PET/CT 对早期疗效评价具有独特优势。
治疗中肿瘤细胞浓聚[18]F-FDG 的量和生长速率呈线性关系,治疗过程中代谢水平的变化先于肿瘤体积的变

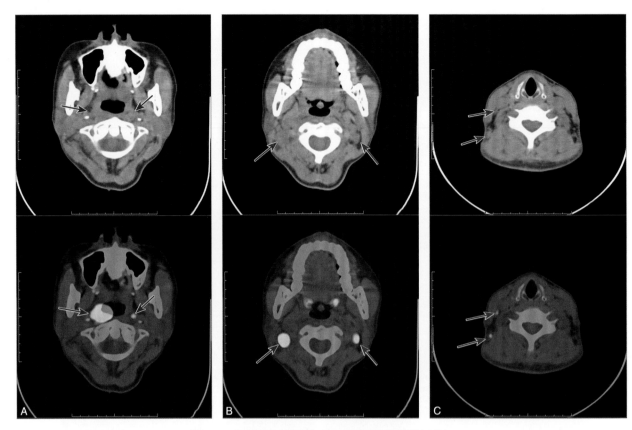

**图 5-1-23　鼻咽癌伴颈部淋巴结转移(治疗前评估)**

患者女性,37 岁,鼻咽镜确诊鼻咽顶后壁鳞状细胞癌,行治疗前 PET/CT 评估,图 A~图 C 示鼻咽右侧壁软组织增厚伴 FDG 代谢增高(SUVmax 为 24.6);左咽旁间隙,右侧颈部 Ⅱ~Ⅴ区,左侧颈部 Ⅱ、Ⅲ区多发大小不等的淋巴结,边界尚清,密度与周围肌肉相似,伴 FDG 代谢不同程度增高(较大者短径 1.6cm,SUVmax 为 17.8),考虑为鼻咽癌伴双侧颈部淋巴结转移;据此临床分期为 $cT_3N_2M_0$,Ⅲ期,予新辅助化疗后行调强放疗。

化,因此当病灶的代谢活力增加意味着治疗无效,而病灶代谢活力迅速下降则提示治疗效果良好。根据上述原理可有效进行早期疗效评价,从而避免无效治疗,及时更换治疗方案。然而,治疗后进行 PET/CT 检查的时间窗对结果判断存在显著影响。一般认为,以观察治疗响应为目的,或其他临床依据强烈提示治疗无效、病情进展,则可选择早期进行 PET/CT 检查;而以进行再分期为目的,则建议放疗结束后 2 个月,化疗结束后 2 周进行显像,以避免早期炎性反应和放射性坏死所致的假阳性干扰检查结果(图 5-1-24,图 5-1-25)。

4. **探测复发及转移**　头颈部肿瘤常常由于手术、活检等引起的解剖结构改变和瘢痕形成,放疗引起的水肿、坏死、经久不愈的感染和纤维化,导致常规检查方式诊断有无局部复发存在困难。目前认为,PET/CT 是头颈部肿瘤治疗后复发首选的检查方式。尤其对存在局部肿胀、触诊发现颈部肿大淋巴结、新发或持续存在临床症状的患者,PET/CT 可以明确导致上述情况的原因。为降低假阳性,建议治疗结束后 3~4 个月进行复发转移的 PET/CT 评估(图 5-1-24~图 5-1-26)。

5. **指导活检**　病理诊断是临床分期和制订治疗方案最可靠的依据,然而实际工作中常因取材失败而无法获得准确的结果。PET/CT 对选择合适的组织学活检部位具有其他检查无可替代的优势。PET 可以寻找到 [18]F-FDG 高摄取的具体区域,而 CT 可进一步提供更为准确的解剖细节,明显提高活检的阳性率。如较大的肿瘤往往存在坏死区,PET/CT 可以清楚地区别坏死区和实质肿瘤区,从而有效避免取材至坏死区而造成的假阴性。对于 [18]F-FDG 摄取不均匀的肿瘤,最佳的活检部位应选择摄取最高的区域。

6. **寻找原发灶**　临床上存在一部分患者以颈部无痛性淋巴结肿大为首发表现就诊,通过淋巴结穿刺活检确定为转移淋巴结的患者,可以利用 PET/CT 寻找原发灶。颈部淋巴结转移多来自头颈部肿瘤,如鼻咽癌、甲状腺癌、喉癌等,也有相当一部分原发于头颈以外的器官,如食管、肺等。尚有少数头颈部原发肿

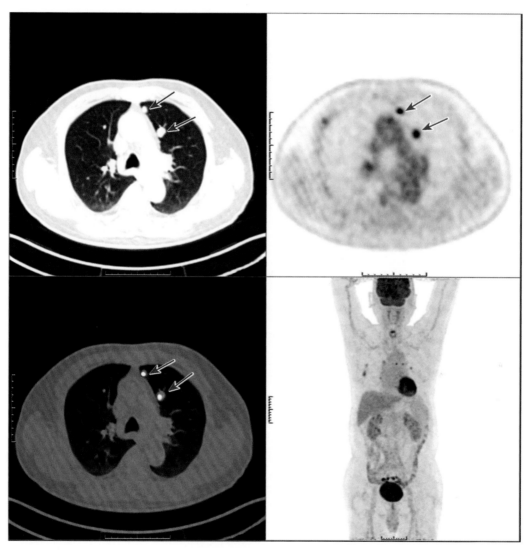

**图 5-1-24　甲状腺乳头状癌术后,双肺转移(失分化)**

患者男性,73 岁,甲状腺乳头状癌术后,右颈部淋巴结转移术后,发现左颈部淋巴结肿大,血清甲状腺球蛋白为 207.1ng/ml;PET/CT 示双肺多发结节 FDG 代谢增高(较大者直径约 1.5cm,SUVmax 为 7.9),考虑为双肺转移。后手术证实左中央区淋巴结 1/2 见甲状腺乳头状癌转移。术后口服[131]I 150mCi,全身[131]I 显像示双肺多发结节均不摄碘(未展示),考虑为肺转移失分化。

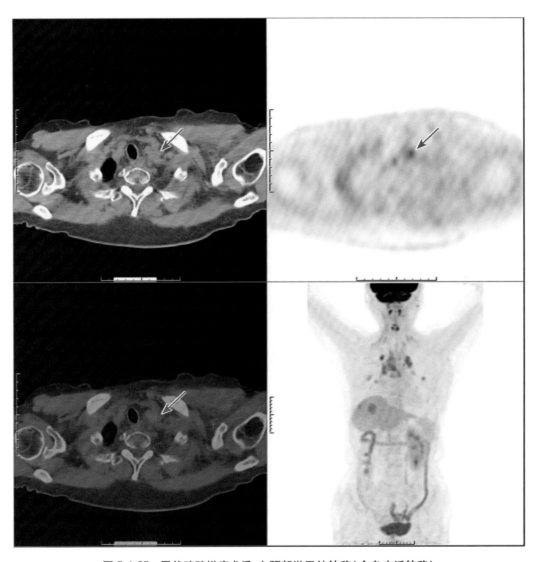

图 5-1-25　甲状腺髓样癌术后,左颈部淋巴结转移(全身广泛转移)

患者女性,64 岁,甲状腺髓样癌术后,PET/CT 示左颈部ⅤB区淋巴结 FDG 代谢轻度增高(短径 1.1cm,SUVmax 为 3.2),考虑为转移淋巴结;MIP 图像示双肺、纵隔内、肝多发 FDG 代谢异常增高灶(转移)。

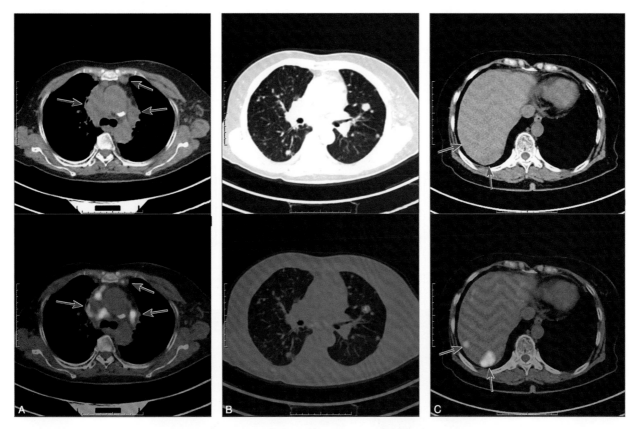

图 5-1-26  甲状腺髓样癌术后,全身多发转移

患者女性,64 岁,甲状腺髓样癌术后,PET/CT 示纵隔内多发肿大淋巴结 FDG 代谢异常增高(图 A),双肺多发结节 FDG 代谢异常增高(图 B),肝右叶多发低密度灶 FDG 代谢增高(图 C),考虑为纵隔淋巴结、双肺、肝多发转移。

瘤较小、位于黏膜下或自然消失,而仅表现为颈部淋巴结肿大。因此,使用常规检查手段进行一一筛查,费时费力,又因解剖结构复杂,诊断更为困难。有学者认为,对于原发灶不明的患者,PET/CT 应先于常规检查进行(图 5-1-27,图 5-1-28)。

7. **辅助制订放疗计划**  PET/CT 的图像融合技术对确定放射治疗靶区具有重要作用。对头颈部肿瘤,PET/CT 可根据边缘受累的体积来增加放疗照射野,避开正常组织,同时提高肿瘤靶区剂量,从而保护眼、腺体、脊髓等器官。此外,PET/CT 还可以利用非[18]F-FDG 显像剂,对肿瘤组织的氨基酸代谢、血管生成、乏氧、凋亡等信息进行独特的生物靶区勾画,成为适形放疗、适形调强放疗的理想工具,但目前尚处于研究阶段。

综上所述,PET/CT 可以对头颈部肿瘤患者进行"一站式"的肿瘤分期和疗效随访,对鉴别肿瘤残留复发与术后改变具有一定优势,其丰富的诊断信息对临床治疗决策的制订意义重大。本章节就涎腺肿瘤、甲状腺肿瘤和颈部转移淋巴结的[18]F-FDG PET/CT 影像学特征进行阐述。

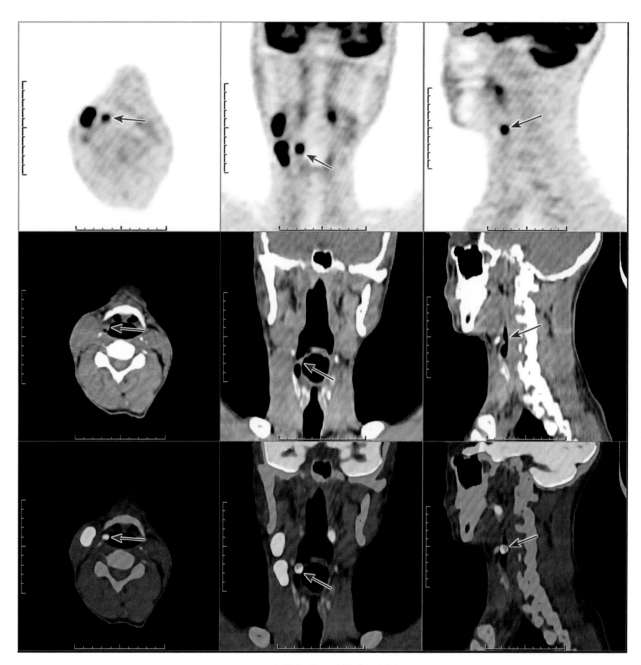

**图 5-1-27　右颈部淋巴结转移,原发灶不明**

患者男性,53 岁,右颈部肿块穿刺提示转移淋巴结,行相关检查后原发灶不明。PET/CT 示右侧杓会厌襞局灶性 FDG 代谢增高(直径 1.1cm,SUVmax 为 12.9),CT 呈软组织密度小结节,考虑为恶性病变;右颈部Ⅱ、Ⅲ区多发淋巴结 FDG 代谢增高(较大者短径 2.0cm,SUVmax 为 24.7),考虑为转移淋巴结。遂行全喉切除+颈部淋巴结清扫术,病理示:喉会厌右下低分化鳞癌,侵及固有肌层,大小约 1.2cm×0.9cm,右颈部淋巴结 4/11、左颈部淋巴结 2/20 见转移。

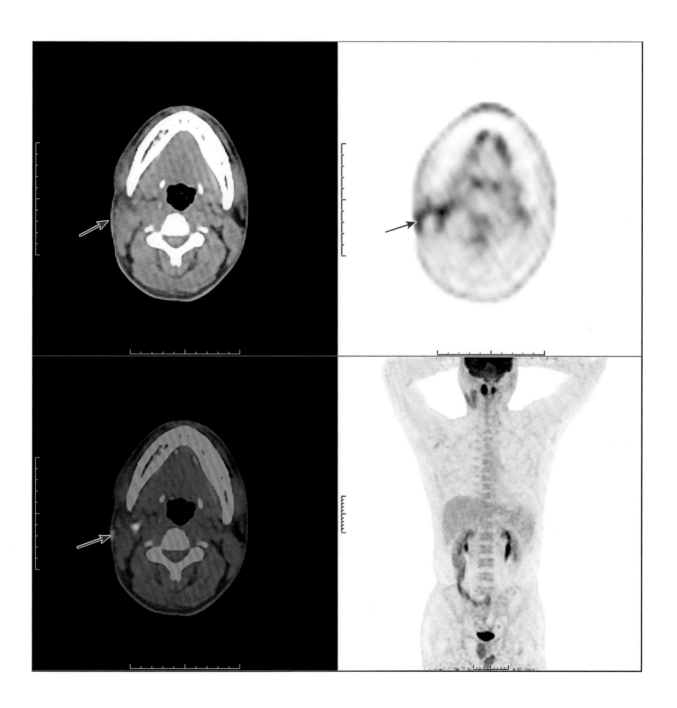

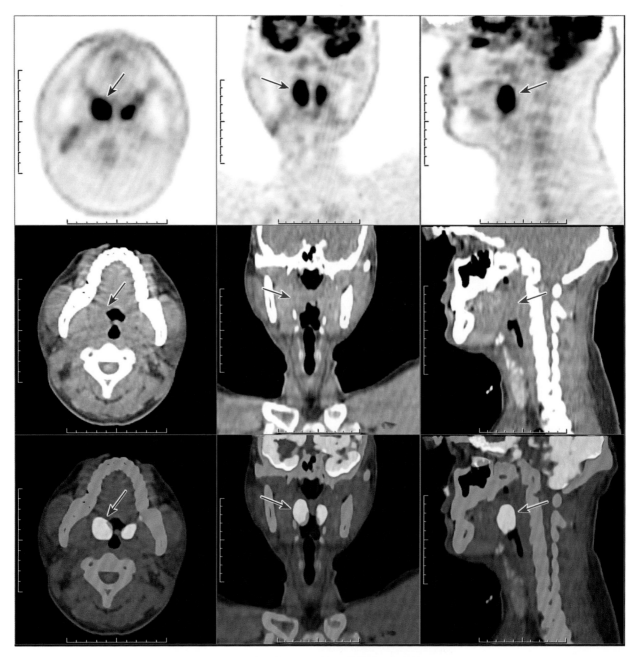

**图 5-1-28　右颈部淋巴结转移性鳞癌,原发灶不明**

　　患者男性,26 岁,右侧颈部淋巴结活检示转移性鳞癌,行相关检查后原发灶不明。PET/CT 示活检区域呈条片状 FDG 代谢增高灶(SUVmax 为 5.0),考虑为活检术后改变;右腭扁桃体肿大(较大截面约 2.7cm×1.8cm,SUVmax 为 21.5)(箭头),左侧腭扁桃体 SUVmax 为 14.5,考虑为右侧扁桃体恶性病变。后行双侧扁桃体低温等离子射频消融切除术,右扁桃体 3 度肿大,病理示:右扁桃体鳞癌(3.5cm×2.5cm×1cm);左扁桃体慢性扁桃体炎。

(王跃涛　邵晓梁　张飞飞)

# 第二章 甲状腺肿瘤

## 第一节 甲状腺常见恶性肿瘤

甲状腺癌是常见的内分泌恶性肿瘤之一,好发于女性,近年来发病率呈明显上升趋势。2015 年全国肿瘤登记中心发布的数据显示,2011 年我国甲状腺癌的发病率为 10.32/10 万,新发甲状腺癌病例 6.78 万例(男性 41.63 万例,女性 18.96 万例),占恶性肿瘤新发病例的 6.02%。2012 年全球癌症数据显示,世界范围内女性新增的甲状腺癌有 229 900 例,在女性肿瘤中排名第 8 位。美国有一项研究预测,至 2019 年甲状腺癌将成为女性第 3 位恶性肿瘤。在过去几十年里,男女两性甲状腺癌的总发病率均在增高,并且有持续增高的趋势。这种增高趋势主要见于甲状腺乳头状癌,而未分化癌变得更为罕见。相反,总的疾病特异性死亡率仍保持不变甚至有所降低,这反映了低侵袭性亚型的比例增加以及医疗水平的提高使得肿瘤早期即被检出。

甲状腺癌常常没有临床症状,随着体检的普及及重视,越来越多的患者体检时经 B 超发现甲状腺癌。40% 甲状腺癌患者的主要表现为甲状腺内的孤立小结节,男性比女性更易出现颈部淋巴结肿大;<40 岁的患者淋巴结肿大的发生率一般是>50 岁的患者的 3 倍,60 岁以上的患者较 40 岁以下的患者更常出现晚期肿瘤($T_3$ 和 $T_4$)。以喉神经麻痹引起的声音嘶哑作为首发症状的概率很小,约为 0.6%。约有 0.8% 的甲状腺癌以远处转移引发的症状为首发表现。总体而言,甲状腺内发现肿块,质地硬而固定、表面不平、可随吞咽上下移动是各型癌的共同表现。晚期甲状腺癌可出现压迫症状,如大的肿瘤中压迫气管,使气管移位,并有不同程度的呼吸障碍症状。当肿瘤侵犯气管时,可产生呼吸困难或咯血;当肿瘤压迫食管时,可引起吞咽障碍;当肿瘤侵犯喉返神经时,可出现声音嘶哑;当肿瘤压迫交感神经时,可引起 Horner 综合征;当肿瘤侵犯颈丛时,出可现耳、枕、肩等处疼痛;以及局部淋巴结和远处器官转移等表现。未分化癌可在短期内出现结节快速增大,还伴有侵犯周围组织的特性。

甲状腺癌临床病理主要有 4 类:①乳头状癌;②滤泡状癌;③髓样癌;④未分化癌。其中,乳头状癌及滤泡状均为分化型甲状腺癌。

## 一、分化型甲状腺癌

### (一)临床概述

乳头状癌是甲状腺癌最常见的类型,来源于甲状腺滤泡细胞,占甲状腺癌的 60%~70%,女性和 40 岁以下患者较多见,恶性度低,生长较缓慢,从发现肿块到就诊时间,5 年以上占 1/3,病程长者可达 20 年以上。肿瘤多在一侧,少数在左右甲状腺或峡部,多为单发,少数为多发。颈淋巴结转移有发生率高、出现早、范围广、发展慢、囊性变等特点,但预后较好。乳头状癌存在变异亚型,如高细胞变异亚型、弥漫硬化型、滤泡变异型、包膜内变异型、嗜酸细胞型,具有侵袭性的生长方式,更易发生转移,预后相对单纯乳头状癌差。通常乳头状甲状腺癌的病理诊断并不困难,典型的表现是丰富的甲状腺细胞形成单板层,并呈乳头状,表现为砂粒体样,细胞核增大,可见染色质,呈"毛玻璃样",核仁巨大,不规则,可见核沟及细胞内容物。

滤泡状癌占甲状腺癌的15%~20%,平均年龄较乳头状癌高,多见于中年妇女。恶性程度较高,易发生远处转移,以血行转移为主,33%可转移到肺、骨、肝及脑。肿物一般较大,多为单侧。Hüthle 细胞癌也被称为嗜酸性细胞癌,是滤泡性甲状腺癌的一种变异,且与滤泡状癌预后类似。Hüthle 细胞癌的处理与滤泡状癌基本相同,除了以下几点:①经常发生区域淋巴结转移;②转移灶很少发生碘浓聚。

在临床上,超声检查是最常用的甲状腺影像学检查方法,它具有相对便宜、操作简便、快捷且不暴露于电离辐射的优点。超过90%的甲状腺恶性肿瘤的典型表现为低回声实性结节。与此相反,等回声或高回声病灶很少为恶性。核医学的$^{131}$I-NaI 不仅可进行全身扫描,还具有治疗的作用,并且常常可以发现其他影像学检查不能发现的局部或者远处转移病灶。在 DTC 术后和/或放射性碘治疗后的随访中,使用$^{201}$TI、$^{99m}$Tc-MIBI 或者替曲膦行全身闪烁显像的作用已明确,尤其是对于不摄取放射性碘的 DTC。近来$^{18}$F-FDG PET/CT 在放射性碘扫描阴性的患者中的检查作用较为理想。

以上只是从影像上来诊断,而真正确诊 DTC 的标准还是细胞或组织学病理检查。近些年来,由于微小癌的不断发现,细针穿刺活检(fine needle aspiration,FNA)在鉴别甲状腺结节良、恶性中的作用日益明显,尤其是微小癌。超声引导下的 FNA 敏感性和特异性分别为97%和83%。

在治疗上以手术为主,DTC 患者均应进行术后 AJCC TNM 分期和复发危险度分层,以助于预测患者预后,指导个体化的术后治疗和随访方案。部分中高危患者全切术后需行$^{131}$I 内放疗。DTC 长期生存率很高,术后风险分层的意义更侧重于预测复发而不是死亡风险。$^{131}$I 治疗前高刺激性甲状腺球蛋白(thyroglobulin,Tg)水平对术后$^{131}$I 治疗前乳头状癌的远处转移具有重要的预测价值,刺激性 Tg 的界值点为52.75μg/L 时,对应的灵敏度和特异性分别为78.9%和91.7%。BRAF 突变与淋巴结转移、分期、局部进展、肿瘤大小、多灶性等与复发相关的临床病理特征有关。

核素$^{131}$I 治疗是 DTC 术后规范治疗的重要手段之一,包括:①清甲治疗:清除手术残留的甲状腺组织,以便于在随访过程中通过血清 Tg 水平或$^{131}$I 全身显像监测病情进展,利于对 DTC 进行再分期;②辅助治疗(adjuvant therapy):探测并清除术后潜在的微小残留癌灶,以降低复发及肿瘤相关死亡风险;③清灶治疗:用于无法手术切除的局部或远处转移病灶,以改善疾病相关生存率及无病生存率。临床中,治疗前有时难以明确界定是清甲治疗还是辅助治疗。

DTC 的术后内分泌治疗——TSH 抑制治疗,TSH 水平是甲状腺癌复发及病死率的独立预测因素,两者间呈正相关的关系。TSH 抑制治疗可使 DTC 术后复发率显著降低,患者的生存时间显著延长。TSH 抑制水平与 DTC 的复发、转移和相关死亡的关系密切,尤其对高危 DTC 患者。TSH 抑制治疗是指手术后或清甲治疗后应用甲状腺激素将 TSH 抑制在正常低限或低限以下,甚至检测不到的程度,一方面补充 DTC 患者所缺乏的甲状腺激素,另一方面抑制 DTC 细胞生长。此治疗方法可明显降低甲状腺癌复发和死亡的危险性,提高患者的生存率,改善患者的生活质量。TSH 抑制治疗不是单纯的甲状腺激素替代治疗,是一种新的治疗理念。DTC 患者术后内分泌治疗的原则:①所有的患者均应及时、长期、足量地接受 TSH 抑制治疗;②治疗药物首选 L-T$_4$口服制剂。TSH 抑制治疗的宗旨是,既降低肿瘤复发、转移和疾病相关死亡率,又减少外源性亚临床甲亢导致的不良反应、提高患者的生活质量。因此,双风险评估模型结合 DTC 复发危险度分层和 TSH 抑制治疗不良反应风险分层,可为指导临床医师进行个体化药物剂量和疗程调整提供参考依据。

DTC 的外照射治疗敏感性低,不建议常规使用。对无法手术的局部进展期的 DTC 可实行辅助外照射治疗。同样的,DTC 患者的化疗疗效也是有限的。

(二)PET/CT 诊断要点

临床上甲状腺结节良、恶性鉴别主要靠 B 超,在某些特定的条件下,PET/CT 还是有一定诊断价值的。PET/CT 显像具有简单易认的优势,且其灵敏度、特异度均高于彩超、CT,这对诊断颈部淋巴结转移应有更大的优势。同时 PET/CT 发现的转移灶最小直径为0.5cm,所发现的多枚转移淋巴结直径<1.0cm,PET/

CT 较之彩超、CT 能更早发现颈淋巴结转移。

1. CT　甲状腺因含碘量高,其 CT 值明显高于周围的颈部血管、肌肉等软组织。CT 扫描可以清楚地显示甲状腺的解剖形态以及与周围组织器官的关系,对甲状腺肿瘤压迫气管、食管以及向胸骨后延伸等级情况和有无颈部淋巴结肿大的判断优于其他影像,同时还能观察肿瘤与颈部血管的关系,是诊断甲状腺癌的重要检查方法。

甲状腺乳头状癌多无包膜,但周围组织因肿瘤生长的不断刺激可发生反应性纤维增生,从而形成假包膜。假包膜部分区域被肿瘤侵及或破坏,形成瘤周不完整包膜样低密度影是 CT 诊断甲状腺癌的特征性表现。在增强扫描时可形成"强化残圈征"。甲状腺恶性肿瘤表现为不规则或分叶状软组织密度肿块,密度不均,边界模糊,瘤周有"半岛样"瘤结节是诊断甲状腺癌的又一特征性表现。细沙样钙化是甲状腺癌的另一特征性表现。有人认为细沙样钙化常出现于恶性肿瘤,尤其是乳头状癌,在 CT 扫描时发现细沙样钙化首先应考虑甲状腺癌可能。甲状腺滤泡癌原发灶诊断要点与甲状腺乳头状癌大致相同,但其有侵犯血管倾向,通过血行播散,一般有完整包膜,属中度恶性。甲状腺滤泡癌虽较少发生淋巴结转移,但血行转移相对多,主要转移至肺和骨,部分患者因骨痛或病理性骨折就诊,进而发现甲状腺癌骨转移。PET/CT 对甲状腺滤泡癌中晚期患者评估全身转移情况具有重要价值。

由于 DTC 大多合并颈部淋巴结转移,因此 CT 发现淋巴结肿大也是鉴别甲状腺结节良、恶性的重要参考虑依据。另外,在怀疑甲状腺肺癌转移以及鉴别食管癌甲状腺转移时,应作 CT 检查。

CT 也有一定检查限制对<1.0cm 的病灶显示不清,对病变周围软组织的细微结构显示不如 MRI 清晰;对伴有甲状腺功能亢进的甲状腺肿瘤患者,因为不能用含碘的造影剂而不能行增强扫描,所以使病变的定性受到限制。在诊断甲状腺癌时,需要结合超声等检查综合分析。

2. PET　分化型甲状腺癌的病灶,尤其是有摄碘功能的病灶,由于其糖代谢水平较低,$^{18}$F-FDG PET/CT 显像的增益价值不大,故临床不常规推荐使用。对于失分化的 DTC 患者,会出现转移灶不摄碘的现象,而此时肿瘤的葡萄糖代谢多会增高,因此 $^{18}$F-FDG PET/CT 显像对其敏感性较高。对于血清 Tg 水平增高而 $^{131}$I 全身显像阴性的患者,如通过常规的颈部超声、胸部 CT 等检查仍不能明确转移病灶者,可考虑 $^{18}$F-FDG PET/CT 显像进一步评估病变。研究显示,放射性碘扫描阴性的病例中 $^{18}$F-FDG PET/CT 的检测敏感性高达 85%,但在 DTC 中大约是 75%。PET/CT 如果联合放射性碘扫描可使敏感度达到 93%。

甲状腺良、恶性病变的代谢活性均可高于正常甲状腺组织,甲状腺恶性病变 SUV 显著高于良性病变组,因此 $^{18}$F-FDG PET/CT 显像可用于甲状腺癌的诊断。甲状腺癌原发灶 SUV 与转移灶 SUV 之间没有显著相关,而甲状腺癌原发灶的体积则与病灶 SUV 之间有显著正相关。甲状腺癌延时显像 SUV 显著高于常规显像,而良性病变则没有此特点,故认为此特点有助于进行甲状腺病灶的良、恶性鉴别。

(三)典型病例

**病例 1**　患者女性,48 岁,B 超发现右甲状腺中叶偏下结节。PET/CT 见甲状腺右叶低密度结节灶,CTavg 约 21HU,大小约 1.1cm×1.0cm,边缘欠清,突破甲状腺包膜,内见点状钙化灶,放射性分布异常浓聚,SUVmax 约 27.4(十字交叉)。甲状腺左叶大小、形态正常,内见斑片状钙化灶,未见明显异常放射性分布(十字交叉)。气管前方见淋巴结影,直径约 0.7cm,放射性分布异常升高,SUVmax 约 11.9(十字交叉)。甲状腺右叶结节 CT 上具备恶性肿瘤的特征:低密度结节、边界不清、突破包膜、伴细小钙化;PET 上显示无论是甲状腺右叶结节还是气管前方淋巴结,FDG 代谢均异常增高,亦提示恶性可能;而左叶结节密度较右叶结节稍高,伴粗大钙化,FDG 代谢亦无明显增高,提示良性可能性大。术后病理:①(右)甲状腺乳头状癌(瘤体直径 1.8cm)伴间质胶原化,累犯被膜,转移至(右喉返神经旁)1/1 只淋巴结;②(左)结节性甲状腺肿伴局灶胶原化、钙化(图 5-2-1)。

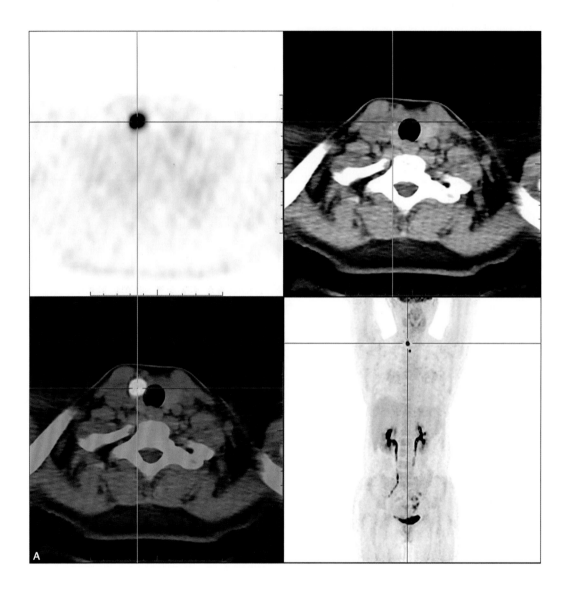

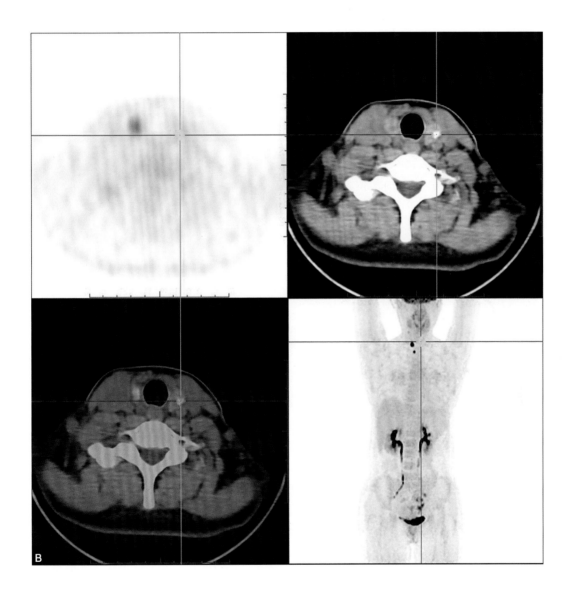

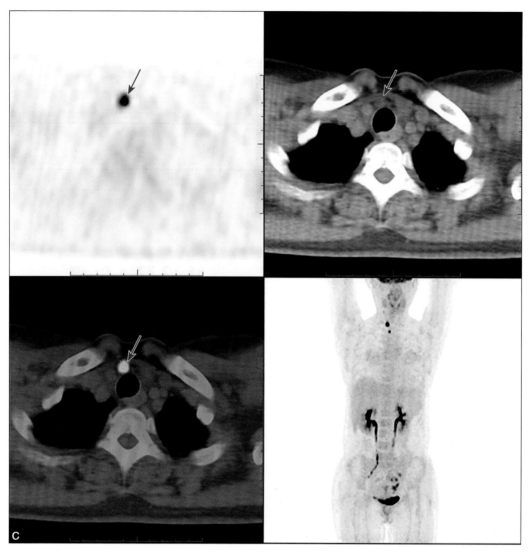

图 5-2-1　甲状腺右叶乳头状癌伴淋巴结转移

A. 甲状腺右叶结节的 PET/CT 图;B. 甲状腺左叶结节的 PET/CT 图;C. 颈部淋巴结 PET/CT 图。

　　**病例2**　患者女性,55 岁,体检 B 超发现甲状腺结节。PET/CT 见甲状腺左叶低密度结节,大小约 0.7cm×0.9cm,边界欠清,突破包膜,内见细小钙化(十字交叉),伴放射性分布浓聚影,SUVmax 约 17.0(图 5-2-2A 十字交叉),延迟显像后 SUVmax 约 21.4(图 5-2-2B 十字交叉)。CT 图像上虽未发明显肿大淋巴结,但甲状腺结节显示出甲状腺癌的征象,PET 常规显像上 SUV 即已升高,延迟显像后 SUV 值明显继续升高,此变化均提示该病变是恶性的,术后病理也证实为腺癌。术后病理:(左)甲状腺乳头状癌(瘤体最大径 1.5cm)伴间质胶原化,累犯被膜,无淋巴结转移(图 5-2-2)。

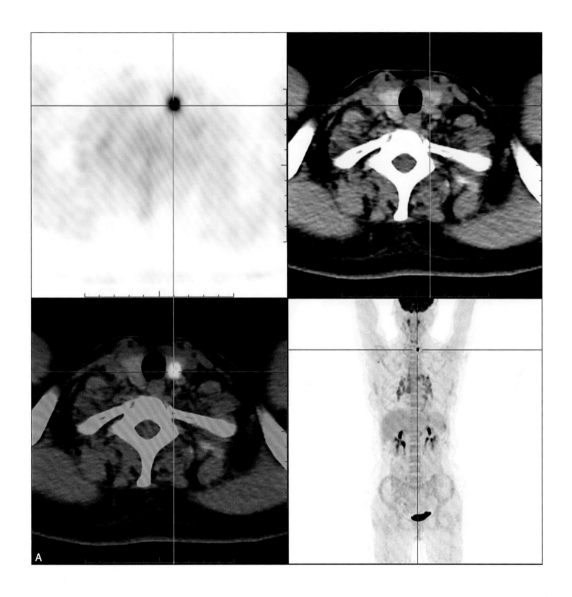

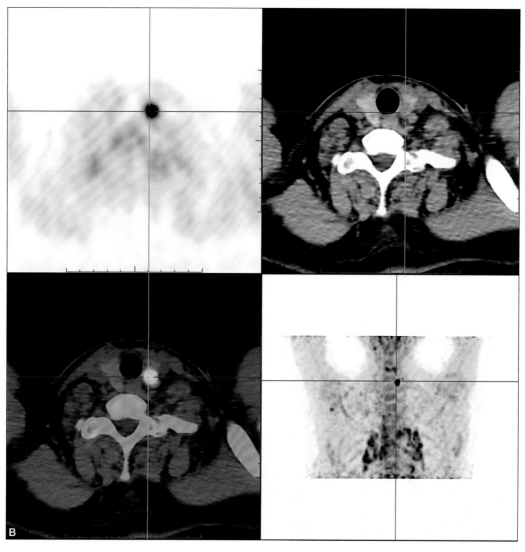

图 5-2-2　甲状腺左叶乳头状癌

A. 常规显像 PET/CT 图像横断面;B. 延迟显像 PET/CT 图像横断面。

　　**病例 3**　患者女性,30 岁,发现甲状腺肿块伴颈淋巴结肿大 10 天。PET/CT 见甲状腺右叶中下极低密度肿块影,大小约为 3.0cm×3.5cm,边界不清,突破包膜,瘤周不完整包膜样低密度影,与邻近气食管分界欠清,气管轻度受压,放射性分布不均匀浓聚,SUVmax 约为 3.1(图 5-2-3A 十字交叉和图 5-2-3B 箭头);右下颈血管周围间隙、胸骨上窝偏右侧见多发肿大淋巴结影,大者约为 1.2cm×1.1cm,部分伴放射性分布异常浓聚,SUVmax 约为 2.3(图 5-2-3C、D 箭头)。CT 征象上具有典型的甲状腺恶性肿瘤的征象,PET 上虽然 SUV 值并不是特别高,尤其是颈部淋巴结,SUV 值低于 2.5,但是分化型甲状腺癌的 PET 特点就是有可能葡萄糖低代谢,所以不难诊断为分化型甲状腺癌,因其伴明显的颈部淋巴结肿大,故乳头状癌可能性大,滤泡癌淋巴结转移较少,以远处转移常见。术后病理:右侧甲状腺乳头状癌,伴颈部多发淋巴结转移(图 5-2-3)。

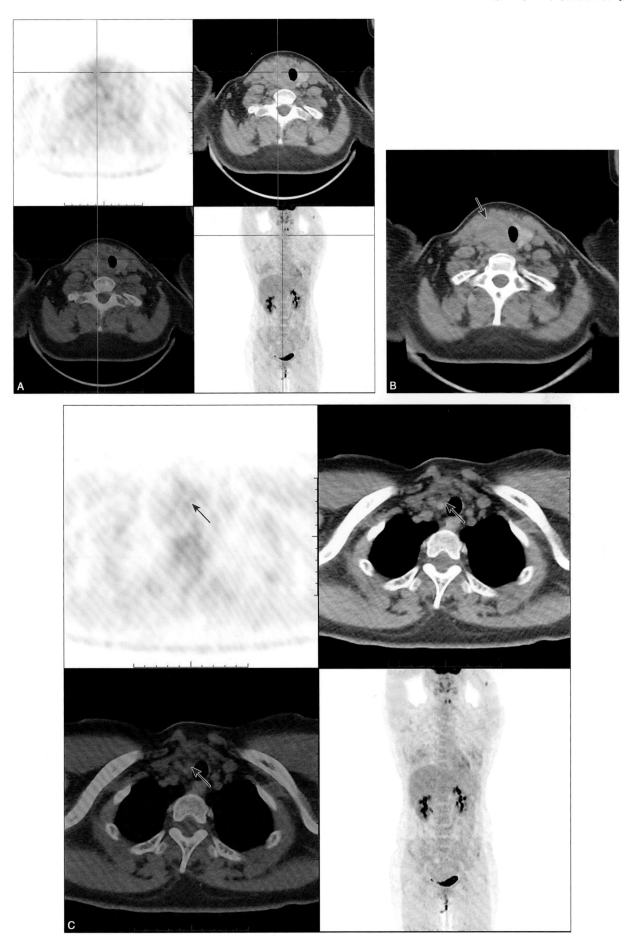

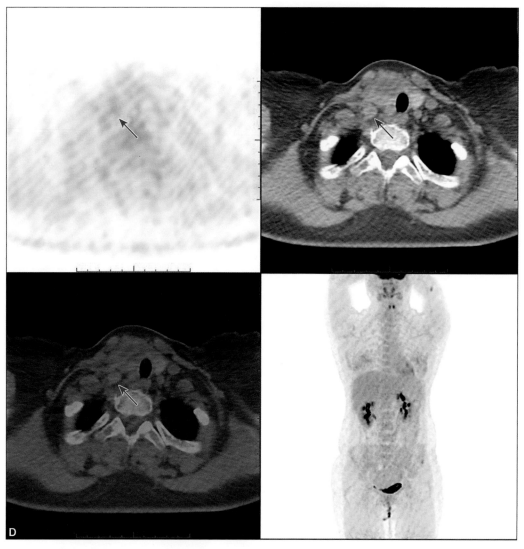

**图 5-2-3　甲状腺右叶乳头状癌,伴颈部多发淋巴结转移**
A. 甲状腺右叶结节的 PET/CT 及 MIP 图;B. PET/CT 同机 CT 图;C. 颈部淋巴结图;D. 颈部淋巴结图。

　　**病例 4**　患者女性,72 岁,宫颈癌术后放疗后 9 年,发现甲状腺结节 5 天。PET/CT 见甲状腺左叶稍低密度结节,大小约 1.8cm×1.3cm,形态不规则,内可见点状钙化灶,甲状腺膜不光整,放射性摄取异常浓聚,SUVmax 为 24.1(图 5-2-4A 十字交叉);另纵隔 1R、2R、4R 区可见多发肿大淋巴结,最大者约 3.3cm×1.3cm,FDG 代谢浓聚,SUVmax 为 7.9(图 5-2-4B 十字交叉)。甲状腺结节的诊断并不难,无论是 CT 还是 PET 上都是典型的甲状腺恶性肿瘤征象。关键在于纵隔淋巴结的诊断,首先从 CT 上看这些淋巴结的密度偏低,形态较饱满,无明显钙化,部分融合成串珠状,PET 上表现为团块状放射性分布异常浓聚,这些均为恶性的表征,考虑转移性。甲状腺癌无颈部淋巴结转移而出现纵隔淋巴结的跳跃式转移较少,结合该患者有宫颈癌病史及肿瘤标志物,则考虑宫颈癌转移可能性大。术后病理:(左侧)甲状腺乳头状癌(瘤体 1.9cm×1.3cm×0.9cm),累犯被膜纤维组织;纵隔淋巴结内见转移性中分化鳞状细胞癌(结合病史,首先考虑宫颈癌转移)(图 5-2-4)。

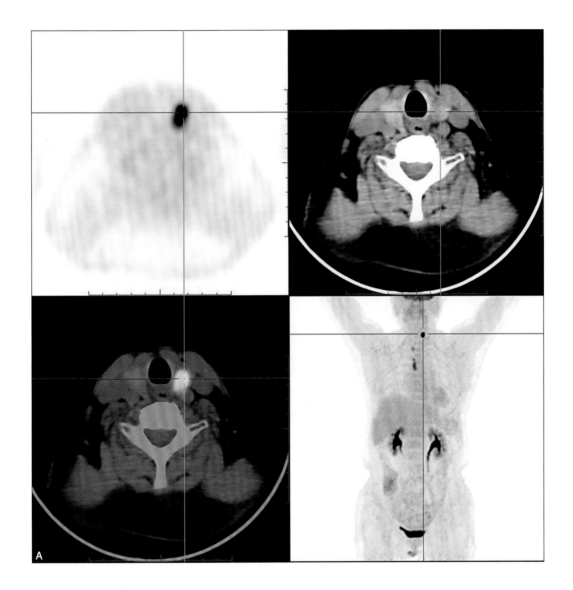

A

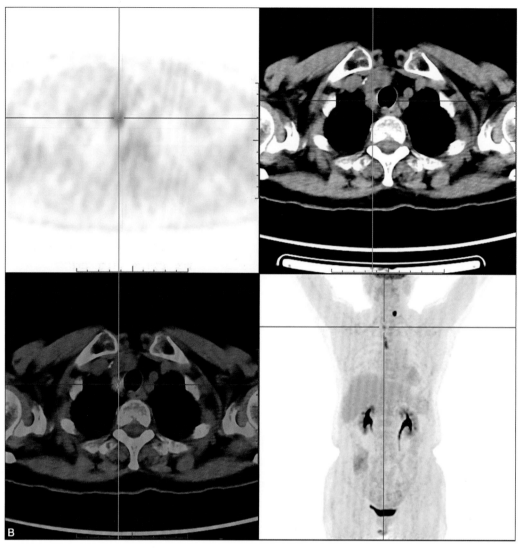

**图 5-2-4 甲状腺左叶乳头状癌伴纵隔淋巴结转移**
A. 甲状腺左叶结节图;B. 纵隔淋巴结图。

　　**病例 5** 患者女性,58 岁,胸痛 1 个月。PET/CT 见甲状腺两叶及峡部均匀增大,密度减低,甲状腺右叶稍低密度结节,大小约为 1.3cm×1.2cm,环形钙化,伴放射性异常浓聚,SUVmax 约为 5.4(图 5-2-5A 十字交叉);甲状腺见左叶粗大钙化结节影,未见放射性异常浓聚(图 5-2-5B 箭头)。胸骨体上段骨质破坏,周围软组织稍肿胀,伴放射性异常浓聚,SUVmax 约为 10.8(图 5-2-5C 十字交叉)。对于甲状腺右叶结节,单纯从 CT 上并未显示典型的恶性征象,相反,环形钙化常为良性病变的征象,且无明显肿大或高代谢淋巴结,但是 PET 上表出高代谢,结合胸骨明显骨质破坏现象,则要考虑甲状腺恶性肿瘤骨转移,且滤泡癌可能性大。术后病理:右侧甲状腺滤泡癌,伴胸骨转移(图 5-2-5)。

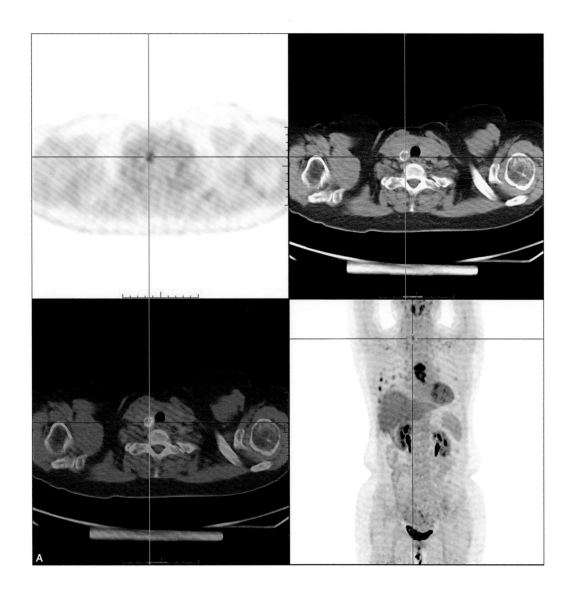

A

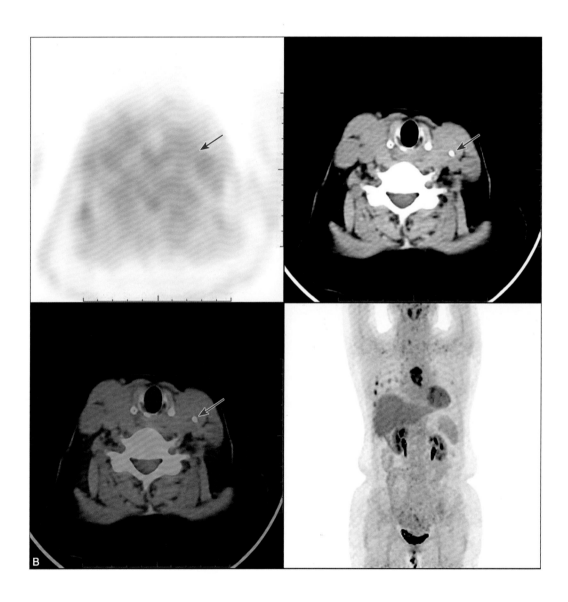

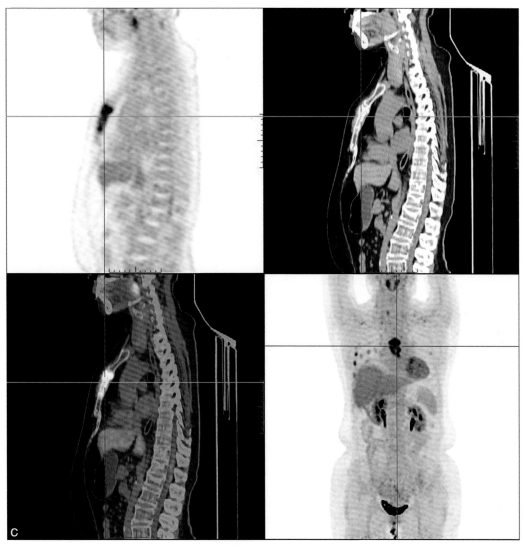

图 5-2-5　右侧甲状腺滤泡癌,伴胸骨转移
A. 甲状腺右叶结节的 PET/CT 图;B. 甲状腺左叶钙化的 PET/CT 图;C. 胸骨的冠状面图。

**病例 6**　甲状腺癌切除术后 2 个月,甲状腺球蛋白升高。PET/CT 见右侧髋臼、耻骨可见溶骨性骨质破坏,伴周围软组织肿胀,放射性分布异常浓聚,SUVmax 约 25.7(十字交叉)。甲状腺滤泡癌,如术后出现 Tg 升高,应想到骨骼是否有转移灶存在,本例患者果然发现有骨骼破坏存在伴葡萄代谢增高,考虑甲状腺癌骨转移。值得一提的是,全身骨显像对甲状腺癌骨转移并非十分敏感;相反,PET/CT 则表现出更高的敏感度(图 5-2-6)。

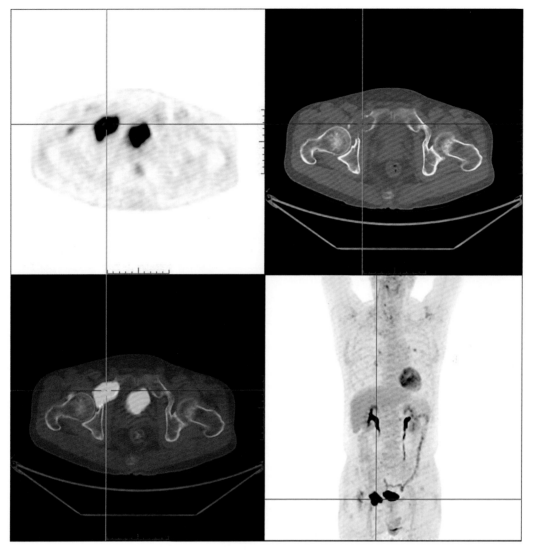

图 5-2-6　甲状腺滤泡状癌术后右侧髋关节转移

（四）小结

分化型甲状腺癌常被认为是低糖代谢的改变,不建议在 DTC 随访中常规使用$^{18}$F-FDG PET/CT 检查。但在甲状腺切除术后分期、具有分化较差的组织学亚型的高风险患者中作用明显。在下述情况可考虑使用:①血清水平增高(>10ng/ml)而$^{131}$碘全身扫描阴性时,协助寻找和定位病灶;②对病灶不摄碘者,评估和监测病情;③对侵袭性或转移性 DTC 者,评估和监测病情。由于炎性淋巴结、切口肉芽肿、肌肉活动度增加等因素,可能导致$^{18}$F-FDG PET/CT 阳性结果。因此,对$^{18}$F-FDG PET/CT 阳性显像部位,宜通过细胞学、组织学等其他检查手段进一步确认是否为 DTC 病灶,尤其经常被应用于分化型甲状腺癌伴升高的血清甲状腺球蛋白水平和放射性碘全身扫描阴性的患者中。$^{18}$F-FDG PET/CT 显像对不同进展期的甲状腺癌临床判断价值显著,其最重要的临床应用在于病灶诊断、分期和再分期,以及对各种治疗的评价和预后判断。

但是,临床观察发现分化型甲状腺癌也常常具有高糖代谢的影像学表现,恶性病灶在$^{18}$F-FDG PET/CT 中也可呈阳性显像,具体的机制还需要进一步研究。分化型甲状腺癌与髓样癌、低分化癌的 SUVmax 值分别为 4.25±1.70 和 6.34±2.45,髓样癌、低分化癌的 SUV 值略高于分化型甲状腺癌,但差异无统计学意义。

另外,PET/CT 对于偶发性甲状腺癌的检出也是不容忽视的,一项多中心研究结果显示 PET/CT 显像发现的甲状腺偶发瘤的比例为 1.6%,恶性率为 34%。PET/CT 显像偶发甲状腺癌的大部分病理分型为乳头状癌,且高的代谢体积和总糖酵解的分化型甲状腺癌更易发生淋巴结转移。

## 二、甲状腺髓样癌

### （一）临床概述

髓样癌（medullary thyroid carcinoma，MTC）占甲状腺癌的 5%～10%，起源于滤泡旁细胞（又叫 C 细胞），可分为散发性和家族性两种，家族性为常染色体遗传性内分泌综合征。家族性髓样癌多累及双侧甲状腺，而散发性髓样癌常仅累及一侧甲状腺。髓样癌恶性度高，常发生颈淋巴结转移，有 53% 可发生同侧颈淋巴结转移，发生双侧淋巴结转移高达 20%。甲状腺髓样癌可分泌多种胺类和多肽类激素，导致部分患者出现顽固性腹泻，多为水样泻，但肠吸收障碍不严重，患者也可有面部潮红和多汗等症状。

甲状腺髓样癌分为遗传性和散发性两种类型，前者属于家族性的常染色体显性遗传，表现为 2 型多发性内分泌腺瘤（multiple endocrine neoplasia，MEN），目前已知的遗传性 MTC 有 3 种：

1. MEN2A 型，以伴有嗜铬细胞瘤或甲状旁腺功能亢进为特征，约为 MEN2 型的 90%。

2. MEN2B 型，伴有嗜铬细胞瘤、多发性黏膜神经瘤以及类马方体型。

3. 家族性甲状腺髓样癌（family MTC，FMTC），不伴有其他内分泌疾病的征象。

临床上述 3 种 MTC 在发病率、基因表达、发病年龄、伴随疾病、肿瘤病理学改变以及预后上存在很大差异。75% 的 MTC 属于散发性病例，只有 25% 的 MTC 患者属于遗传性。诊断是否属于家族性甲状腺髓样癌，不是根据该患者是否有家族病史，而应依据基因和生化的检查。散发性 MTC 的高发年龄为 50 岁。由于一些特殊检查的广泛使用，近些年来对 MTC 的诊断率有了很大的提高，包括对甲状腺结节进行 CT 扫描以及应用分子学方法对散发性 MTC 和 MTC 家族高危人群的原癌基因（RET 基因）突变检测，从而提高了该病的治愈率，极大地改善了 MTC 的预后。

FMTC 与通常的原发肿瘤有所不同，其特征性的表现为 C 细胞的多中心增生，几乎所有的 MTC 均以双侧增生为 C 细胞作为其最初损害的表现。对于散发性 MTC，其最初的表现同样也是 C 细胞的增生。从 C 细胞增生发展到镜下可见的肿瘤细胞可能需要数年，但具体时间尚不确定。转移可以首先出现在中央或边缘区域，即使微小 MTC 患者中，仍有至少 10% 在术中发现已有颈部和纵隔淋巴结转移。而在临床确诊的 MTC 患者中，颈部和纵隔淋巴结转移发生率可以高达 90%。另外，还可以发现肺、肝和骨等部位的转移。

MTC 最初分泌的是降钙素（calcitonin，CT），CT 可以作为 MTC 的肿瘤标志物，并准确地评估 MTC 的预后。所有 MTC 患者的基础和激发后的降钙素水平均升高，且基础降钙素水平通常与肿瘤的大小密切相关，绝大多数临床可扪及肿物的患者其血清降钙素水平均升高，达 100pg/ml。换而言之，基础的降钙素升高意味着肿瘤切除不彻底或肿瘤复发。因此，所有甲状腺结节患者均建议检测血清降钙素。

其他的实验室检查指标包括：癌胚抗原（carcinoembryonic antigen，CEA）、钙抑肽（PDN-21）、嗜铬粒蛋白 A、神经特异性烯醇化酶（neuron specific enolase，NSE）、生长抑素以及促肾上腺皮质激素（adrenocortico-tropic hormone，ACTH），这些物质均可由 MTC 分泌产生，与其他类型的肿瘤可相鉴别。

在影像学检查上，主要行颈部超声、颈胸腹部 CT 检查。超声在甲状腺肿瘤诊断方面发挥着重要作用，但目前关于 MTC 的超声报道较少。较为一致的结论是，MTC 的超声表现有一定特征，如边界清晰、形态规整、纵横比≤1、粗大钙化较多见等，但其特异性均不高，诊断准确率较低，而且超声在中央组淋巴结转移及粗大钙化的显示方面不及 CT。MTC 患者在术后随访过程中发现降钙素及 CEA 升高，常常提示恶性 C 细胞存在，即使传统的影像学检查不能确定相应的病灶的位置，这称为隐匿性病变，主要归因于肿瘤体积小，弥漫性转移至肺、肝或骨髓。由于单个病灶过于微小，以至于不能被传统检查手段发现。

手术是甲状腺髓样癌首选的治疗方法，无论肿瘤是散发还是家族性，原发还是复发，是局限于甲状腺还是侵犯到腺体之处。MTC 常为多个病灶，因此建议对所有甲状腺髓样癌的患者行甲状腺全切术。对已有明显淋巴结转移的颈部区域,行清扫术也是必需的。MTC 的远处转移很少采用手术治疗,手术指征在防止局部并发症和减轻症状时才具备。

放射性碘对于诊断和治疗 DTC 是极其有用的工具,由于 MTC 不是来源于甲状腺滤泡细胞,故其不能摄取、蓄积放射碘。外照射治疗应尽可能避免,化疗几乎无疗效。现在越来越多的研究转向分子靶向药物治疗,总之 MTC 的传统非手术治疗方法有限,疗效欠佳。

不同散发性 MTC 的自然病程彼此之间差别很大。术后可以长期隐性生长,亦可发生快速侵袭、播散转移以致死亡。所有类型的 MTC 总的 10 年生存率为 61%~76%。总的预后介于分化型甲状腺乳头状癌、滤泡癌和侵袭性强较的未分化癌之间。早期诊断、及时手术,可能治愈 MTC。影响预后的主要因素包括:疾病分期、确诊时间、肿瘤分类(散发性或家族性)、性别与年龄(Ⅰ期的家族性 MTC、女性且年龄<40 岁为预后良好的因素)。目前研究未发现散发性 MTC 与家族性 MTC 在生存期上有明显差别。良好的预后主要取决于进行预防性筛查、早期诊断,以及其后及时、合理、规范的治疗。

（二）PET/CT 诊断要点

MTC 起源于分泌降钙素的甲状腺滤泡旁细胞,因此对于此类患者,既往术后监测病情多采用定期检测血清降钙素的方法。一般认为,如果术后血清降钙素水平升高,则意味着肿瘤复发或转移,但通过多年临床观察发现,一部分患者术后复查虽降钙素水平升高,但常规影像学检查无法发现复发灶和转移灶,PET/CT 检查以其独有的优势在这些方面将会发挥更大的作用,有助于此问题的解决。

局部复发或颈部淋巴结转移通常采用超声诊断,CT 上的表现多为两叶单发或多发结节,形态不规则,边界不清晰,密度不均匀减低,伴粗大钙化。

淋巴结转移多见,但有许多病例纵隔和肺门的转移淋巴结与正常淋巴结在 CT 上难以区分别,易造成漏诊或误诊。如病灶有以上表现且伴有降钙素明显升高,应考虑到 MTC 的可能;此外,还需与其他检查相结合,以提高术前诊断正确率,改善患者预后。而 PET/CT 在一定程度上,可全面了解全身病灶分布,准确定位肿瘤及分期。

MTC 具有神经内分泌肿瘤的特性,生物学行为多样,可表现为生长缓慢的惰性肿瘤到高侵袭性肿瘤等多种类型。因此,MTC 的 SUVmax 值可高可低。PET/CT 双时相显像有助于肿瘤良、恶性的鉴别,恶性肿瘤延迟显像 SUVmax 会继续升高,而良性疾病随着时间延长会降低。

PET/CT 在非神经内分泌肿瘤的分期中具有十分突出的诊断准确性,与这相比,其在 MTC 诊断中的结果却令人失望。目前还没有大规模的研究来评估 PET/CT 在均质的 MTC 患者群体中的诊断准确度,但是现有的资料提示其在 MTC 诊断中灵敏度和诊断准确度均在 60% 以下。这很可能是由于 MTC 灶生长相对缓慢,血管相对丰富,因此无氧糖酵解率很低,葡萄糖的代谢低下。

（三）典型病例

**病例 1**　患者男性,15 岁,发现甲状腺结节 1 个月。PET/CT 见甲状腺右叶两枚不规则低密度结节,大者约 1.5cm×1.6cm,边界不清,突破甲状腺包膜,内见点状钙化(图 5-2-7C 箭头),放射性分布浓聚,SUVmax 约为 3.0(图 5-2-7A 十字交叉);甲状腺左叶见不规则低密度结节,大小约 2.3cm×0.9cm,边界不清,突破甲状腺包膜,放射性分布浓聚 SUVmax 约为 1.7(图 5-2-7B 十字交叉)。CT 上表现为双侧甲状腺多发结节,低密度,伴细小钙化、边界不清、包膜不完整,结合 PET 上的葡萄糖高代谢,不难诊断甲状腺恶性肿瘤;结合患者年龄,第一印象可能会认为是分化甲状腺癌,乳头状癌可能性大;但是,如果再结合实验室检查的降钙素及 CEA 肿瘤标志物水平,不难诊断甲状腺髓样癌。髓样癌常表现为双侧多发病灶,易出现淋巴结及远处脏器转移。但此患者并未发现明显的局域或远处转移灶。术后病理:双侧甲状腺恶性肿瘤,考虑髓样癌(图 5-2-7)。

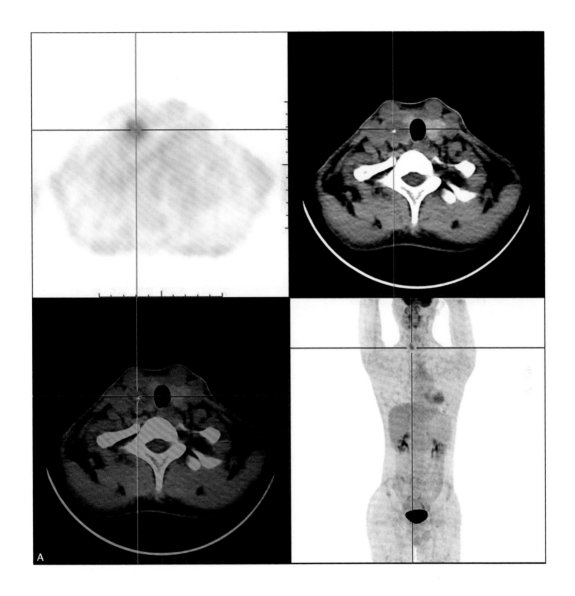

A

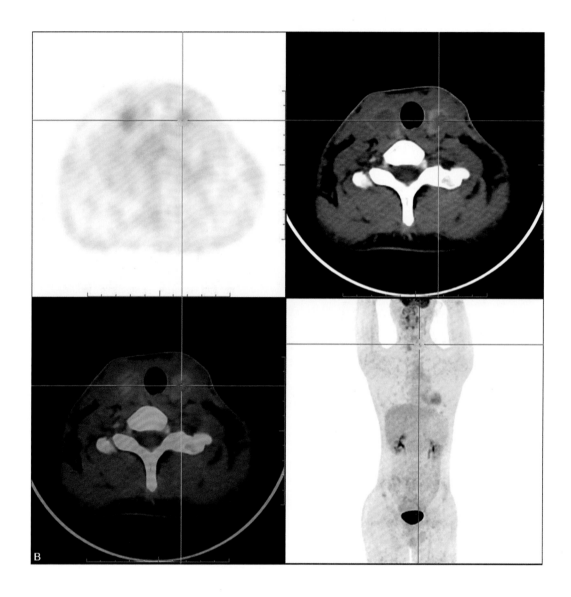

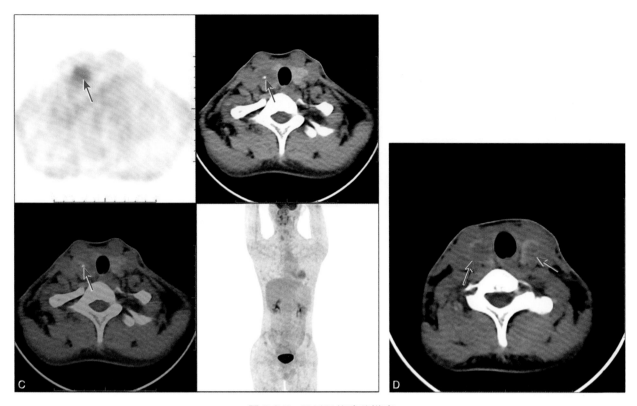

图 5-2-7　双侧甲状腺髓样癌

A. 甲状腺右叶结节 PET/CT 图;B. 甲状腺左叶结节 PET/CT 图;C. 甲状腺右叶结节的 CT 图;D. 甲状腺两叶结节的
CT 图。

**病例 2**　患者女性,22 岁,病理:甲状腺双侧叶髓样癌,双颈淋巴结髓样癌转移;双侧肾上腺嗜铬细胞瘤(图 5-2-8)。

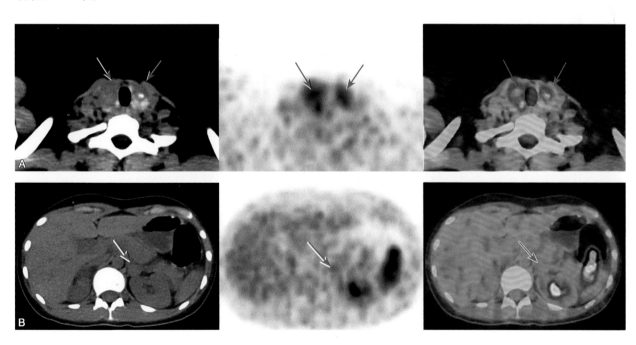

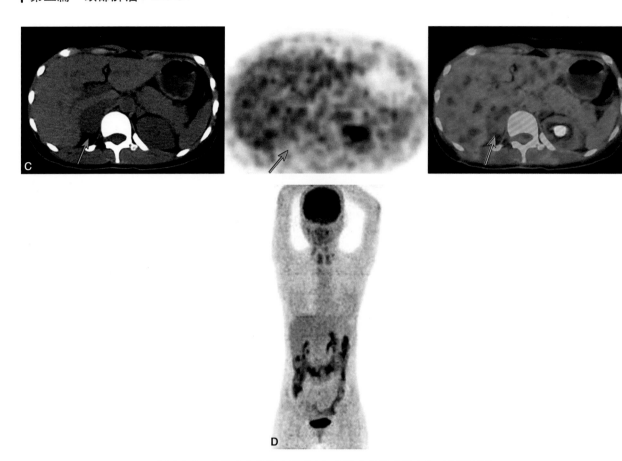

**图 5-2-8　髓样癌合并肾上腺癌（多发性内分泌瘤综合征，MEN2 型）**

A. 甲状腺双叶多个低密度结节影的代谢活性增高（红色箭头），SUV 5.4，大者约 1.5cm×1.6cm，结节的密度不均，病灶内见多发斑点状钙化灶，CT 值约 583HU；B. 左肾上腺区小结节影的代谢活性稍增高（紫色箭头），SUV 约 2.5，大小约 1.3cm×1.5cm；C. 右肾上腺区软组织肿块影的代谢活性稍高（绿色箭头），SUV 约 3.0，大小约 2.2cm×3.5cm，邻近肝右后叶受肾上腺区肿块的推压；D. PET MIP 图（该病例由中山大学肿瘤防治中心林晓平、樊卫提供）。

**（四）小结**

PET/CT 可主要用于：①病理检查确诊原发灶后，检查早期患者有无颈部潜在转移灶，对中晚期甲状腺癌患者，检查有无胸骨后或其他远处转移；②MTC 治疗后的评估与监测，确定复发或残留病灶，如对术后降钙素水平升高患者复发灶的检测；③部分甲状腺良、恶性肿瘤的鉴别诊断；④PET/CT 也可以应用于甲状腺髓样癌术后病情的监测，术后降钙素水平虽升高，但常规影像学检查无法发现复发灶和转移灶的患者，PET/CT 是有益的补充手段；⑤应用不同示踪剂的 PET/CT 显像有助于发现 MTC 等引起血清 CEA 不明原因升高的少见肿瘤，而且对判断肿瘤的生物学行为及全面评估转移灶具有独特优势。

## 三、甲状腺未分化癌

**（一）临床概述**

全球甲状腺肿瘤的患病率逐年上升，而恶性程度最高的甲状腺未分化癌（anaplastic thyroid cancer，ATC）的患病率却略有下降。在美国，ATC 约占甲状腺癌的 1.7%，其他国家报道的数据在 1.3%~9.8%。ATC 患者中位生存时间为 5 个月，1 年生存率为 20%。本病多发生于 60 岁以上患者，发病年龄高于其他类型甲状腺癌，男女比例约为 1∶2。患者常以迅速增大的颈部肿物或声音嘶哑，呼吸、吞咽困难就诊。未分化癌是甲状腺癌中预后最差的一种病理类型。

ATC 肿瘤的细胞学特征表现为多核细胞，伴有大的异形细胞核以及多种不典型细胞有丝分裂。典型的组织病理学生长类型为纺锤样细胞、鳞样细胞、多形巨细胞，以一种表现为主或几种混合。ATC 可能来源于分化良好的甲状腺癌（well differentiated thyroid cancers，WDTC）的去分化。研究表明，高达 80% 的

ATC 患者有甲状腺肿病史；20%～90%的 ATC 病例，组织学检查显示 ATC 与 WDTC 共存，或患者既往有 WDTC 或分化差的甲状腺癌（poorly differentiated thyroid cancer，PDTC）手术切除史。在去分化过程中，基因突变及核不稳定性的累积，导致 WDTC 衍变成 PDTC，最终形成 ATC。ATC 最常见的突变为 *TP53* 和 *β-catenin*，这两个基因的突变极少见于 WDTC。*BRAF* 和 *RAS* 突变可见于 WDTC 和 ATC，出现在前者中，预示肿瘤的去分化潜能。*PIK3C* 和 *PTEN* 突变同样见于 WDTC 和 ATC。*RET*/乳头状癌重排突变见于甲状腺乳头样癌，预示肿瘤去分化的可能。*RET*/乳头状癌和 *PAX8/PPARγ* 见于甲状腺乳头样癌和滤泡样癌，但 ATC 中未有检测。这些分子突变将为临床治疗甲状腺癌提供新的靶点，且有助于判断预后以及协助诊断。然而，*BRAF* 和 *RAS* 虽突变阳性率高，但缺乏特异性；*RET*/乳头状癌和 *PAX8/PPARγ* 虽然可以确定肿瘤的甲状腺特异性起源，但 ATC 中罕见。仅 *TP53* 和 *β-catenin* 突变可提示去分化的甲状腺癌，虽然它们亦偶尔见于低分化甲状腺癌。因此，目前认为基于 DNA/RNA 的分子学研究尚不作为诊断和管理 ATC 患者所必需。

一旦诊断为 ATC 后，应尽快进行相关检查以了解患者的基本状态，评估肿瘤分期，确定最佳治疗方案。约 10% ATC 局限在甲状腺内，40%出现甲状腺外组织侵犯和/或淋巴结转移，其余 50%患者出现广泛转移。ATC 患者因肿瘤体积大往往甲状腺功能受抑，亦有部分 ATC 表现为显著甲状腺毒症，但值得一提的是，与分化型甲状腺癌不同，血清 Tg 不能用于监测肿瘤；肿瘤常侵犯甲状旁腺，极少情况下表现为恶性肿瘤相关性高钙血症。影像学检查包括高分辨率超声检查、$^{18}$F-氟代脱氧葡萄糖标记的正电子发射断层扫描（$^{18}$F-fluorodeoxyglucose positron emission tomography/computed tomography，$^{18}$F-FDG PET/CT）、磁共振成像（magnetic resonance imaging，MRI）或计算机断层扫描（computed tomography，CT），这些影像学检查主要用来评估肿瘤侵犯程度、有无远处转移等。ATC 患者远处转移见于肺（37.2%）、纵隔（25%）、肝脏（10.1%）、骨（6.4%）、肾脏（5.3%）、心脏和肾上腺（5.2%）以及脑（4.4%）。ATC 肿瘤生长迅速，常累及声带造成声带麻痹、声音嘶哑，所有患者均需进行声带功能评估。光导纤维喉镜能检查对侧声带、声带的移动性、喉内的病理学变化、声门下及气管上部是否有病变侵犯。

TNM 分期：所有 ATC 均为 Ⅳ 期。Ⅳa 期：肿瘤病灶局限在甲状腺内（$T_{4a}$），$N_0$，$M_0$（无远处转移）；Ⅳb 期：原发肿瘤达 $T_4$ 侵袭，$N_0$～$N_3$，$M_0$；Ⅳc 期：肿瘤有远处转移。

大部分 ATC 患者预后极差，临床上会对所有患者进行预后评估，评估指标包括年龄、性别、肿瘤大小、组织学和肿瘤分期。Ⅳa、Ⅳb、Ⅳc 期患者的 1 年存活率分别为 72.7%、24.8%和 8.2%。而手术切除范围广、女性、年龄小（<60 岁）、肿瘤体积小（<5～7cm）、接受高剂量放疗、无远处转移、并存 WDTC 以及采取综合治疗的患者，预后相对好。

治疗上，局部病灶的治疗以手术为主，切除的方式一般是甲状腺全切或次全切联合中央区和双侧颈部淋巴结清扫。有全身转移的患者，为预防气道或食管受压，也应及时切除原发肿瘤行姑息治疗。部分患者需行术前和术后辅助治疗，手术切除（R0/R1）联合放化疗（>40Gy），患者的局部病灶控制和整体存活率均明显改善。放疗方式，推荐采用调强适形放疗（intensity modulated radiation therapy，IMRT），该疗法肿瘤针对性强，对脊髓和瘤旁正常组织损伤小。常见用于 ATC 的细胞毒性化疗药物有紫杉醇类（紫杉醇、多烯紫杉醇）、蒽环类（阿柔比星）和铂类（顺铂、卡铂），多联合使用。

晚期转移 ATC 的治疗主要采用全身化疗，放射性碘扫描/治疗对其无效。近些年一些新的靶向治疗药物逐渐被临床证实具有一定的疗效，如多激酶抑制剂索拉非尼（sorafenib）、酪氨酸激酶抑制剂阿西替尼（axitinib）、表皮生长因子受体酪氨酸激酶抑制剂吉非替尼（gefitinib）、伊马替尼（imatinib）等。

（二）PET/CT 诊断要点

甲状腺未分化癌通常体积较大、质硬、无包膜，癌组织常侵犯周围组织并见明显出血和坏死，其 CT 特点包括低密度或混杂密度肿物，形态不规则，边界不清，内部或边缘絮状或斑片状高密度区，粗大钙化灶，轻度强化。常见侵犯周围结构及淋巴结坏死。大部分病变对周围结构有不同程度的粘连或侵犯，主要侵犯邻近带状肌、气管、食管、血管、喉等结构，出现同侧颈内静脉瘤栓。此外，应全面检查，除外其他部位的远处转移。未分化癌虽起源于滤泡细胞，但其分化程度差，缺乏摄碘能力，且破坏了正常甲状腺滤泡的摄碘能力而强化不明显，与分化型甲状腺乳头状癌较明显强化不同。与结节性甲状腺肿不同的是，后者表现为甲状腺不规则增大,腺内多个、散在、规则的低密度结节,常有斑片、斑点状粗钙化。淋巴瘤可侵犯单侧或双侧甲状腺,密度较均匀,强化不明显,常有颈部淋巴结肿大,但淋巴结多密度均匀,坏死罕见。如患者年龄较大,肿物短期内迅速增大,内部出现大片低密度坏死区,应考虑未分化癌的可能。

　　ATC 虽然不摄碘,但对葡萄糖却有着高代谢的特征,ATA 指南推荐积极使用 PET/CT 来评估 ATC 的病情,尤其是在晚期转移性 ATC 中,PET/CT 能有效鉴别转移与非转移,它在评估肿瘤的可切除性及随访中的价值及灵敏度均高于 CT。

　　(三) 典型病例

　　患者女性,58 岁,发现双肺结节 1 个月。PET/CT 见甲状腺左叶见不规则软组织肿块影,自甲状软骨下缘至近胸骨上缘水平,内见低密度影,最大截面大小约 5.5cm×4.3cm,挤压周围组织,气管右移,肿块不均匀性放射性摄取增高,SUVmax 约 13.2(图 5-2-9A 十字交叉)。颈部Ⅵ区见多个肿大淋巴结影,较大者直径约 1.1cm,放射性摄取增高,SUVmax 约 8.7;前上纵隔多个肿大淋巴结影,大者大小约 3.2cm×2.3cm,不均匀性放射性摄取增高,SUVmax 约 8.9(图 5-2-9B 十字交叉)。双肺见大小不等的类圆形结节灶,边界清,大者位于左下肺,大小约 2.9cm×2.4cm,放射性摄取增高,SUVmax 约 9.6(图 5-2-9C、D 箭头)。CT 示甲状腺低密度大肿块,其形态不规则、边界不清、侵犯周围组织和血管,肿块内因生长迅速而缺血、坏死,伴多发肿大淋巴结,融合伴坏死;伴肺转移。PET 示无论是原发病灶还是转移灶,都具有较高的葡萄糖代谢,符合甲状腺未分化癌的表现。术后病理:左甲状腺恶性肿瘤伴坏死,首先考虑未分化癌,累犯被膜,伴脉管癌栓,伴纵隔淋巴结转移;肺部结节穿刺病理:结合病史考虑转移性癌(图 5-2-9)。

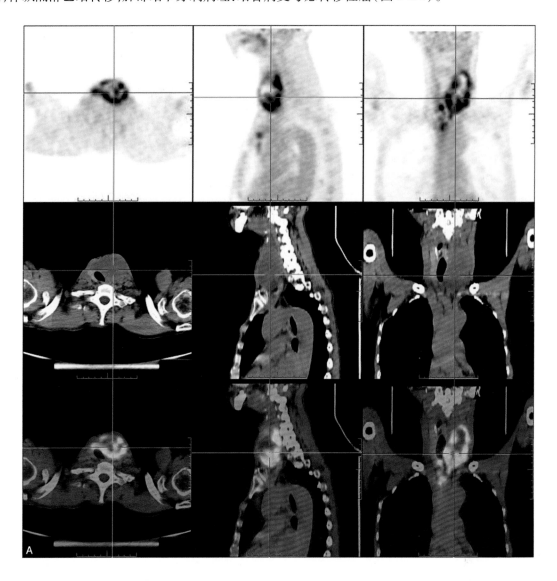

A

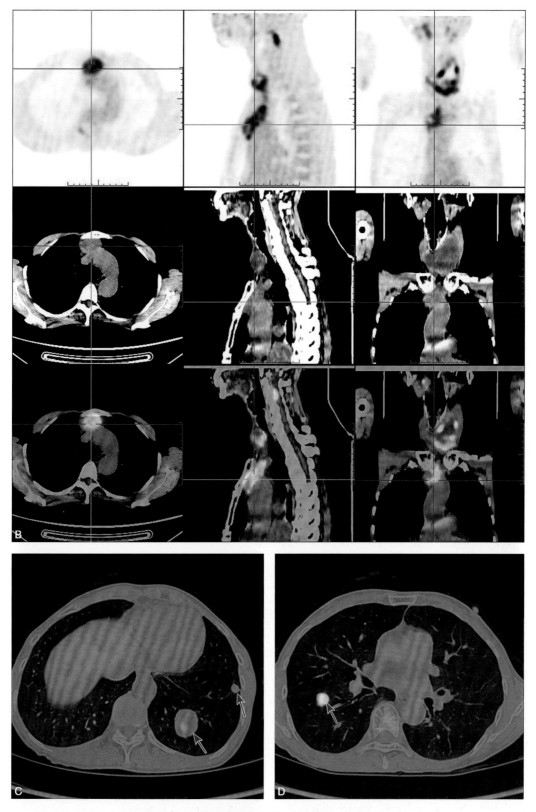

**图 5-2-9　左甲状腺未分化癌,伴纵隔淋巴结及肺转移**

A. 甲状腺肿块的 PET/CT 图;B. 颈部及纵隔淋巴结 PET/CT 图;C. 双肺多发结节的 PET/CT 图;D. 双肺多发结节的 PET/CT 图。

### （四）小结

甲状腺未分化癌极易发生淋巴结及远处转移,PET/CT 在 ATC 中具有很高的灵敏度,能够很好地评估肿瘤的局部及远处转移情况,准确地对 ATC 进行分期,帮助临床更好地评估肿瘤并制订合适的治疗计划。故推荐在确诊 ATC 时,尽早进行 FDG PET/CT 检查,以准确评估病情。另外,PET/CT 在 ATC 术后随访中也起着举足轻重的作用。

（李林法　龙斌　叶雪梅）

## 第二节　甲状腺其他恶性肿瘤

### 一、临床概述

甲状腺其他恶性肿瘤种类繁杂,主要分为上皮细胞和非上皮细胞来源,前者包括甲状腺鳞癌、黏液表皮样癌、梭形细胞肿瘤等,后者包括淋巴瘤、肉瘤和恶性畸胎瘤等。

由于肿瘤类型不同,临床表现及治疗方法各异。甲状腺淋巴瘤是相对少见的疾病,占所有淋巴瘤的1%,常见于中老年人,女性多于男性,男女比例为 1:2.7,常伴有桥本氏甲状腺炎,究竟是甲状腺淋巴瘤中的淋巴细胞浸润导致了慢性淋巴细胞性甲状腺炎的发生,还是由于甲状腺炎中的淋巴细胞长期慢性刺激诱导淋巴瘤发生不甚清楚,临床表现为甲状腺单侧或双侧短期迅速增大,部分可伴有淋巴结肿大,且淋巴结密度和原发肿瘤一致,常伴有发热、体重减轻等症状。病理上以 B 细胞来源为多,最常见于弥漫大 B 细胞和黏膜相关性淋巴瘤,化学药物治疗是首选治疗方案。其他恶性肿瘤临床非常少见,如甲状腺鳞状细胞癌,诊断前首先要排除全身其他部位的鳞状细胞癌的转移及其邻近脏器,如喉、气管等部位的鳞癌直接浸润,原发性甲状腺鳞癌对放化疗不敏感,治疗效果及预后差。

### 二、PET/CT 诊断要点

甲状腺其他恶性肿瘤 PET/CT 共同表现常为 FDG 代谢异常高摄取,如甲状腺内发现异常高代谢病灶和密度均匀、少见坏死、血管漂浮征及占位效应不明显等 CT 征象,是诊断甲状腺原发淋巴瘤的诊断要点,其他类型恶性肿瘤多表现为边界不清,密度不均,周围组织受侵伴 FDG 代谢不均匀性增高等特点,同时注意观察有无区域淋巴结或远处转移,从而协助原发疾病诊断。

### 三、典型病例

**病例 1** 患者男性,53 岁,左侧甲状腺乳头状癌术后 3 年,发现右侧甲状腺肿块 1 个月。病理:①(右)甲状腺乳头状癌(瘤体 3.5cm×3cm×2cm),累犯被膜,侵犯神经,转移或浸润至(右颈 Ⅱ 区)3/7、(右颈 Ⅲ 区)3/5、(右颈 Ⅳ 区)9/17、(右颈 Ⅴ 区)0/7 淋巴结及纤维、脂肪组织。②(上纵隔)纤维组织内见甲状腺乳头状癌伴中-低分化鳞状细胞癌(瘤体 4cm×3cm×2cm,后者约占比例 60%),累犯神经(图 5-2-10)。

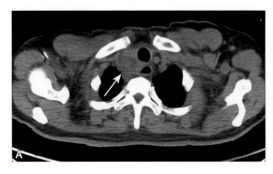
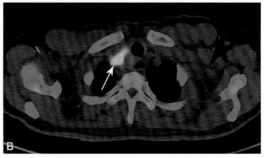

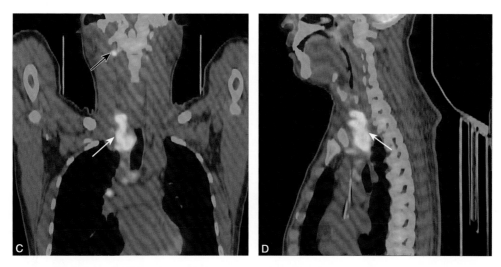

图 5-2-10　右侧甲状腺乳头状癌,上纵隔甲状腺乳头状癌伴中-低分化鳞状细胞癌
A. 甲状腺右叶不规则稍低密度肿块,边界欠清,中心见更低密度影;B. 融合图像显示肿块实性部分见不均匀性放射性摄取异常增高,SUVmax 约 13.2,中心低密度区呈放射性稀疏;C、D. 肿块下极达上纵隔(白色箭头),并可见右上颈肿大淋巴结伴异常放射性摄取增高(黑色箭头)。

**病例 2**　患者女性,52 岁,4 年前因右甲状腺肿块行手术切除,术后病理:右甲状腺滤泡淋巴瘤(3A级)。后行左侧甲状腺肿块穿刺,病理:左侧甲状腺肿块见条索状弥漫增生淋巴组织(考虑为低级别 B 细胞淋巴瘤,MALT 淋巴瘤可能)(图 5-2-11)。

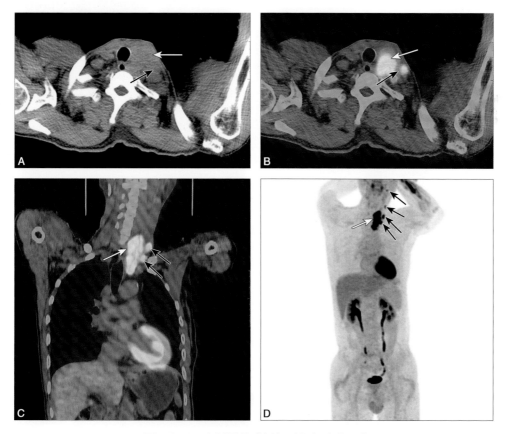

图 5-2-11　左侧甲状腺低级别 B 细胞淋巴瘤
A. CT 平扫横断面:左侧甲状腺弥漫性增大、密度欠均匀,未见明显低密度影,肿大甲状腺与周围血管分界不清,气、食管受压不明显。B、C. 分别为 PET/CT 融合图像横断面、冠状面:左侧肿大甲状腺的放射性摄取明显增高,放射性分布均匀,其 SUVmax 约 21.3(白色箭头);左颈多发肿大淋巴结,其放射性摄取明显增高,SUVmax 为 6.5~18.7(黑色箭头);D. PET MIP 图:除代谢活性明显增高的左叶甲状腺(白色箭头)和左颈部淋巴结(黑色箭头)之外,未见其余病灶。

### 四、少见病例

患者女性,53 岁,反复颈部不适 2 年余。术后病理:①(左颈动脉旁、胸骨上窝、左甲状腺及下方)显示胸腺样分化的癌(瘤体 3cm×2.5cm×1.5cm),侵及横纹肌组织;②(左甲部分)甲状腺组织伴局部结节状增生;③(左甲周围)2 只淋巴结慢性炎。免疫组化单克隆抗体及癌基因检测:CK(+)、EMA(部分+)、LCA(−)、CD20(−)、TTF1(−)、PAX-8(+)、TG(−)、CD5(+)、CD117\c-kit(+)、34βE12(+)、Ki-67(+,30%)、CD21(−)、P40(+)、P63(+)、Muc-1(−)。分子检测结果:EBER(灶+)。结合临床病变部位,排除胸腺癌,考虑甲状腺原发(图 5-2-12)。

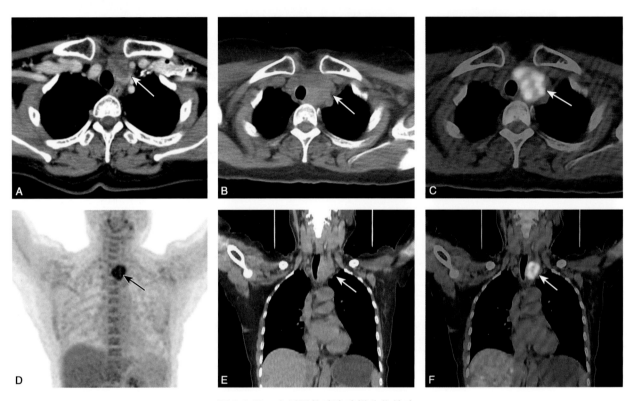

图 5-2-12　左侧甲状腺胸腺样分化的癌

A. 颈部增强 CT:甲状腺左叶不规则占位(箭头),其密度不均,病变包绕邻近血管,增强后呈不均匀性强化;B&C、E&F. 分别为甲状腺 PET/CT 检查的平扫 CT 和融合图像的横断面、冠状面:甲状腺中下极肿块样增大(箭头),其密度欠均匀,与周围血管、食管分界欠清,下极达胸骨上窝,病变的放射性摄取不均匀性异常环形增高,SUVmax 约 8.5;D. PET MIP 图:左侧甲状腺胸腺样分化的癌呈代谢活性明显增高的团块(箭头)。

### 五、小结

甲状腺其他恶性肿瘤肿瘤虽种类繁杂,表现各异,但临床均比较少见,当 PET/CT 发现甲状腺内 FDG 代谢异常摄取灶伴 CT 有特征性恶性肿瘤征象时,应考虑到存在甲状腺原发恶性肿瘤可能,避免误诊。

(李林法　龙斌　叶雪梅)

## 第三节　甲状腺良性肿瘤及肿瘤样病变

### 一、临床概述

临床上大多数甲状腺结节为甲状腺良性肿瘤及肿瘤样病变,其中以结节性甲状腺肿和甲状腺腺瘤最为常见。

1. **结节性甲状腺肿**　结节性甲状腺肿是较常见的甲状腺良性占位病变,是弥漫性非毒性甲状腺肿或称单纯性甲状腺肿的增生期。女性多见,青春期、妊娠期发病可加重,可有地方性甲状腺肿家族史。临床表现为甲状腺肿大小不等、形态不同,初期弥漫性肿大,两侧常对称,后期可形成结节,常不对称,质地较软,随吞咽可上下移动,可伴发囊性变;若合并囊内出血,结节可在短期内迅速增大而引起疼痛;当结节较大时,可压迫气管、食管、神经等而引起相应的症状,而甲状腺功能指标基本正常。病理表现为部分滤泡上皮呈柱状或乳头样增生,小滤泡形成,部分滤泡上皮复旧或萎缩,胶质贮积;间质纤维组织增生、间隔包绕形成大小不一的结节状病灶。在治疗方面,青春期的甲状腺肿大多可自行消退,有些通过适量补充甲状腺激素,以抑制过多的内源性 TSH 分泌;对结节性甲状腺肿内怀疑有恶变者,继发甲状腺功能亢进者,巨大甲状腺肿影响生活和工作者,胸骨后甲状腺肿,压迫气管、食管、神经引起临床症状者,需要手术治疗。

2. **甲状腺腺瘤**　甲状腺腺瘤是甲状腺良性肿瘤中最常见的类型,分为滤泡状和乳头状瘤两种,前者常见,多为女性,发病年龄常见 40 岁以下。

2017 年版 WHO 内分泌肿瘤分类根据肿瘤的病理、临床及基因学特点,对内分泌肿瘤的分类进行了全面更新,新版甲状腺肿瘤分类总体可分为上皮性肿瘤、非上皮性肿瘤和继发肿瘤三大类,滤泡性腺瘤是一种显示甲状腺滤泡细胞分化、无甲状腺乳头状癌核特征的、良性、有包膜和非浸润性肿瘤。约 30% 伴有 RAS 基因突变,以 NRAS 外显子 61 最为常见。PTEN 错构肿瘤综合征患者和 Carney 综合征患者易患滤泡腺瘤。新版 WHO 还引入了甲状腺交界性肿瘤的概念,除原甲状腺透明变梁状肿瘤被重新归类为交界性肿瘤外,还包括恶性潜能未定的滤泡性肿瘤、恶性潜能未定的高分化肿瘤、伴乳头状核特征的非浸润性甲状腺滤泡性肿瘤。前面 2 个疾病实体的重要组织学标准是"可疑的包膜或血管侵犯",如果浸润是明确或没有疑问的,FT-UMP 则为滤泡性癌,而 WDT-UMP 则为乳头状甲状腺癌。NIFTP 这个新的疾病实体于 2016 年首次在文献中发表,其定义为具有 PTC 细胞核特点的非浸润性滤泡生长模式的甲状腺滤泡性肿瘤,NIFTP 诊断的组织学标准包括:①存在完整的包膜伴肿瘤与邻近甲状腺分界明显;②无包膜侵犯;③全部或主要为滤泡生长方法;④乳头状甲状腺癌的核特征。其他支持 NIFTP 的特征包括缺乏砂粒体、<30% 实性/梁状/岛状生长方式、核评分为 2 分或 3 分、无包膜或血管侵犯、无肿瘤性坏死和无高核分裂象。将这组肿瘤分离出来的理论基础是其当与其他类型的甲状腺乳头状癌比较时,该肿瘤具有非常惰性的生物学行为,生物学行为上 NIFTP 类似于滤泡腺瘤,完整切除肿瘤后 15 年内复发和转移率低于 1%,但若切缘阳性可致肿瘤复发。

甲状腺腺瘤临床表现大部分无不适感,往往无意中发现颈前肿物,可单发或多发,呈圆形或椭圆形,表面光滑、无压痛,包膜感明显,可随吞咽上下移动,肿瘤增长缓慢,一旦肿瘤内出血或囊变,体积可突然增大,且伴有疼痛和压痛,但过一时期又会缩小甚至消失;当瘤体较大时,会因为压迫气管、食管、神经而导致呼吸困难、吞咽困难、声音嘶哑等症状。所以,甲状腺腺瘤最有效的治疗方法是手术切除,一般推荐患侧腺叶手术切除。

## 二、PET/CT 诊断要点

甲状腺良性肿瘤 PET/CT 影像学表现多为 FDG 代谢低摄取或不摄取,有部分表现为局灶性高代谢,放射性分布均匀,大多呈类圆形,合并肿瘤内出血时可见环形放射性摄取增高。

正常甲状腺组织由于含碘量较高,且血运丰富,因此 CT 值较高,约为(70±10)HU,良性肿瘤及肿瘤样病变平扫 CT 的共同特点是 CT 值降低,其原因为病变组织含碘量减少,且伴有滤泡细胞增多和/或组织中纤维成分的比例增多,CT 常表现为甲状腺不同程度增大(结节性甲状腺肿)或甲状腺孤立结节(甲状腺腺瘤),其主要四大征象包括形态规则、囊变为主、增强后清晰、高强化,其次还有多发坏死、高密度囊肿、散在多形性钙化、密度高低不等、晕征出现、粗大钙化有伪影及钙化连续等。

## 三、典型病例

患者男性,75 岁,发现左颈肿物 3 个月。病理:(左胸骨后)结节状甲状腺肿(图 5-2-13)。

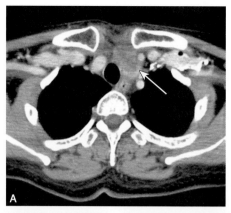

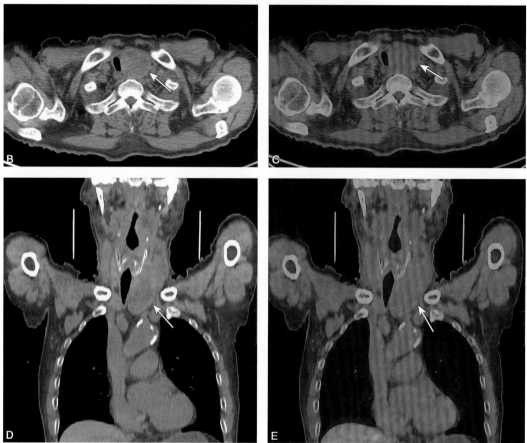

**图 5-2-13　左胸骨后结节状甲状腺肿**

A. 颈部增强 CT：左侧甲状腺体积明显增大，实质呈不均匀性强化的混杂密度影，内可见多个囊状低密度影，边界尚清晰，部分突入胸骨后，并压迫气管变窄；B、C. 分别为颈部 CT、PET/CT 融合图横轴位；D、E. 分别为颈部 CT、PET/CT 融合图冠状位。PET/CT 图像见甲状腺左叶囊实性占位，气管受压向右推移，边界清，放射性摄取不均匀性轻度增高，SUVmax 约 2.5。

## 四、小结

甲状腺良性肿瘤和肿瘤样病变是甲状腺常见疾病之一，临床常以甲状腺结节或甲状腺肿大为首发表现，伴或不伴甲状腺功能改变，临床处置仍以手术为主，PET/CT 图像多表现为 FDG 代谢低摄取或不摄取，部分可表现为局限性高代谢，CT 上出现形态规则、囊变为主、增强后清晰、高强化等特征时应考虑良性病变可能。

（李林法　龙斌　叶雪梅）

# 第四节　甲状腺继发恶性肿瘤

## 一、临床概述

国外报道尸检甲状腺继发恶性肿瘤临床较为罕见,临床资料报道其发生率仅为0.05%~3.10%,而在尸检中存在多发转移的恶性肿瘤患者甲状腺转移癌较多,其发生率为24%,其比例甚至高于甲状腺原发恶性肿瘤,而普通尸检中的发生率只有1.5%。尸检中以乳腺癌和肺癌甲状腺转移最为常见。甲状腺血管丰富,邻近器官恶性肿瘤可通过直接扩散或非甲状腺部位器官的恶性肿瘤通过血管播散至甲状腺内而形成继发性甲状腺肿瘤。喉部鳞状细胞癌是最常见的通过直接扩散到甲状腺的继发性肿瘤,临床上最常见的甲状腺转移癌为肾透明细胞癌,肺、乳腺或结肠癌血行转移也较常见。

甲状腺转移癌起病隐匿,临床常无明显症状,临床发现甲状腺转移癌后,需注意检查有无其他部位的转移,甲状腺转移癌一般被认为是恶性肿瘤的晚期表现,一般预后较差,多数短期内死于肿瘤全身广泛转移。在甲状腺继发恶性肿瘤的诊断中需要注意关键的一点,即部分患者从诊断原发肿瘤到发现甲状腺转移癌的时间间隔有时相当长,这常会误导临床诊断。国外文献报道时间间隔最长的可达26年,所以对于既往有恶性肿瘤病史的患者,如果发现有新出现的甲状腺肿物,需要排除甲状腺转移癌的可能性,确诊甲状腺转移癌首选细针吸取细胞学。

甲状腺转移癌的病理诊断比较困难,大体标本上,多发的结节要考虑到甲状腺转移癌。甲状腺转移癌有间质浸润倾向,使周围滤泡变形,但不浸润破坏滤泡,这与甲状腺原发肿瘤有区别,另外甲状腺滤泡癌常保留胞质颗粒,但是转移癌没有。近年来,细针吸取活检结合特异性抗体(如肺癌的NapsinA、甲状腺癌的PAX-8)有助于区分甲状腺原发性和继发性肿瘤。另外,甲状腺继发性肿瘤的细针吸取活检可以提供组织用于评估分子改变,从而有助于原发性肿瘤的辅助治疗。但通过免疫组化染色免疫球蛋白来区分原发性和继发性的甲状腺肿瘤有时并不可靠,这一标记在原发性甲状腺肿瘤中常为阳性,在转移癌中常为阴性,但如果转移癌中包埋了甲状腺滤泡细胞,其结果也可能是阳性。原发性甲状腺癌肿瘤细胞发生透明样变性、黏液样变、鳞状上皮样变或柱状上皮细胞癌向胸腺分化,与肾透明细胞癌甲状腺转移难以鉴别,常会被误认为转移癌。

甲状腺继发恶性肿瘤虽为恶性肿瘤晚期表现,但如能早期发现,结合手术为主的综合治疗,部分患者可取得相对满意疗效。甲状腺转移癌的治疗应根据原发肿瘤的部位、临床分期、组织学类型、全身状况及转移情况,制订个体化治疗方案。从减轻瘤负荷以及防止肿瘤进一步发展侵犯气管、食管方面来讲,手术治疗是有益的。如果仅有单一的甲状腺转移,行根治性甲状腺转移灶切除术,尤其原发肿瘤为肾细胞癌的患者,可以达到治愈。

## 二、PET/CT 诊断要点

甲状腺转移癌PET/CT表现形式多样,可表现为单发结节型、多发结节肿大型、厚壁囊变型等,病灶内可伴钙化及有颈淋巴结转移。正常甲状腺组织在$^{18}$F-FDG PET/CT表现为弥漫性低摄取或者不摄取,若既往有恶性肿瘤史,年龄较大,甲状腺内出现结节伴局灶性代谢增高,尤其是多发局限性代谢增高,需考虑转移可能。

## 三、典型病例

患者男性,55岁,因"甲状腺占位"体检,CT发现右肺上叶肿块。病理:(右上)肺结节型(瘤体2.8cm×2.2cm×1.5cm)浸润性腺癌(微乳头为主型,部分为实性生长),转移至(右侧)甲状腺组织,并累犯被膜(图5-2-14)。

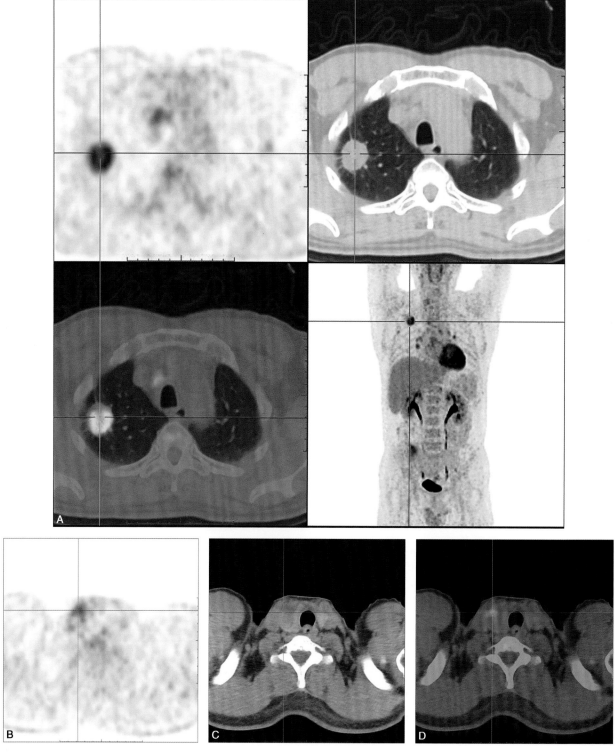

图 5-2-14 右肺癌甲状腺转移

A. 右肺上叶可见软组织密度肿块影,肿块可见短毛刺及胸膜牵拉,大小约 3.2cm×2.6cm,放射性摄取异常增高,SU-Vmax 约 8.4;B~D. 甲状腺右叶可见低密度结节影,密度不均,大小约 2.3cm×2.2cm,放射性摄取不均匀性增高,SU-Vmax 约 4.4。

## 四、小结

甲状腺继发恶性肿瘤临床少见，约占甲状腺恶性肿瘤的 1%，多有原发恶性肿瘤史，临床诊断甲状腺转移癌主要来自肾细胞癌，其他为乳腺癌、肺癌、黑色素瘤、结直肠癌。临床表现多隐匿，手术切除是个体化治疗的重要手段之一，PET/CT 表现多样，无特征性影像，多表现为局灶性 FDG 代谢高摄取，可单发或多发，全身评估原发肿瘤转移、侵犯情况是 PET/CT 最大价值之一。

**（李林法　龙斌　叶雪梅）**

# 第三章 涎腺肿瘤

涎腺又称唾液腺,是产生和分泌唾液的外分泌腺,由 3 对大腺体(腮腺、颌下腺、舌下腺)和广泛存在于整个呼吸消化道中的小涎腺组成。很多小涎腺肿瘤都位于硬腭上。涎腺肿瘤的全球年发病率为 0.4/10 万~13.5/10 万,恶性肿瘤为 0.4/10 万~2.6/10 万,为全身恶性肿瘤的 0.7%~1.6%,占头颈部恶性肿瘤的 2.3%~10.4%。其中大多数涎腺肿瘤为良性,但仍有约 20% 的腮腺肿瘤为恶性;颌下腺和小涎腺恶性肿瘤的发生率大约分别为 50% 和 80%。涎腺肿瘤近 80% 发生在腮腺,最常见于浅叶,发生在舌下腺者占 1% 以下,9%~23% 发生在小涎腺。恶性肿瘤比例在不同部位有所不同:腮腺、颌下腺及舌下腺分别为 20%~30%、45%~60% 和 70%~85%,发生在舌、口底和磨牙后区的涎腺肿瘤 80%~90% 为恶性。涎腺肿瘤在女性略多见,发病高峰年龄在 50~70 岁,但多形性腺瘤、黏液表皮样癌和腺泡细胞癌高峰年龄在 20~40 岁。所有涎腺肿瘤中,多形性腺瘤最常见,约占 50%,常见于 30~50 岁青壮年,无明显性别差异。第二常见的为 Warthin 瘤(腺淋巴瘤),常见于 50 岁以上高龄男性,通常为多发或双侧发病多位于腮腺浅叶下极,Warthin 瘤几乎全部来自腮腺或腮腺周围淋巴结。其他如血管瘤、淋巴管瘤、脂肪瘤等少见。恶性肿瘤中最常见的是黏液表皮样癌。

涎腺肿瘤病因目前还未清楚。很多研究证明,电离辐射是诱发涎腺肿瘤的主要危险因素之一,放射治疗的辐射,特别是头颈部辐射使涎腺癌危险性明显增加,用[131]I 治疗甲状腺疾病时,由于放射性碘核素在涎腺中也有浓聚,可能增加患涎腺肿瘤危险。吸烟和 Warthin 瘤关系密切已被公认。临床上,建议所有当前吸烟的患者均应戒烟,曾经吸烟的人应继续保持戒烟。此外,还可能与维生素 A 缺乏,暴露在烟雾、灰尘及化学品等有关。

临床上已确诊涎腺癌的患者,持续疼痛往往提示预后不良,和无痛患者相比 5 年生存率从 68% 降至 35%。涎腺恶性肿瘤患者 10 年总生存率接近 50%。

## 一、黏液表皮样癌

### (一) 临床概述

腮腺黏液表皮样癌(mucoepidermoid carcinoma)是最常见涎腺恶性肿瘤。主要由黏液细胞、表皮样细胞和中间细胞组成,根据 3 种细胞的比例和分化不同,可将其分为高分化、中分化和低分化 3 种。腮腺是最好发的部位(约 45%),其次为下颌下腺(约 7%),小涎腺多见于腭部和颊黏膜。该病可发生于任何年龄,以 30~50 岁者居多,女性多于男性,而儿童腮腺恶性肿瘤常为此型。临床上高分化型多呈缓慢生长的无痛性肿块,质地中等,边缘清晰;低分化型生长速度快,质地硬,界限不清,活动度差,与周围组织粘连甚至固定,可侵犯面神经出现面神经麻痹,易复发及转移,预后较差。

### (二) PET/CT 诊断要点

高分化型黏液表皮样癌具有一般良性肿瘤特点类似多形性腺瘤,低分化型病变具有一般恶性肿瘤的特点,难以与其他涎腺恶性肿瘤相鉴别。PET/CT 平扫可见软组织密度肿块,高分化型常边缘清晰,可有囊变或出血,低分化型常边缘不清,易囊变、出血,常伴有周围淋巴结转移,[18]F-FDG 代谢呈轻至中度增高,亦可明显增高,均匀或不均匀。

(三)典型病例

患者女性,60岁,右侧面神经麻痹逐渐加重1年,右侧半面疼痛2个月,为右侧腮腺黏液表皮样癌累及Ⅴ、Ⅵ、Ⅶ脑神经的神经周壁扩散的病例(图5-3-1)。

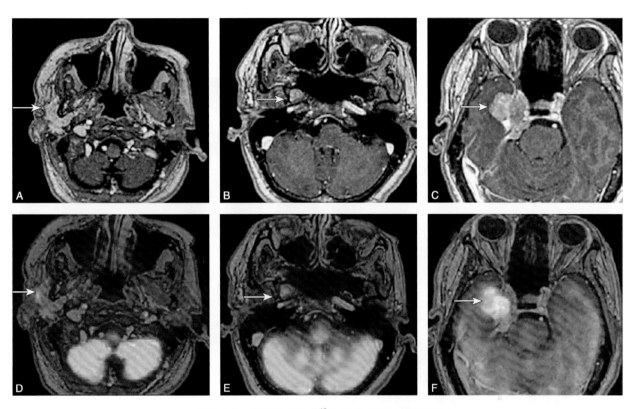

图5-3-1 黏液表皮样癌<sup>18</sup>F-FDG PET/MRI 图像

A~C.连续经轴向 MRI 图像显示弥漫性均匀增强,从右侧腮腺沿增厚的下颌神经向上延伸至右侧颅中窝(middle cranial fossa,MCF)和前池;D~F.连续的经轴向融合 PET/MRI 图像显示,右侧腮腺边界清晰的结节性病变中 FDG 摄取增加,沿着增厚的下颌神经可见连续的曲线状 FDG 摄取,并向上延伸至 MCF 的肿块性病变。

(四)鉴别诊断

1. 多形性腺瘤 患者常有较长时间的涎腺区肿块病史。肿块发展缓慢,症状不明显或仅有轻微疼痛。扫描时一般为边界清楚的圆形或类圆形肿块,密度较均匀,境界清楚,肿瘤较大时可对周围组织有推压。

2. 腮腺 Warthin 瘤 中老年男性多见,病灶多位于腮腺后下极,双侧发病或多灶性。肿块有消长史是 Warthin 瘤的突出临床特点之一,感冒或上呼吸道感染可诱发肿瘤增大。

3. 淋巴瘤 多呈<sup>18</sup>F-FDG 代谢异常增高,质软,密度相对均匀,多全身累及(图5-3-2)。

4. 腺样囊性癌 老年人多见,肿块生长迅速,固定,质硬,常有疼痛及面瘫。

5. 腺泡细胞癌 低度恶性肿瘤,类似良性肿瘤。

(五)小结

30~50岁女性或婴儿患者,PET/CT 显示腮腺占位具有恶性肿瘤的征象,无明确神经受侵及疼痛时,提示黏液表皮样癌的可能大。

## 二、腺样囊性癌

(一)临床概述

腺样囊性癌(adenoid cystic carcinoma)是较常见发生于的涎腺上皮的恶性肿瘤,占涎腺恶性肿瘤的1/3以上,多发生于35~45岁的中年人,可发生于腮腺,以腮腺深部或峡部好发,但更多见于颌下腺、舌下腺以及其他小涎腺,病因未明,多认为与环境因素如慢性损伤、炎症刺激和放射线照射,以及内在精神、免疫、

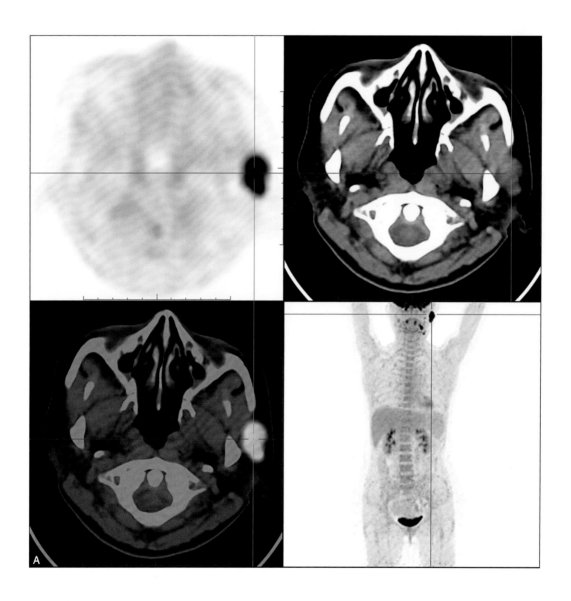

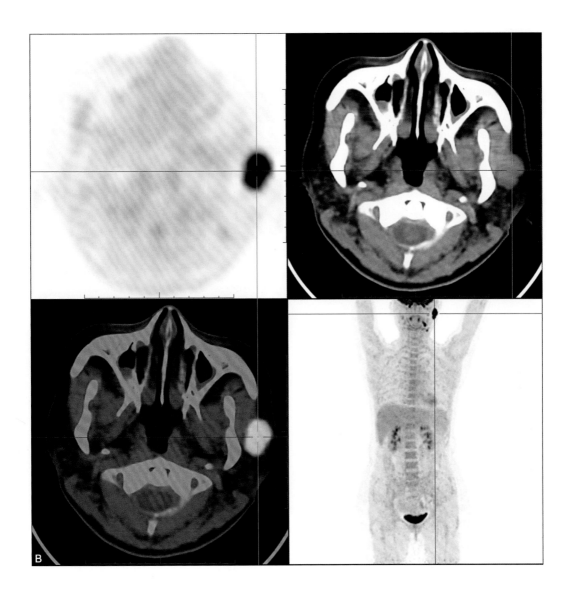

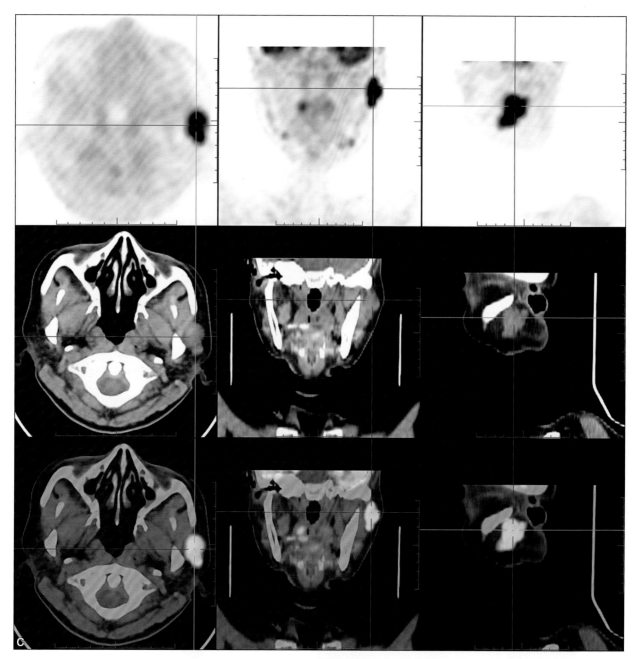

**图 5-3-2　左侧腮腺淋巴瘤<sup>18</sup>F-FDG PET/CT 图像**

患者女性,55 岁,因 1 个月前发现左侧耳前肿物就诊:A. 左侧腮腺高代谢结节 PET/CT 图;B. 左侧腮腺高代谢结节 PET/CT 图;C. 左侧腮腺高代谢结节 PET/CT 图。PET/CT 示左侧腮腺区见软组织肿块影,与周围组织分界欠清,大小约 1.9cm×2.5cm,密度相对均匀,形态不规则,放射性分布异常浓聚,SUVmax 约 25.8。双颈 Ⅰb 区、Ⅱ区及左颈 Ⅲ区见多枚肿大淋巴结,大者短径约 0.8cm,放射性分布不同程度浓聚,SUVmax 约 23.4。术后病理:(左侧腮腺)侵袭性 B 细胞淋巴瘤。

遗传等多种因素有关。肿瘤无完整包膜,起自涎腺导管上皮细胞,肿瘤内常有多个大小不一的液性区,其间可有纤维间隔。早期为低度恶性,肿瘤生长较慢,不易与良性肿瘤区别。晚期肿瘤生长迅速,表现有多种形态,质地较硬,呈浸润性生长,与周围组织粘连固定。有沿神经浸润扩散的特点,当累及神经时疼痛较明显,疼痛程度与肿瘤大小、生长速度不成正比是其特点。多见于中老年人,早期患者有疼痛或麻木感,多不被重视而延误诊断,或者有涎腺小包块,因早期生长较慢而未加理会。肿瘤较大时,局部皮肤隆起,肿块固定,质地较硬,可有周围及颈部淋巴结增大。腮腺腺样囊性癌常侵犯面神经出现面瘫。

(二) PET/CT 诊断要点

肿瘤较小时 PET/CT 平扫见患侧涎腺肿大,其内局限性肿块,大小多在 2~4cm,有的肿块可完全占据整个涎腺,形态多不规则,但少数也可呈类圆形,边缘不清,密度不均,多为肿块内斑片状或大片状不整形的低密度区。肿瘤较大时可出现囊变坏死区，囊壁形态不规则，厚薄不一，边缘呈分叶状，常侵犯浅叶及深叶，[18]F-FDG 代谢常明显增高，可不均匀。另外，涎腺增强 CT，即 CTS 检查可显示病变对主导管及分支导管的压迫移位、侵蚀中断及对比剂外溢等征象，可辅助对良、恶性鉴别。肿瘤周围可见肿大淋巴结，其内也可见到坏死的低密度区，扫描[18]F-FDG 代谢呈环形增高。有的肿瘤可破坏下颌骨升支，造成下颌骨骨质破坏缺损。深部肿瘤可扩散至咽旁，使咽壁隆起，咽腔变窄，有时为患者首发症状，容易误为其他肿瘤。此时，应注意颈动脉鞘的位置，涎腺肿瘤多推移颈动脉鞘向后移位，而颈动脉鞘内神经源性肿瘤多压迫颈部大血管向前内侧移位。

（三）典型病例

患者男性，42 岁，因右颌面部肿痛 2 个月余就诊。病理：（右侧腮腺）腺样囊性癌（图 5-3-3）。

（四）鉴别诊断

腮腺良、恶性肿瘤的鉴别诊断主要从肿块的边缘、密度及有无肿大淋巴结三个方面考虑，肿瘤边界是否清楚为良、恶性肿瘤的鉴别要点。肿物若不规则并呈浸润性生长，增强后明显强化，同时可见颈部多发肿大淋巴结，为恶性肿瘤的典型征象。但低度恶性的肿瘤也可以边界清楚，有些良性多形性腺瘤也可呈分叶状或结节状，在鉴别时应予注意，此时需结合其他临床表现进行综合分析。有无面神经受累也是重要的鉴别诊断临床症状，腮腺恶性肿瘤有 12%～14% 可发生面神经瘫痪，而良性肿瘤出现面神经受累症状较少见。

根据影像形态，腮腺内肿块可分为 3 类：①圆形或椭圆形，边界清楚，有包膜，多见于良性肿瘤和炎性病变；②边界清楚，有包膜的分叶状肿瘤，多见于具有局部侵蚀性的良性肿瘤及生长缓慢的低度恶性肿瘤；③浸润性肿瘤，形态不规则，边界不清，弥漫性生长，多为恶性。

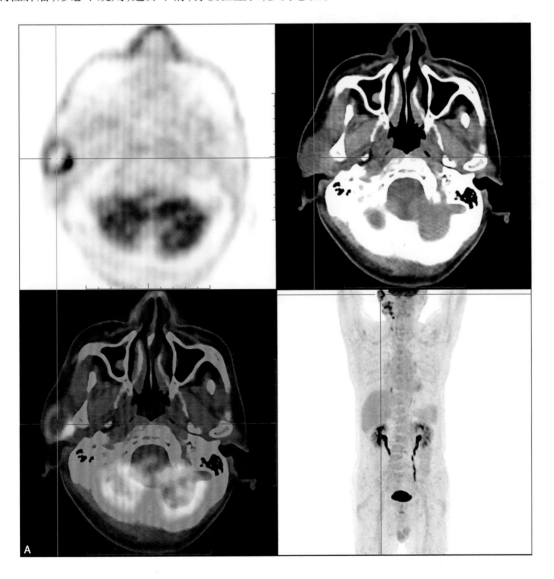

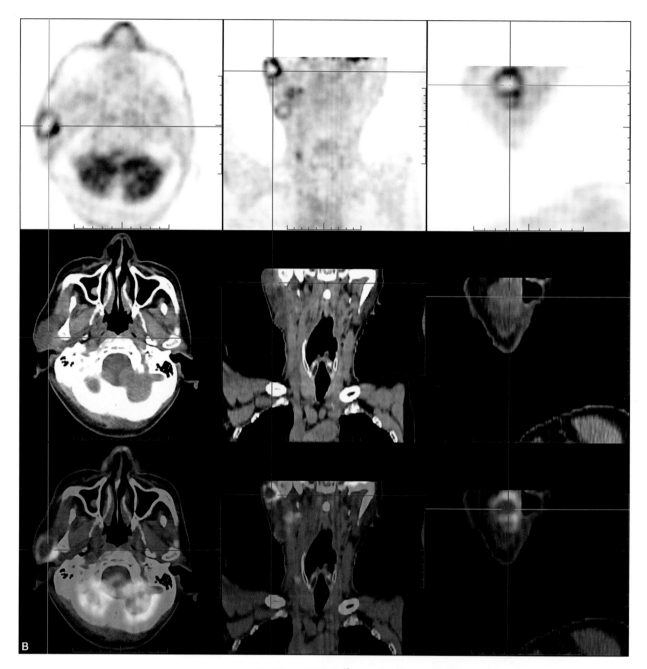

**图5-3-3　右侧腮腺腺样囊性癌[18]F-FDG PET/CT图像**

A. 右侧腮腺高代谢结节 PET/CT图；B. 右侧腮腺高代谢结节 PET/CT图。PET/CT示右侧腮腺体积增大，局部可见囊实性结节，大小约3.5cm×1.9cm，形态不规则，边缘不清，密度不均，略呈分叶状，呈环形放射性分布异常浓聚，SUVmax约14.7，中心可见液化、坏死灶，呈放射性分布稀疏；右侧颈部见多发肿大淋巴结，大者短径约0.8cm，放射性分布升高，SUVmax约5.1。

　　腺样囊性癌是涎腺较多见的上皮性恶性肿瘤。老年人多见，肿块生长迅速，固定，质硬，常有疼痛及面瘫。肿瘤较大时，征象明显较易诊断。肿瘤较小时，要注意与涎腺良性肿瘤区别。从肿块的部位、形态、密度、邻近的骨骼、血管以及周围淋巴结多个方面观察，良性肿瘤多形态规整，密度均匀，境界清楚，血管推移，无淋巴结增大；而腺样囊性癌形态不规整，密度不均，境界模糊，包绕或侵蚀血管，有淋巴结肿大等，可资鉴别。

（五）小结

　　影像学表现多样且缺乏特征性，嗜神经生长及早期血行转移为重要临床特征。

## 三、恶性混合瘤

（一）临床概述

　　恶性混合瘤占混合瘤的2%～5%，多数由良性转变而来，少数为原发性。患者常有多年的涎腺区肿块史。近期肿块生长迅速,出现疼痛甚至面瘫而就诊。若肿瘤发生于腮腺深叶,肿块多向咽部及软腭突出,引起颈部及耳部疼痛、听力下降、吞咽困难或呼吸困难。当肿瘤侵及咀嚼肌、下颌骨及颞颌关节时,则出现张口困难。查体见涎腺增大,其内肿块境界不清,活动差,有压痛,质地多较硬,有的可触及肿大淋巴结。

### (二) PET/CT 诊断要点

PET/CT 平扫可见涎腺区边界不清、轮廓不规则、密度不均匀的软组织肿块影,肿块体积一般较大,可累及腮腺深、浅部,有的肿瘤内可见坏死液化区,密度较低,$^{18}$F-FDG 代谢呈不均匀增高,亦可呈环状增高。当肿瘤侵及邻近肌肉时,可见肿瘤与肌肉之间的脂肪间隙消失,肌肉边缘变模糊,密度可增高。当肿瘤侵及下颌骨及颞颌关节时,可见骨质破坏缺损。常伴有腮腺周围或颈部淋巴结肿大。

### (三) 鉴别诊断

恶性混合瘤大多为良性混合瘤恶变所致。肿瘤生长较快,出现疼痛并伴有邻近肿大淋巴结。影像检查见涎腺内肿块,大多形态不规整,密度不均匀,与正常涎腺分界欠清。需与良性混合瘤及涎腺慢性脓肿鉴别。

1. **良性混合瘤**　良性混合瘤患者常有较长时间的涎腺区肿块病史。肿块发展缓慢,症状不明显或仅有轻微疼痛。PET/CT 平扫时一般为边界清楚的圆形或类圆形肿块,密度较均匀,境界清楚,肿瘤较大时可对周围组织有推压。而恶性混合瘤肿块生长较快,疼痛明显,影像检查为密度不均、边缘不整的肿块,肿块内多有大片状低密度坏死区,常侵犯周围组织,并有淋巴结肿大。

2. **涎腺脓肿**　由涎腺炎症发展而致,常有患处涎腺肿胀疼痛病史,局部皮肤色红,皮温高,有触痛。影像检查见涎腺肿大,平扫密度减低,腺体内有不规则或类圆形坏死区,可见环形 $^{18}$F-FDG 代谢增高,周围间隙广泛水肿,密度增高,可助诊断。

## 四、涎腺导管癌

### (一) 临床概述

涎腺导管癌(salivary duct carcinoma,SDC)是一类少见的、由涎腺导管上皮发生的高度恶性肿瘤,在 WHO 涎腺肿瘤组织学新分类中被列为一类独立的肿瘤。该肿瘤系高度恶性,男性明显多于女性,男女比例为 3∶1,51~70 岁为发病高峰。发病部位以腮腺为最常见,其次为颌下腺,小涎腺很少见。临床表现浸润性强,早期就侵及周围组织,出现神经麻痹症状,易经淋巴和血运转移,颈淋巴结转移率高,并常累及各组颈深淋巴结,且易发生远处转移,以肺为最常见,其次为肝、骨转移。肿瘤生长迅速,病期较短,就诊时多为晚期。患者多有神经症状,腮腺肿瘤者大多有程度不等的面瘫症状,颌下腺肿瘤者可有舌麻木或舌运动障碍,并常有局部疼痛。

组织病理学表现和乳腺导管癌极其相似,组织来源于排泄管的储备细胞。光镜下见癌细胞呈立方形或多边形,胞质嗜酸,可伴顶质分泌(apocrine),细胞异型性明显;乳头状、筛状、实性和粉刺状特征性结构,单独或混合存在,常见癌团块向周围广泛浸润。有学者对其进行免疫组化分析,S-100 抗体染色阴性,角蛋白和上皮膜抗原反应为阳性;另外有研究通过其他特殊检查证实,涎腺导管癌的组织来源是涎腺排泄管的储备细胞。涎腺导管癌的治疗以手术为主,由于肿瘤浸润性强,易经淋巴和血运转移,必须作局部扩大切除,位于腮腺者,一般不保留面神经。即使临床上不怀疑有淋巴结转移,也要行颈淋巴清扫术,并辅以放疗和化疗,防止远处转移。

### (二) PET/CT 诊断要点

涎腺导管癌可发生于腺体内,也可发生于腺体外,腺体以外的肿瘤几乎都是腺体周围淋巴结肿大。肿瘤多表现为弥漫性生长的不规则肿块,边缘模糊,轮廓不清,相邻脂肪或筋膜间隙小,$^{18}$F-FDG 大多伴有异常高代谢。颈淋巴结转移率高,并常累及各组颈深淋巴结,$^{18}$F-FDG 异常高代谢。

### (三) 典型病例

**病例 1**　患者男性,68 岁。病理:右侧腮腺低分化癌,病变符合涎腺导管癌(图 5-3-4)。

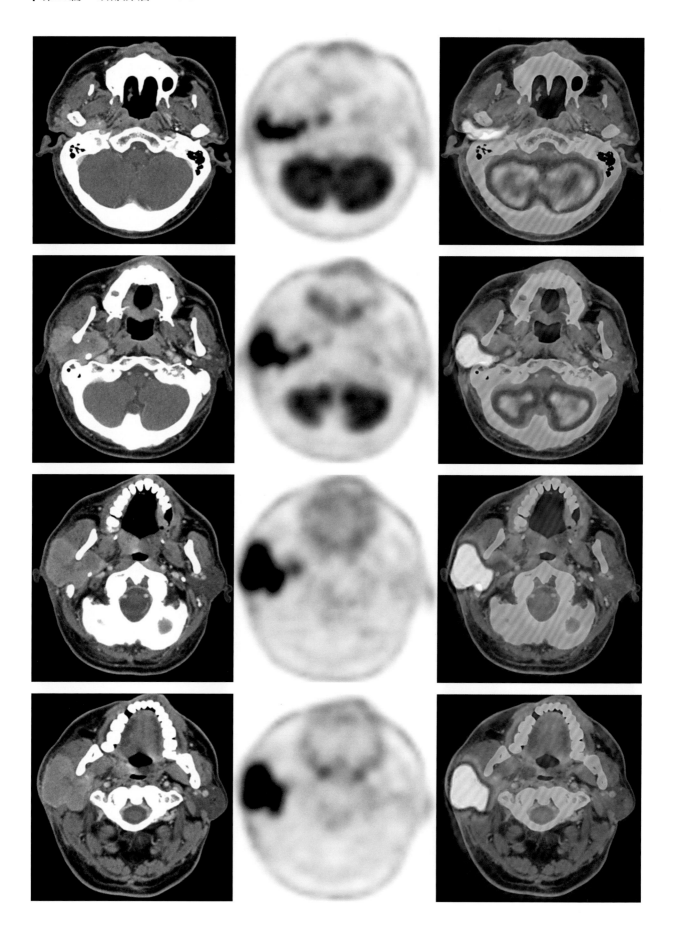

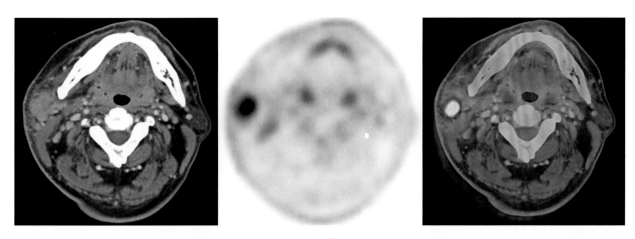

**图 5-3-4　右侧涎腺导管癌$^{18}$F-FDG PET/CT 图像**
右侧腮腺分叶状软组织密度肿块影放射性浓聚,SUV 约 17.7,最大层面约 4.6cm×5.4cm,内见低密度坏死区及点状小钙化灶放射性分布稀疏,增强扫描明显不均匀强化,病灶侵犯右侧咽旁脂肪间隙,与右侧咬肌、右侧翼内肌及右侧胸锁乳突肌分界欠清,包绕右侧下颌支及茎突,推挤右侧颈动脉鞘区血管(该病例由中山大学肿瘤防治中心林晓平、樊卫提供)。

　　**病例 2**　患者男性,65 岁,发现左耳前结节 60 余年,近半年来结节迅速增大。病理:(左侧腮腺)涎腺导管癌伴间质胶原化、钙化及大片坏死,转移或浸润至(左侧颈部)纤维、脂肪组织内(图 5-3-5)。

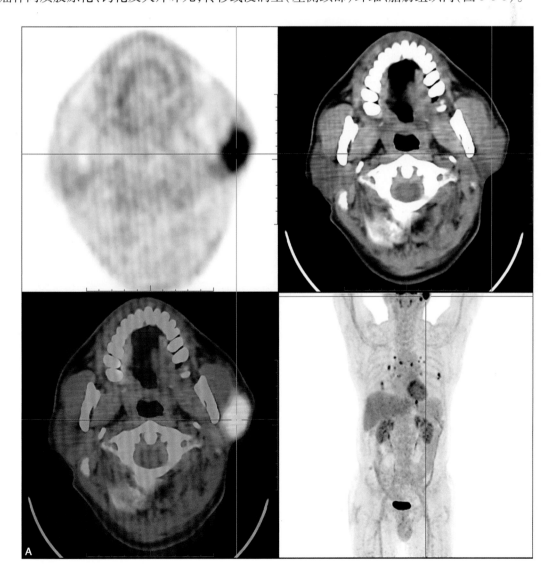

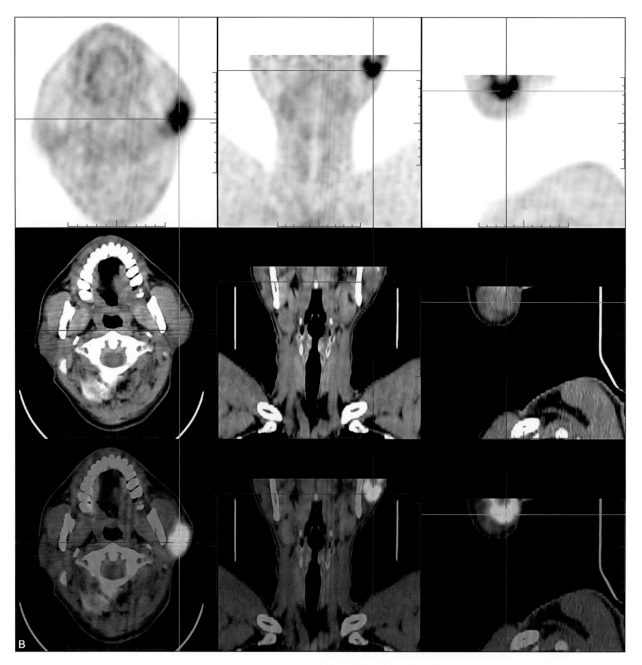

**图 5-3-5　左侧涎腺导管癌 $^{18}$F-FDG PET/CT 图像**

左侧腮腺区见一类圆形软组织肿块影,其内密度不均匀,边界不清,大小约 3.8cm×2.5cm,放射性分布异常浓聚,SUVmax 约 15.2。

（四）鉴别诊断

1. **炎性肿块或腮腺脓肿**　腮腺慢性炎症可见形成局部肿块或呈不均匀密度改变,类似肿瘤,典型表现为腮腺普遍肿大,密度增高,但仍维持腮腺外形。若炎症累及软组织,边缘模糊不清,则不易区分(图 5-3-6)。

2. **涎腺导管癌**　具有多数恶性肿瘤的特点,难以与其他涎腺恶性肿瘤相鉴别,其恶性程度相对高,较早发生转移。

（五）小结

首先明确是不是颌下腺来源,其次明确是颌下腺内还是颌下腺外的包块。如果平扫显示既有颌下腺内的包块,又有腺外淋巴结肿大,且 FDG 代谢异常增高,则以恶性肿瘤为多。

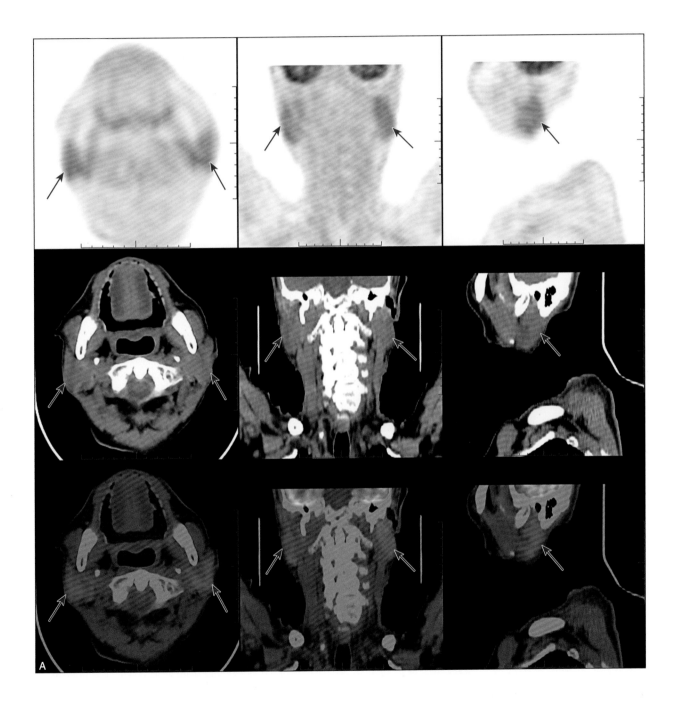

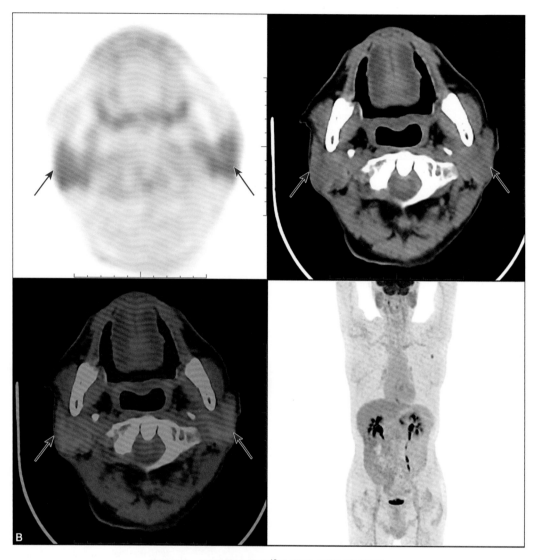

**图 5-3-6　双侧腮腺炎症 $^{18}$F-FDG PET/CT 图像**

患者男性,73 岁,胃癌术后来院复查:A. 双侧腮腺弥漫性代谢升高 PET/CT 图;B. 双侧腮腺弥漫性代谢升高 PET/CT 图。PET/CT 示双侧腮腺肿大,密度不均匀增高,放射性分布弥漫性增高,SUVmax 约 5.2。

## 五、乳头状囊腺癌

### (一)临床概述

乳头状囊腺癌(papillary cystadenocarcinoma)在涎腺肿瘤中比较少见,占涎腺上皮性肿瘤的 5%~7%,常被视为腺癌的亚型。乳头状囊腺癌来源于涎腺导管上皮。病理大体形态似混合瘤,呈圆形或结节状,多无被膜。肿瘤剖面常见囊腔,腔内壁不光滑,可有一些乳头状突起或呈颗粒状。肿瘤细胞大小不等,呈柱状或立方形,并形成各种不整齐的腺样结构,其中许多腺腔显著扩大形成囊状。细胞排列紊乱,虽单层或多层排列,且癌细胞极度增生,形成单个或树枝状乳头,突向囊腔。在癌细胞之间或乳头内为少量纤维组织间质,常有炎症细胞浸润,但无淋巴样组织。肿瘤包膜不完整,有时可见瘤细胞侵入其内或周围组织中。乳头状囊腺癌生长快慢不一,可循血行、淋巴道转移,也可侵犯神经,但出现相对少。

乳头状囊腺癌以腮腺最多见,其次为腭部小涎腺和颌下腺,颊黏膜、口底、舌及上唇等部位的小涎腺也可发生。发病年龄为 12~72 岁,以 30~50 岁多见,男女比例约为 2∶1。

肿瘤似恶性混合瘤,常见症状是局部无痛性肿块,有的长得较大,呈结节状。由于腺腔显著扩大可形成囊状,并可发生出血、坏死,故常发生囊性变。触诊部分较软,穿刺可抽出血性分泌物。一般早期无明显粘连,可活动。

（二）PET/CT 诊断要点

乳头状囊腺癌 PET/CT 平扫上可呈囊实性结节,边缘模糊,轮廓不清,邻近脂肪或筋膜间隙缩小,$^{18}$F-FDG 呈环形代谢增高,病灶较小时环形情况不明显或代谢不高。

（三）鉴别诊断与小结

如何区分乳头状囊腺瘤和乳头状囊腺癌是组织病理诊断面临的最大挑战。两者在组织病理及细胞形态的相似性往往难以确认其良、恶性,特别是在一些乳头状囊腺瘤病例也有瘤细胞侵犯包膜及邻近腺体的表现。然而,决定恶性表现主要还是取决于其广泛浸润性生长以及有细胞及核的多形性。临床症状也需参考,如有自发痛、近期生长加速、面神经麻痹等征象,则应考虑恶性。

涎腺乳头状囊腺癌具备常见涎腺恶性肿瘤的特征,单纯从影像学检查上较难彼此鉴别。

（李林法　庞伟强　靳水　王运）

# 第二节　涎腺常见良性肿瘤

## 一、多形性腺瘤

（一）临床概述

涎腺多形性腺瘤,包括腮腺多形性腺瘤( pleomorphic adenoma,又称腮腺混合瘤)、颌下腺多形性腺瘤( pleomorphic adenoma of Submandibular )及口腔小涎腺多形性腺瘤( pleomorphic adenoma of minor salivary gland )。其组织学发生意见不一:有研究认为该肿瘤是由两个胚叶来源命名为混合瘤,后来大多数学者认为所谓的混合瘤实际上系统上皮来源,包括肌上皮和腺上皮及肿瘤基质,认为称多形性腺瘤较为适合,但多数仍习惯称之为混合瘤。

腮腺多形性腺瘤,是腮腺最常见的良性肿瘤。病理上腮腺多形性腺瘤多呈圆形或椭圆,有完整包膜,瘤体剖面呈实性,灰白色或浅黄色,其主要成分为浅蓝色软骨样组织及半透明胶冻状黏液样组织,偶尔出血或囊变坏死,即肿瘤性上皮组织与黏液样组织、软骨样组织、胶原纤维混杂在一起。镜下观察细胞排列呈索状或片状,可构成大小不等的囊腔,有纤维组织、黏液组织及软骨样组织等,以黏液样组织最为突出,有时可见钙化。约25%可合并癌,如肿瘤突然生长加速并出现恶性肿瘤的某些表现,应考虑恶变的可能性。

颌下腺及口腔小涎腺多形性腺瘤,组织病理学特点与腮腺相似。颌下腺多形性腺瘤常表现为一侧颌下区无痛性肿块,边界清楚,生长缓慢。口腔小涎腺多形性腺瘤常起自口腔黏膜下或迷走的小涎腺,可发生于口腔黏膜的任何部位,以硬腭后部最为常见,常发生于一侧硬腭后部与软硬腭交界处,很少发生于中线及硬腭前部。临床上,腭部多形性腺瘤多表现为半圆形、卵圆形或结节状无痛肿块,黏膜表面光滑,多因偶然发现而就诊。大体病理上,颌下腺及口腔小涎腺多形性腺瘤直径在3cm以下者表面光滑,大者可呈分叶状,多有厚度不等的纤维组织包膜,与周围组织易于分离。剖面多为实性,体积较大者可见囊样变性区。光镜下表现为组织结构的多形性而非细胞本身,常于上皮及变异肌上皮细胞成分间混有黏液样或软骨样组织。

（二）PET/CT 诊断要点

腮腺多形性腺瘤好发于腮腺浅叶,发生于深叶者常累及咽旁间隙。大多病灶呈圆形或椭圆形,边缘清楚。PET/CT 平扫呈等或稍高密度,有时可见低密度的囊变坏死区或点状钙化,肿物实性部分 FDG 代谢增高或稍高,可不均匀。涎腺造影可见涎腺导管受压弯曲呈"抱球征",是其特征性表现。

颌下腺多形性腺瘤 PET/CT 平扫多为密度均匀的肿块,可呈分叶状,密度可高于周围的腺体组织,边界清楚,较大者密度不均,有时可见点状钙化,肿物实性部分 FDG 代谢增高或稍高,可不均匀,较小者 FDG 代谢可无增高。

口腔小涎腺多形性腺瘤 PET/CT 平扫可见与邻近肌肉密度近似或略低的类圆形、卵圆形或分叶状软组织密度肿块,边界清楚,密度均一,部分可见囊变、坏死、邻近骨质的压迫吸收,可穿破硬腭侵入鼻腔或完全位于上颌骨内。邻近骨质常可见硬化缘。FDG 代谢增高或稍高,可不均匀,亦可无明显代谢增高。

（三）典型病例

患者男性,70 岁,肺癌术后行 PET/CT 复查。病理:(右侧腮腺)多形性腺瘤(图 5-3-7)。

（四）鉴别诊断

本病主要需与腺淋巴瘤（又称淋巴乳头囊腺瘤,Warthin 瘤）、咽旁间隙肿瘤、腮腺淋巴结炎、嗜酸性肉芽肿、下颌后静脉、腮腺恶性肿瘤等鉴别。较小的多形性腺瘤无特征性,不能和其他涎腺良性肿瘤或涎腺低度恶性肿瘤相鉴别。发现腮腺或颌下腺区较大的分叶状软组织肿块,应首先考虑多形性腺瘤。

腺淋巴瘤为第 2 位常见的腮腺良性肿瘤,常多发,可累及双侧腮腺或一侧腺体内多个病灶,常有大小不等的囊变区,$^{18}$F-FDG 代谢增高。小的单发腺淋巴瘤与多形性腺瘤鉴别诊断困难,诊断主要依靠发病率。腺淋巴瘤以男性居多,可多发,体积较小,肿块质地较软且多有消长史,肿块内多有囊变可资鉴别。

腮腺淋巴结炎、嗜酸性肉芽肿小的混合瘤与腮腺淋巴结炎、嗜酸性肉芽肿不易区别,应结合病史予以分析。

咽旁间隙肿瘤多使咽旁间隙内的脂肪外移,而腮腺深叶肿瘤常使咽旁间隙内的脂肪组织内移。咽旁间隙肿瘤可为神经元肿瘤或异位小涎腺肿瘤。神经鞘瘤好发于颈动脉鞘间隙,易囊变,囊变区边缘清楚。腮腺恶性肿瘤密度混杂,边缘不规则,分界不清,脂肪间隙可模糊,$^{18}$F-FDG 代谢异常增高,有时可见乳突尖或茎突骨质破坏或颈部肿大淋巴结。

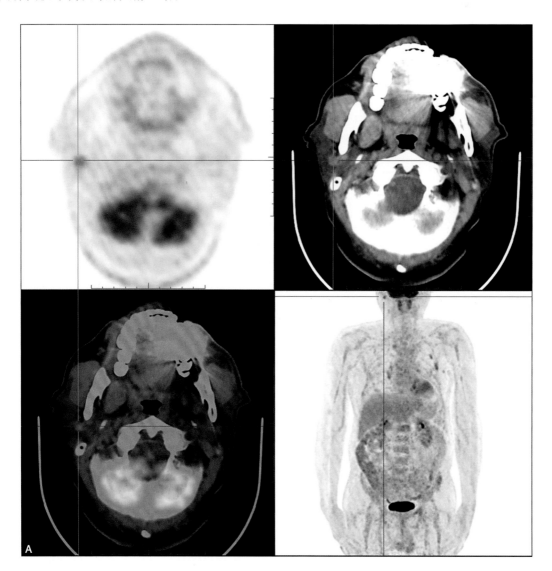

第三章 涎腺肿瘤

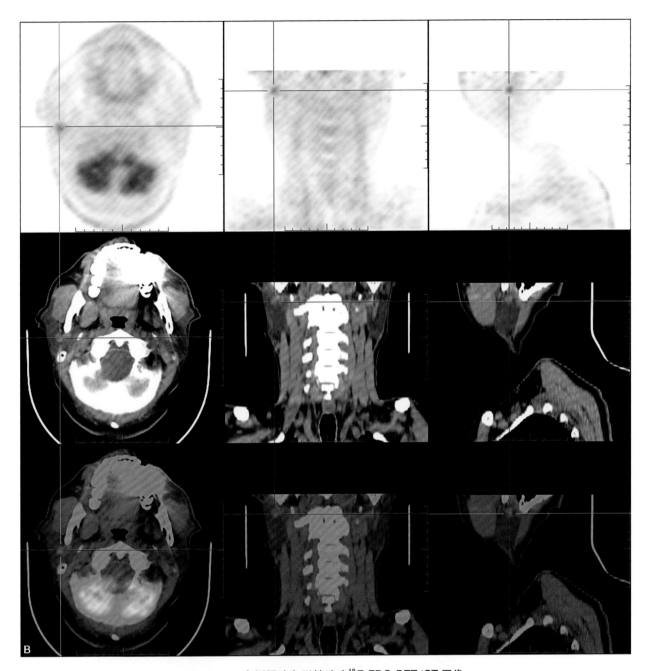

**图 5-3-7　右侧腮腺多形性腺瘤 $^{18}$F-FDG PET/CT 图像**

A. 右侧腮腺高代谢结节 PET/CT 图；B. 右侧腮腺高代谢结节 PET/CT 图。PET/CT 示右侧腮腺浅叶见一圆形稍高密度小结节影，边缘清楚，直径约 0.9cm，放射性分布升高，SUVmax 约 5.7。

口腔小涎腺多形性腺瘤需要与腭部其他良性肿瘤包括肌上皮瘤、乳头状瘤、纤维瘤等鉴别。上述肿瘤仅靠影像学检查难以与多形性腺瘤鉴别，但其发病率明显低于多形性腺瘤。恶性肿瘤常伴有局部疼痛，病变表面欠光滑，可有溃疡。多数病变呈浸润性生长，边界不清，囊变、坏死及出血常见，颈部可见转移的肿大淋巴结。

（五）小结

多数多形性腺瘤 $^{18}$F-FDG 呈高摄取，但这并不具有特异性。腮腺偶发性 $^{18}$F-FDG 高摄取常见于转移瘤、生理性摄取、感染性病变等。在有关 $^{18}$F-FDG PET/CT 应用于腮腺良、恶性病变鉴别诊断的报道中，多数研究认为 SUV 并不能有效鉴别腮腺良、恶性病灶，多形性腺瘤、Warthin 瘤、大嗜酸性粒细胞瘤等良性肿瘤均可表现为 $^{18}$F-FDG 高摄取，鉴别诊断有时存在困难，与其他腮腺良性肿瘤的鉴别诊断主要依靠发病率。

## 二、腺淋巴瘤

### （一）临床概述

腺淋巴瘤（adenolymphoma）又名淋巴瘤性乳头状囊腺瘤（papillary cystadenoma lymphomatosum，PCL）或沃辛瘤（Warthin tumor），是仅次于多形性腺瘤而居第 2 位的腮腺良性肿瘤，约占腮腺上皮性肿瘤的 15.3%，占良性肿瘤的 20.6%。涎腺腺淋巴瘤是来自涎腺本身或封入淋巴结内的涎腺组织，主要发生于一侧腮腺，少见于颌下腺。腮腺下极和下颌角区好发，耳前区少见，位置较浅，生长缓慢，瘤体一般较小，直径为 3cm 左右，很少超过 3cm。质地较软，光滑，轻度活动，经抗感染治疗后无明显缩小，可与炎症鉴别。腺淋巴瘤的发生可能是性别、地区、遗传、年龄、烟草、感染、免疫多因素作用的结果，吸烟与腺淋巴瘤的发生密切相关。该病是一种异位性腺瘤，主要发生于腮腺的良性上皮源性肿瘤，被认为是腮腺区特有的疾病。腺淋巴瘤虽具有良性组织学形态，但具有多中心生长的特点与其他类型的肿瘤伴发，可双侧同时发生。临床上对于有长期吸烟史的老年患者，腮腺发现直径为 3cm 左右、质地较软的肿块，应高度怀疑腮腺 Warthin 瘤的可能。肿块有消长史是 Warthin 瘤的突出临床特点之一，感冒或上呼吸道感染可诱发肿瘤增大。此病极少恶变，上皮成分可恶变为鳞状细胞癌或黏液表皮样癌；间质成分恶变则多为黏膜相关淋巴瘤。

### （二）PET/CT 诊断要点

腺淋巴瘤好发于腮腺浅叶，可单侧多发或同时累及双侧腮腺，是最常见的双侧腺体发生的肿瘤。PET/CT 平扫呈圆形或椭圆形，边缘清楚，直径多在 2cm 以下，密度可较均匀，与同层面肌肉密度相当，可见肿瘤囊变的低密度区。$^{18}$F-FDG 代谢可见轻度或中度增高。

### （三）典型病例

**病例 1**　患者男性，66 岁，肺癌术后行 PET/CT 评估全身情况。病理：（左侧腮腺）见成片嗜酸性上皮细胞，倾向 Warthin 瘤（图 5-3-8）。

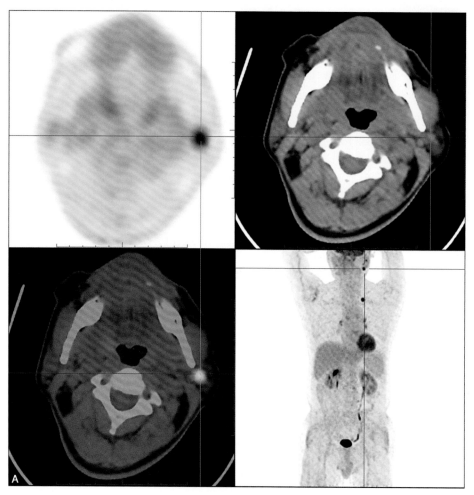

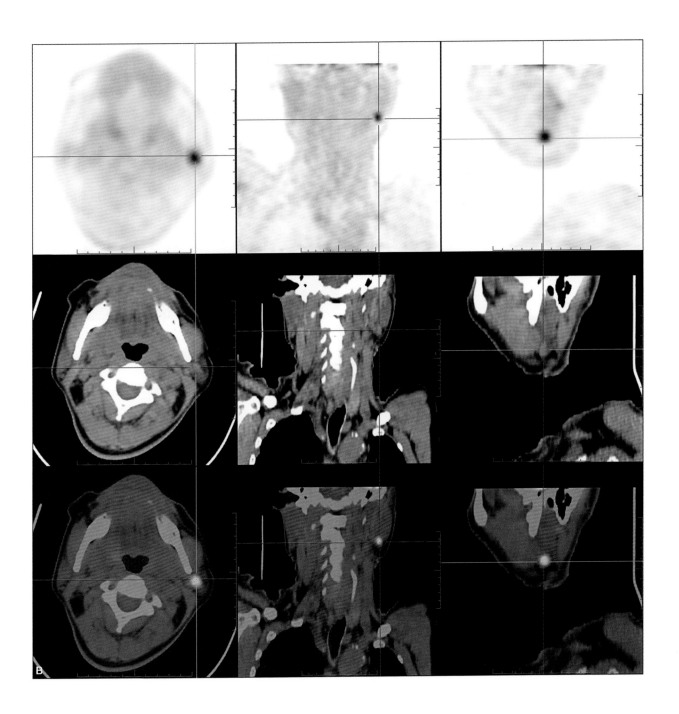

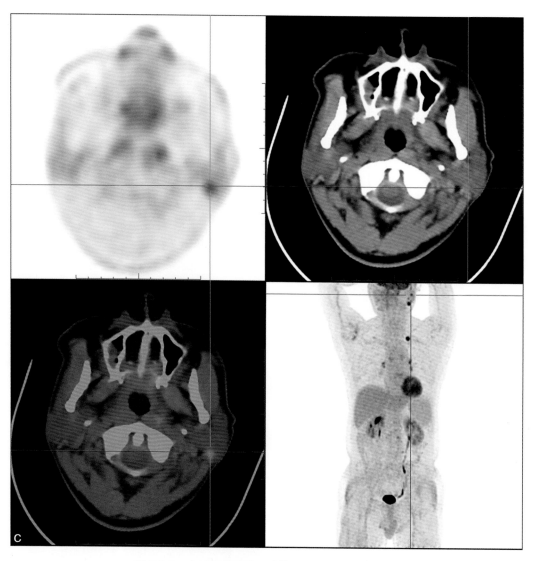

**图 5-3-8 左侧腮腺腺淋巴瘤 $^{18}$F-FDG PET/CT 图像**

A~C. 左侧腮腺高代谢结节 PET/CT 图。PET/CT 示左侧腮腺区下极见类圆形稍高密度小结节影,边缘清楚,大小约 1.0cm×0.9cm,密度尚均匀,与同层面肌肉密度相当,放射性分布异常浓聚,SUVmax 约 15.6。

　　**病例2**　患者男性,66岁,非霍奇金淋巴瘤病史,行PET/CT评估全身情况。病理:(左侧腮腺)散在炎症细胞、组织细胞、嗜酸性导管上皮细胞,首先考虑Warthin瘤(图5-3-9)。

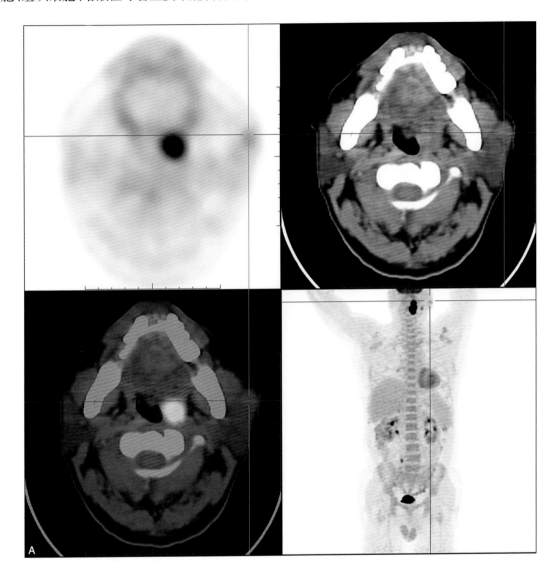

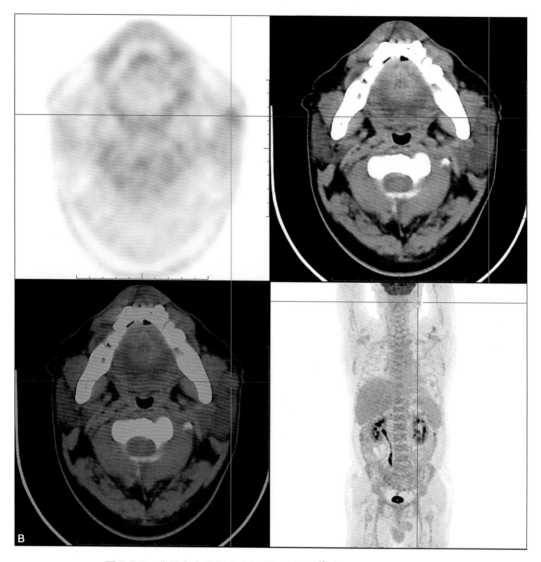

**图 5-3-9 非霍奇金淋巴瘤合并 Warthin 瘤 [18]F-FDG PET/CT 图像**

A. 左侧腮腺略高代谢结节 PET/CT 图(治疗前),左侧腮腺区前外缘见一稍高密度小结节影,边缘清楚,直径约 1.0cm,密度尚均匀,放射性分布轻度增高,SUVmax 约 2.3;B. 左侧腮腺略高代谢结节 PET/CT 图(治疗后),该患者 4 个月治疗后行 PET/CT 复查,该结节大小未见明显变化,放射性分布较前略增高,SUVmax 约 2.5。

（四）鉴别诊断

多形性腺瘤:单侧单发小的 Warthin 瘤在影像学上与之鉴别困难,诊断主要依靠发病率及病理结果。较大的单发 Warthin 瘤多有相对大的腺腔或坏无效腔形成,[18]F-FDG 代谢可见轻度增高。MRI 可见 $T_1WI$ 以高信号结节为其特征性表现,$T_2WI$ 信号可以呈低、等信号,也可以呈高信号,信号强度与其组织学成分密切相关,以此辅助诊断。

舍格伦综合征亦称干燥综合征,被认为是一种自身免疫性疾病,多见于中老年女性,为单侧或双侧腮腺弥漫性肿大,颌下腺或舌下腺也可同时肿大。临床上,眼干、口干、类风湿关节炎病史及双侧泪腺增大等体征有助于本病诊断。

恶性淋巴瘤可累及双侧腮腺,多为结外型。腮腺内淋巴瘤结节影常与颈部间隙内肿大淋巴结并发,且肿大的淋巴结常融合成块、生长快、病史短是其特点。

（五）小结

涎腺腺淋巴瘤临床无特异性表现,PET/CT 诊断腺淋巴瘤常见于诊断其他疾病时偶然发现,患者以囊实性包块就诊,易误诊为涎腺混合瘤、淋巴结炎或者囊肿等,故不能仅依靠影像学检查作为诊断依据,必须结合病史、临床表现作出诊断。若有长期吸烟史的中老年男性患者,腮腺后下极类圆形软组织肿块,边缘清晰,实性或囊实性,双侧发病或多灶性,$^{18}$F-FDG 代谢增高,提示腮腺 Warthin 瘤。

（李林法　庞伟强　靳水　王运）

## 参考文献

[1] TORIIHARA A,NAKAMURA S,KUBOTA K,et al. Can dual-time-point $^{18}$F-FDG PET/CT differentiate malignant salivary gland tumors from benign tumors? [J]. AJR Am J Roentgenol,2013,201(3):639-644.

[2] SHARMA P,JAIN T K,SINGH H,et al. Utility of $^{18}$F-FDG PET/CT in staging and restaging of patients with malignant salivary gland tumours:a single-institutional experience[J]. Nucl Med Commun,2013,34(3):211-219.

[3] PARK M J,OH J S,ROH J L,et al. $^{18}$F-FDG PET/CT Versus Contrast-Enhanced CT for Staging and Prognostic Prediction in Patients With Salivary Gland Carcinomas[J]. Clin Nucl Med,2017,42(3):e149-e156.

[4] JEONG H S,CHUNG M K,SON Y I,et al. Role of $^{18}$F-FDG PET/CT in management of high-grade salivary gland malignancies[J]. J Nucl Med,2007,48(8):1237-1244.

[5] RYU I S,KIM J S,ROH J L,et al. Prognostic value of preoperative metabolic tumor volume and total lesion glycolysis measured by $^{18}$F-FDG PET/CT in salivary gland carcinomas[J]. J Nucl Med,2013,54(7):1032-1038.

[6] HSIEH C E,HO K C,HSIEH C H,et al. Pretreatment Primary Tumor SUVmax on $^{18}$F-FDG PET/CT Images Predicts Outcomes in Patients With Salivary Gland Carcinoma Treated With Definitive Intensity-Modulated Radiation Therapy[J]. Clin Nucl Med,2017,42(9):655-662.

[7] KIM M J,KIM J S,ROH J L,et al. Utility of $^{18}$F-FDG PET/CT for detecting neck metastasis in patients with salivary gland carcinomas:preoperative planning for necessity and extent of neck dissection[J]. Ann Surg Oncol,2013,20(3):899-905.

[8] NGUYEN B D,ROARKE M C. Salivary duct carcinoma with perineural spread to facial canal $^{18}$F-FDG PET/CT detection[J]. Clin Nucl Med,2008,33(12):925-928.

# 第四章　颈部淋巴结转移瘤

颈部恶性肿瘤中20%为原发肿瘤,80%为转移性,其中原发灶为头颈部恶性肿瘤的占85%,胸、腹部恶性肿瘤转移占20%,其余3%～9%原发灶不明。颈部转移淋巴结病理类型多为鳞状细胞癌,主要来自口腔、鼻窦、喉及咽,另有一部分为腺癌,多来自甲状腺、涎腺、鼻腔以及肺、乳腺、胃肠道等。

## 一、临床概述

各种原发肿瘤出现颈部淋巴结转移的概率和部位不尽相同。鼻咽癌颈部淋巴结转移的发生率为86%～90%,扁桃体癌为58%～76%,下咽癌为52%～72%,舌底癌为50%～83%,口咽癌为50%～71%。由于咽部淋巴丰富,常有两侧交叉的淋巴网,发生双侧颈部淋巴结转移的概率也高,其中鼻咽癌最常出现双侧转移(32.8%),其次为软腭癌、声门上喉癌、舌底癌、口咽癌。

颈部不同区域的转移淋巴结常见的原发灶也不同。发生在Ⅰ区的转移淋巴结最常来自舌前部癌、口底癌、齿龈癌(臼齿后三角区)、扁桃体前柱癌。任何头颈部鳞癌都可能转移到Ⅱ区淋巴结,而Ⅲ区的转移淋巴结多来自舌底癌、鼻咽癌、口咽癌、下咽癌、齿龈癌和声门上喉癌,Ⅳ区转移淋巴结多来自鼻咽癌、甲状腺癌、扁桃体癌、舌底癌、下咽癌。Ⅴ区转移淋巴结少见,可来自鼻咽癌,其中锁骨上区(ⅤB区)转移以肺癌多见,其次为甲状腺癌、胃肠道肿瘤。Ⅵ区及上纵隔(Ⅶ区)的转移淋巴结多来自甲状腺癌(表5-4-1)。

表5-4-1　颈部不同区域转移淋巴结常见原发灶

| 颈部转移淋巴结区域 | 原发灶 |
| --- | --- |
| Ⅰ区 | 舌前部癌、口底癌、齿龈癌(臼齿后三角区)、扁桃体前柱癌 |
| Ⅱ区 | 任何头颈部鳞癌 |
| Ⅲ区 | 舌底癌、鼻咽癌、口咽癌、下咽癌、齿龈癌和声门上喉癌 |
| Ⅳ区 | 鼻咽癌、甲状腺癌、扁桃体癌、舌底癌、下咽癌 |
| Ⅴ区 | 鼻咽癌、甲状腺癌、肺癌、胃肠道肿瘤 |
| Ⅵ、Ⅶ区 | 甲状腺癌、食管癌 |

各部位的原发肿瘤最常出现转移淋巴结的区域也有所不同。口腔癌、颌下腺癌、舌下腺癌常首先转移到Ⅰ区和Ⅱ区,喉癌及下咽癌依次为Ⅲ、Ⅳ、Ⅱ区,腮腺癌为耳前、腮腺周围及腮腺内淋巴结。如首站淋巴结未转移,其他部位出现淋巴结转移的概率极小。甲状腺癌的颈部淋巴结转移部位与鳞癌有所不同,最常转移至Ⅳ、Ⅵ、Ⅶ区。

触诊、CT、MRI及B超引导下细针穿刺活检对检出颈部转移淋巴结的准确率分别为56%、66%、75%及86%。相较穿刺活检,利用各种无创影像学方法对颈部淋巴结性质进行判断,仍是目前临床的首选。除了上述常规检查手段,PET/CT的诊断价值也逐渐获得临床认可,尤其对鼻咽癌的临床分期、治疗决策的制订具有无可替代的作用。

根据原发肿瘤、临床分期等的不同,颈部转移淋巴结的治疗方式也存在差异。鼻咽癌以放疗为主,局部晚期首选同步放化疗,放疗后颈部转移淋巴结残存或复发可选择手术治疗。初诊的甲状腺癌以手术治疗为主,常规清扫中央区淋巴结,当术前怀疑其他区域淋巴结转移,或血清球蛋白/降钙素明显升高时,则同期进行择区性淋巴结清扫。分化型甲状腺癌术后出现颈部淋巴结转移,如$^{131}$I 治疗无效,则需再次进行手术切除。涎腺肿瘤合并颈部淋巴结转移应行根治性颈部淋巴结清扫,对伴有面神经麻痹的病例应行选择性颈部淋巴结清扫,伴有颈部淋巴结转移的腮腺癌可行术后辅助放疗。对于胸腹部肿瘤来源的颈部转移淋巴结,原则上以化疗为主。

如果出现同侧淋巴结转移,其患者的生存率较无淋巴结转移者下降 50%;出现对侧或双侧淋巴结转移,生存率下降至无转移者的 25%;有双侧淋巴结转移并伴淋巴结包膜外侵犯,生存率仅为无转移者的 12.5%。此外,出现淋巴结转移者,远处转移的发生率增高,即使原发肿瘤局部得以控制,患者也可因颈部淋巴结转移而死亡。头颈部肿瘤患者,在治疗前检出淋巴结转移,对治疗方案制订及预后评估均有重要临床意义。

## 二、PET/CT 诊断要点

$^{18}$F-FDG PET/CT 检出颈部转移淋巴结的敏感性为 90%,特异性为 94%,较 CT 及 MRI 更具优势,对头颈部鳞癌患者是否需行颈部淋巴结清扫术具有重要指导意义。有无区域淋巴结转移对患者预后至关重要,因此利用 PET/CT 探测颈部转移淋巴结对确定临床分期、制订治疗决策和预后评估具有重要价值。然而,炎症或转移淋巴结均可摄取 FDG,造成鉴别诊断困难,利用蛋氨酸或酪氨酸作为显像剂,可以提高鉴别诊断的特异性。

$^{18}$F-FDG PET/CT 诊断转移淋巴结的主要影像学依据是淋巴结的大小、有无中央坏死和放射性摄取情况;此外,淋巴结形态、数量、有无结外侵犯也具有一定的诊断价值。通常情况下,转移淋巴结摄取$^{18}$F-FDG 明显增高,尤其是肿大伴坏死或相互融合的淋巴结,然而也存在部分转移淋巴结仅为轻度摄取或无明显摄取。一项 meta 分析发现,CT、MRI、PET/CT 和超声对头颈部肿瘤颈部淋巴结转移的探测准确性无显著差异。因此,摄取$^{18}$F-FDG 的高低不能作为鉴别是否为转移淋巴结的依据。

颈部转移淋巴结的 PET/CT 影像学特征如下:

1. **淋巴结的大小** 目前普遍认为,淋巴结的大小以最小径(短径)为测量标准。对于颈部淋巴结,有学者提出不同区域应设定不同的诊断阈值。Van den Brekel 等(1990 年)认为 Ⅱ区最上方的淋巴结≥11mm,其他区的≥10mm 作为诊断阈值较为可靠。罗德红等(1997 年)则发现以最小径≥8mm 作为 Ⅱ~Ⅳ区 CT 诊断阈值,敏感性为 91.67%,特异性为 98.61%;以最小径≥5mm 作为气管食管沟转移淋巴结的阈值,敏感性为 69.23%,特异性为 100%。甲状腺癌的转移淋巴结较鳞癌更小,对最小径为 5mm 的淋巴结也应警惕;气管食管沟出现任何大小的淋巴结,均应高度警惕为转移淋巴结的可能性。需要指出的是,不应单纯以淋巴结的大小作为是否为转移淋巴结的诊断标准。

2. **淋巴结的密度和内部结构** 转移淋巴结的 CT 表现可分为 4 型:①密度均匀,强化程度近似肌肉;②密度明显高于肌肉,均匀或不均匀强化;③边缘强化,中央呈低密度;④薄环状强化,中央区密度均匀(与肌肉相仿)。其中第③型为最典型的鳞癌转移表现,病理基础为肿瘤细胞首先侵犯皮质的边缘窦,随后向髓质浸润,导致淋巴回流受阻,继而髓质区出现坏死。CT 所示中心低密度为肿瘤坏死、角蛋白、纤维组织、间质积液或水肿以及存活的癌细胞。颈部淋巴结内钙化常见于甲状腺乳头状癌、髓样癌,其次为前列腺癌、睾丸癌、结肠癌、卵巢癌、乳腺癌、肺腺癌、骨肉瘤等。此外,需排除淋巴瘤放疗后的钙化。部分甲状腺乳头状癌转移淋巴结还可出现囊变。

3. **淋巴结的形态和数目** 正常或反应性增生的淋巴结一般呈肾形,长径与短径的比例近似 2:1;转移淋巴结多呈球形,长、短径相仿。头颈部恶性肿瘤患者在淋巴引流区域出现 3 个或以上成簇分布的淋巴结,即使最小径在 5~8mm,也应警惕为转移淋巴结的可能。

4. **淋巴结外侵犯** 淋巴结包膜外侵犯表现为淋巴结边缘不规则强化,厚度不一,浸润邻近脂肪,与周围结构分界不清,可侵犯颈动脉、第Ⅸ~Ⅻ对脑神经、颅底等。转移淋巴结越大,其侵犯包膜外的可能性越大,最大径>3cm 者,有包膜外侵犯的占 3/4,而最大径为 1cm 者,仍有 1/4 可出现包膜外侵犯。

5. **转移淋巴结的 MRI 信号特点** T$_1$ 加权多呈中、低信号,T$_2$ 加权多呈中、高信号,信号可均匀或不均匀。淋巴结内肿瘤坏死区常呈 $T_1$、$T_2$ 加权不均质信号。由于转移淋巴结 $T_2$ 加权常呈中高信号,与周围肌肉对比明显,显示咽后组淋巴结较 CT 更有优势。甲状腺乳头状癌转移淋巴结有囊变者,其内球蛋白含量高者,$T_1$ 及 $T_2$ 加权均呈高信号,含量较低者则与囊肿信号相仿。

6. **转移淋巴结 FDG 摄取特点**　单纯依靠形态学判断淋巴结性质存在局限性,$^{18}$F-FDG PET/CT 主要以淋巴结的代谢变化作为诊断依据,可以帮助探测未肿大淋巴结的受累。颈部转移淋巴结通常表现为 FDG 高摄取,因原发肿瘤病理类型等差异,部分转移淋巴结呈低摄取或无摄取,出现淋巴结坏死者,坏死区域呈相对低摄取或无摄取。经过治疗后转移淋巴结的代谢变化可用于提示治疗效果,往往早于形态学变化。然而,颈部淋巴结常可呈现不同程度的生理性摄取,良性淋巴结增生、淋巴结炎也表现为 FDG 高摄取,但通常分布较为对称;而出现非对称性摄取增高灶,伴有或不伴有解剖结构异常改变的淋巴结,需警惕是否为转移淋巴结。

### 三、典型病例

**病例 1**　患者女性,60 岁,右上颌牙龈中低分化鳞状细胞癌术后 5 个月,术后未行其他治疗。半个月前发现右颈部肿块,逐渐增大。PET/CT 示右颈部 Ⅱ 区一枚短径约 2.0cm 淋巴结伴 FDG 代谢均匀性增高(SUVmax 为 28.0),考虑为转移淋巴结。后行"右肩胛舌骨上淋巴结清扫",术中见右下颌角后方 2.5cm 淋巴结,病理示淋巴结见鳞癌转移(图 5-4-1)。

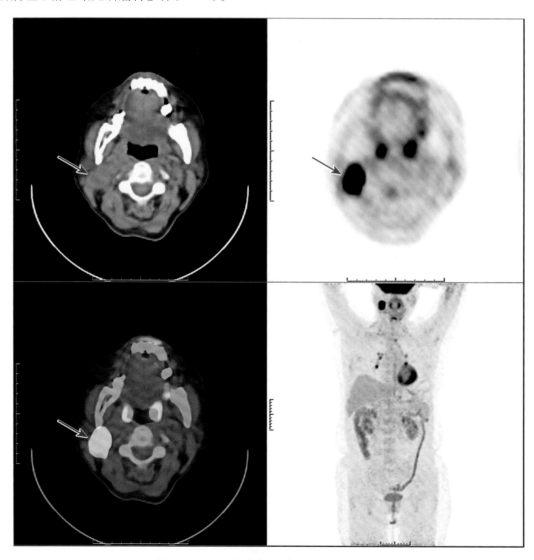

图 5-4-1　牙龈鳞癌术后,右颈部淋巴结转移

**病例2**　患者男性,60岁,发现左下颌肿块3周,左下颌口底肿物活检示口底鳞状上皮黏膜高度不典型增生、部分癌变,治疗前行 PET/CT 评估(图5-4-2,图5-4-3)。

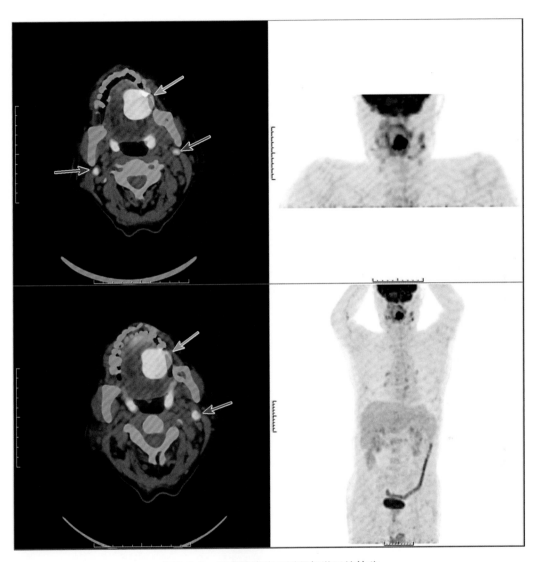

图5-4-2　口底鳞癌伴双侧颈部淋巴结转移

PET/CT 示口底(舌下缘左侧)肿块伴 FDG 代谢异常增高,考虑为恶性病变(绿色箭头);双侧颈部Ⅱ区多发淋巴结 FDG 代谢增高(较大者短径0.8cm,SUVmax 为11.1),考虑为多发转移淋巴结(红色箭头)。

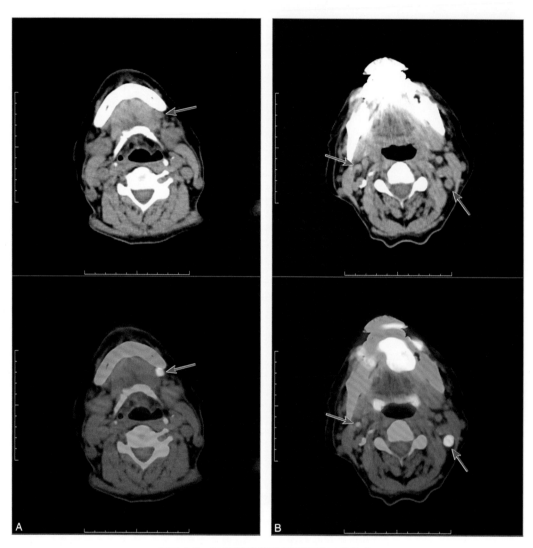

图 5-4-3 口底鳞癌伴双侧颈部淋巴结转移

PET/CT 示左颈部 Ⅰ 区、双侧颈部 Ⅱ 区多发淋巴结 FDG 代谢增高（较大者短径 0.8cm，SUVmax 为 11.1），考虑为多发转移淋巴结。临床分期为 $T_2N_2M_0$，Ⅳa 期，先予诱导化疗 1 个疗程，口底肿块明显缩小，后予根治性放疗。

**病例 3**　患者男性,63 岁,鼻咽镜确诊鼻咽部非角化型低分化癌,行治疗前 PET/CT 评估(图 5-4-4,图 5-4-5)。

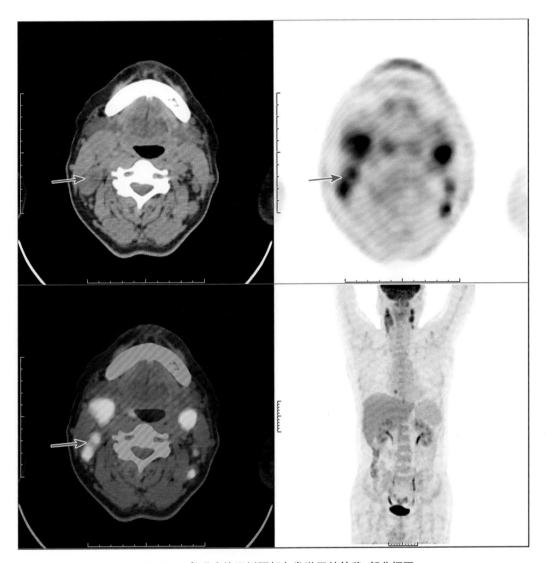

**图 5-4-4　鼻咽癌伴双侧颈部多发淋巴结转移,部分坏死**

PET/CT 示双侧颈部Ⅱ区多发淋巴结 FDG 代谢增高,考虑为多发转移淋巴结,其中右侧颈部(箭头所示)一枚淋巴结中心密度减低(坏死),坏死区 FDG 代谢较周围减低(短径 1.3cm,SUVmax 为 6.4)。

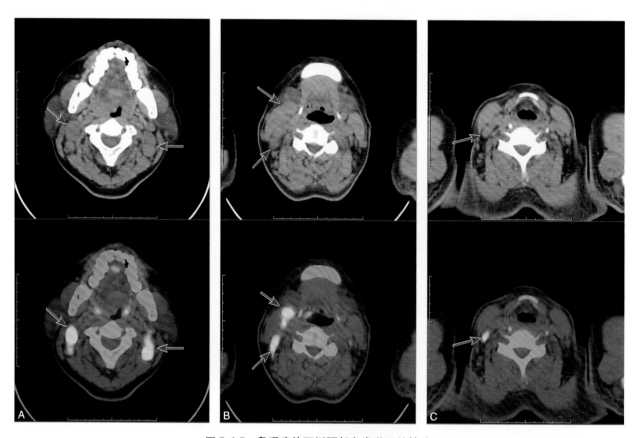

图 5-4-5 鼻咽癌伴双侧颈部多发淋巴结转移

PET/CT 示双侧颈部Ⅱ～Ⅴ区多发淋巴结 FDG 代谢增高(较大者短径 2.4cm,SUVmax 为 10.9),淋巴结密度等于或稍低于周围肌肉,考虑为多发转移淋巴结。

**病例4** 患者女性,32 岁,鼻咽部低分化鳞癌(图 5-4-6,图 5-4-7)。

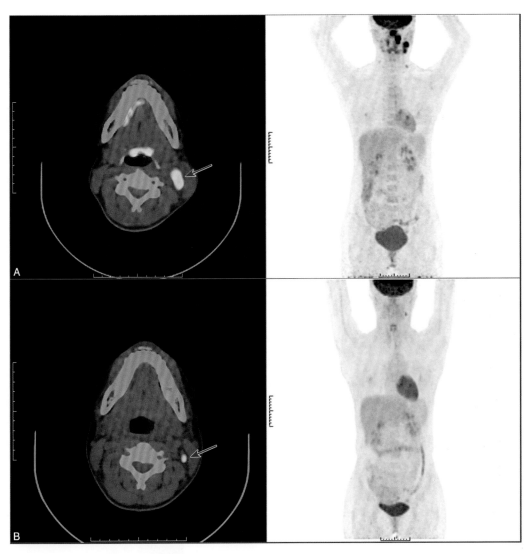

**图 5-4-6 鼻咽癌伴左颈部淋巴结转移(治疗前后 PET/CT 评估)**

A. 治疗前行 PET/CT 评估,PET/CT 示左颈部Ⅲ区肿大淋巴结 FDG 代谢增高(短径 1.3cm,SUVmax 为 13.1),据此临床分期为 $cT_2N_3M_0$,Ⅳa 期,予诱导化疗 2 个疗程,根治性放疗 1 个疗程,同步分子靶向治疗;B. 治疗结束后 4 个月行 PET/CT 示左颈部Ⅲ区淋巴结缩小,FDG 代谢下降(短径 0.6cm,SUVmax 为 5.6)。

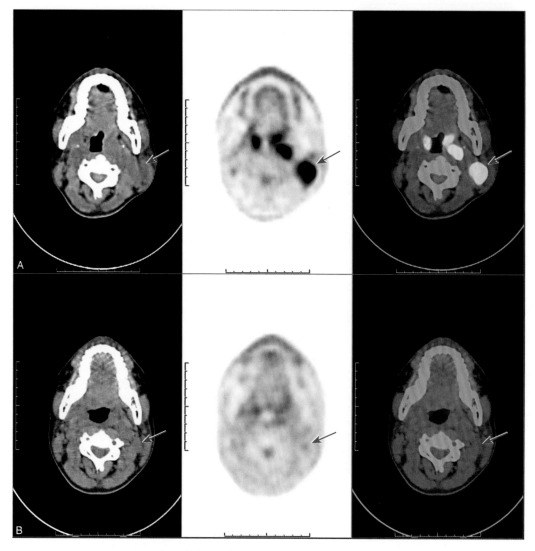

**图 5-4-7　鼻咽癌伴左颈部淋巴结转移(治疗前后 PET/CT 评估)**

A.治疗前 PET/CT 示左咽旁间隙、左颈部Ⅱ区淋巴结 FDG 代谢增高(较大者短径 2.3cm,SUVmax 为 22.6),密度稍低于肌肉,边界欠清;B.治疗结束后 4 个月 PET/CT 示左咽旁间隙、左颈部Ⅱ区淋巴结明显缩小(其中左颈Ⅱ区淋巴结短径 1.0cm),FDG 代谢下降至与周围肌肉相似(无摄取)。

病例 5　患者男性,73 岁,喉癌术后 1 个月(全喉切除),病理示中低分化鳞癌,侵及外膜层,上切缘固有层见异型细胞团,病理分期为 $pT_2N_0M_0$,Ⅱ期;放疗前行 PET/CT 评估(图 5-4-8,图 5-4-9)。

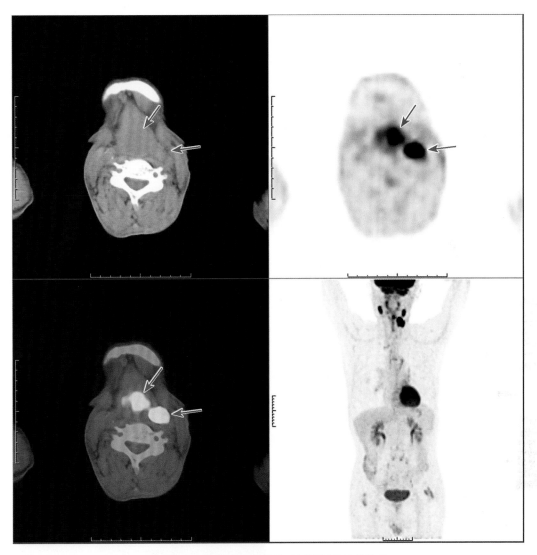

图 5-4-8　喉癌术后残留伴双侧颈部淋巴结转移

PET/CT 示喉部术区软组织肿胀伴不规则团片状 FDG 代谢增高(SUVmax 为 16.6),考虑为残留肿瘤组织;左颈部 Ⅲ 区肿大淋巴结 FDG 代谢增高(短径 1.7cm,SUVmax 为 37.5),密度与周围软组织相似,与喉部术区病灶分界不清,考虑为转移淋巴结。

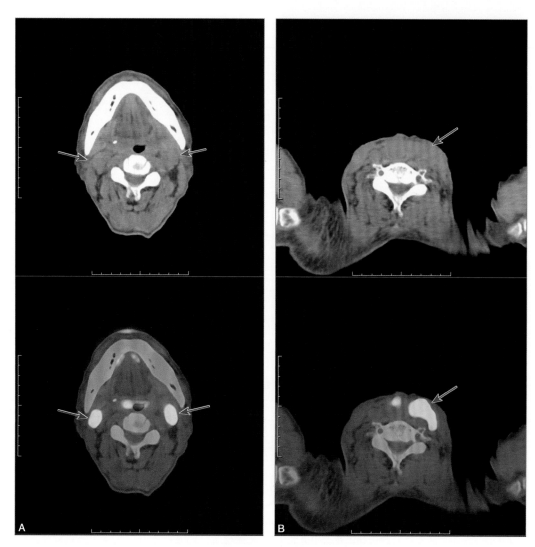

**图 5-4-9　喉癌术后,双侧颈部淋巴结转移**

PET/CT 示双侧颈部 II 区、左颈部 IV 区多发肿大淋巴结 FDG 代谢增高,密度与周围软组织相似,边界不清,相互融合(较大者短径 1.3cm,SUVmax 为 24.6),考虑为多发转移淋巴结。PET/CT 同时发现双肺转移,据此临床分期更改为 $cT_2N_2M_1$,予姑息放疗。

**病例 6**　患者男性,55 岁,喉镜示右侧杓区及右侧梨状窝区两处新生物,病理示鳞癌;治疗前行 PET/CT 评估(图 5-4-10)。

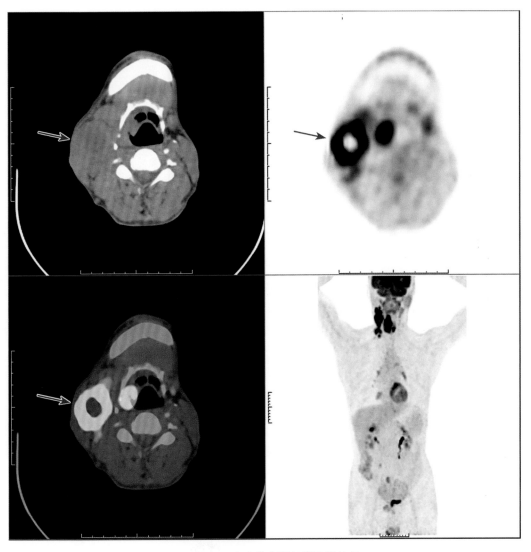

**图 5-4-10　喉癌伴右颈部淋巴结转移**

PET/CT 示(箭头所示)右侧颈部(累及 Ⅱ ~ Ⅳ 区)肿大淋巴结 FDG 代谢环形增高(短径 3.5cm,SUVmax 为 26.5),边界尚清,其中央见类圆形低密度区伴 FDG 代谢缺损,考虑为转移淋巴结伴中央坏死。

**病例7**　患者男性,53 岁,右颈部肿块穿刺示转移,原发灶不明。PET/CT 显像(图 5-4-11)诊断为右侧杓会厌襞恶性病变伴双侧颈部淋巴结转移。遂行全喉切除+颈部淋巴结清扫术,术后病理:喉会厌右下低分化鳞癌,侵及固有肌层,右颈部淋巴结 4/11、左颈部淋巴结 2/20 见癌转移。

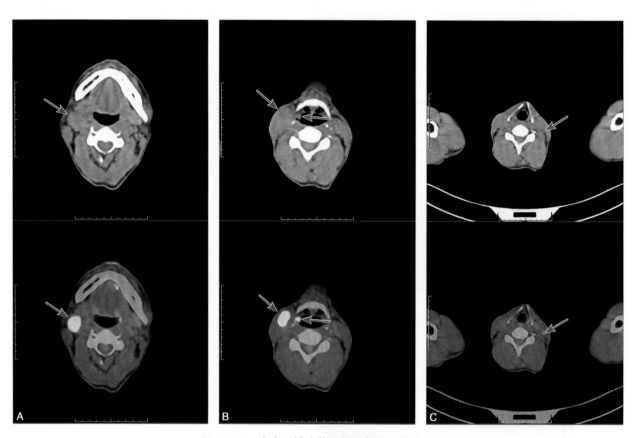

图 5-4-11　**喉会厌鳞癌伴双侧颈部淋巴结转移**
A. 右颈部Ⅱ区淋巴结 FDG 代谢增高(短径 1.8cm,SUVmax 为 17.3);B. 右侧杓会厌襞局灶性 FDG 代谢增高(直径 1.1cm,SUVmax 为 12.9),右颈部Ⅲ区淋巴结 FDG 代谢增高(短径 2.0cm,SUVmax 为 24.7);C. 左颈部Ⅳ区淋巴结 FDG 代谢增高(短径 0.8cm,SUVmax 为 3.8)。

**病例8**　患者女性,73岁,发现右耳下肿块。术后病理:右侧涎腺(腮腺)腺样囊性癌(11cm×6cm×4cm),舌骨上淋巴结1/2(1.5~2cm)见癌转移(图5-4-12)。

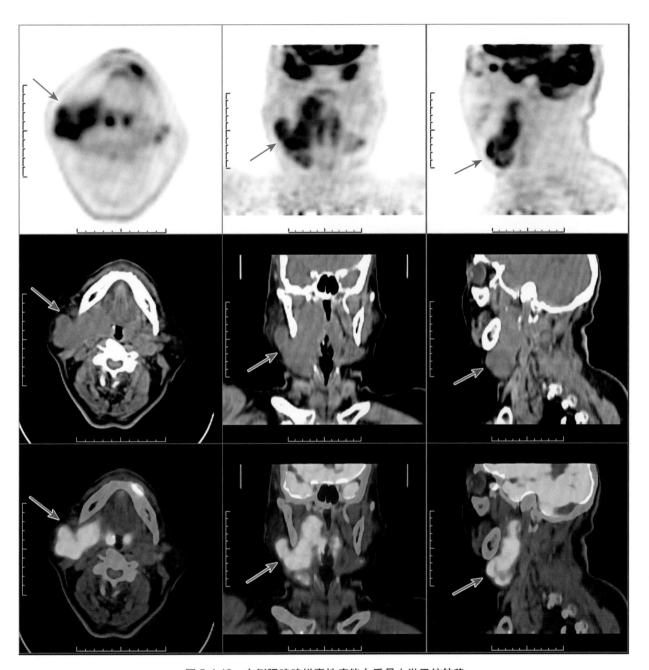

图 5-4-12　右侧腮腺腺样囊性癌伴右舌骨上淋巴结转移

CT 考虑为腮腺来源肿瘤;PET/CT 示右侧腮腺区-颌下腺区不规则软组织影 FDG 代谢增高(SUVmax 为 8.6),右咽旁间隙至右颌下多发肿大淋巴结 FDG 代谢增高,相互融合,与上述软组织影分界不清(较大者短径 2.9cm,SUVmax 为 7.4),考虑为腮腺恶性肿瘤伴右颈部淋巴结转移。

**病例9** 患者男性,36岁,左侧腮腺癌术后、放化疗后,局部复发及转移术后(图5-4-13~图5-4-15)。

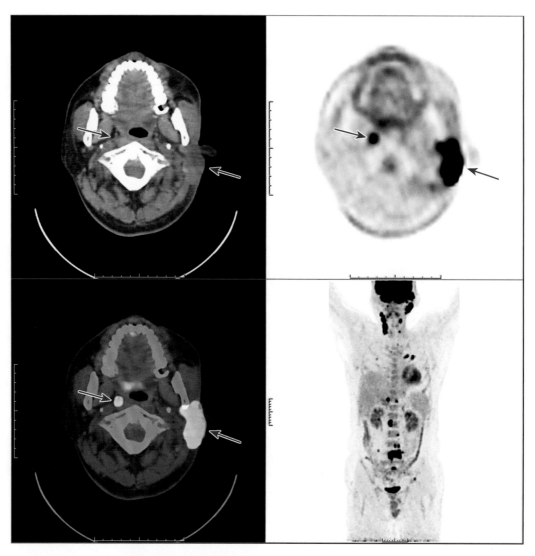

**图5-4-13 左侧腮腺癌治疗后复发,伴颈部淋巴结转移**

PET/CT示左侧腮腺区软组织肿块FDG代谢增高(较大截面4.8cm×2.1cm,SUVmax为50.8),考虑为复发;右咽旁间隙淋巴结FDG代谢增高(短径0.5cm,SUVmax为19.0),考虑为转移淋巴结;MIP图显示全身广泛转移(断层图未展示)。

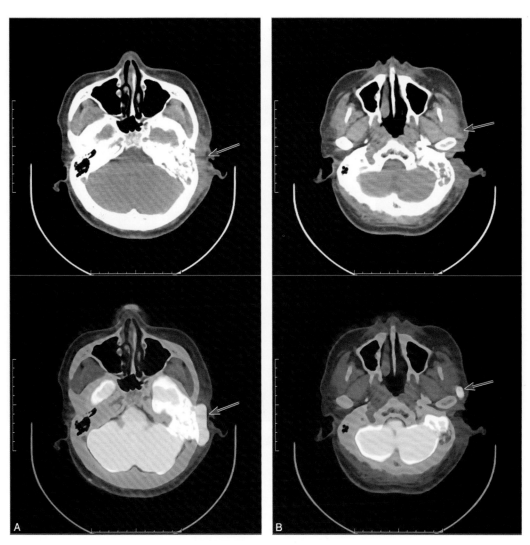

图 5-4-14 左侧腮腺癌复发，左侧外耳道、颈部淋巴结转移

A. 左侧外耳道-乳突软组织肿块 FDG 代谢增高（SUVmax 为 42.7），考虑为局部转移；B. 左侧耳前淋巴结 FDG 代谢增高（短径 0.8cm，SUVmax 为 12.0），考虑为转移淋巴结。

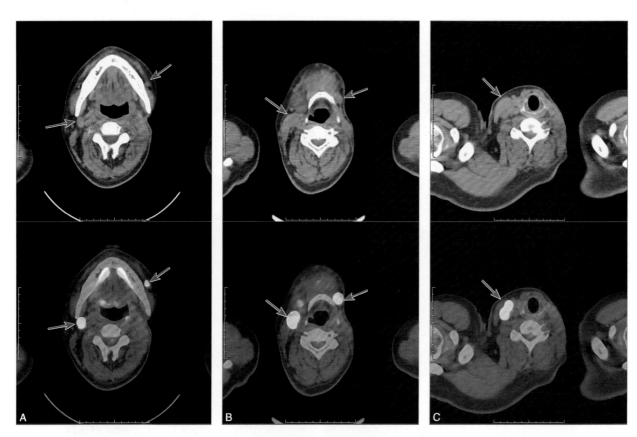

图 5-4-15　**左侧腮腺癌复发,双侧颈部淋巴结转移**

PET/CT 示右颈部Ⅱ~Ⅳ区、左颈部Ⅰ区多发淋巴结 FDG 代谢增高(较大者短径 1.5cm,SUVmax 为 52.0),考虑为多发淋巴结转移。

**病例 10**　患者男性,65 岁,右侧颌下腺鳞癌术后 1 个月(病理示右侧颌下鳞状细胞癌结节,累及周围神经纤维及横纹肌组织,淋巴结 10/10 见癌转移),放疗前 PET/CT 评估(图 5-4-16)。

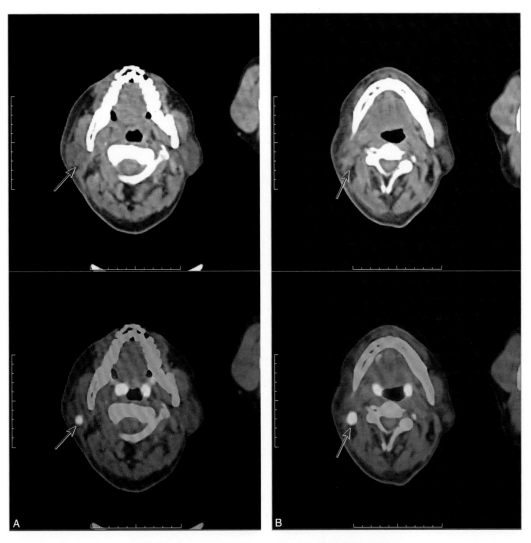

图 5-4-16　右侧颌下腺鳞癌术后,右颈部淋巴结转移

A. 右侧腮腺区淋巴结 FDG 代谢增高(短径 0.7cm,SUVmax 为 5.9);B. 右颈部 Ⅱ 区淋巴结 FDG 代谢增高(短径 0.8cm,SUVmax 为 13.0)。上述病灶考虑为右颈部多发转移淋巴结。

　　**病例 11**　患者女性,56 岁,右颈部肿块切除,病理示转移性鳞癌,原发灶不明。经 PET/CT 显像(图 5-4-17),行右颈部淋巴结清扫(根治术)+右口咽恶性肿瘤扩大切除术,病理示右舌根扁桃体低分化鳞癌,右颈部Ⅰ~Ⅴ区淋巴结反应性增生(0/31)。

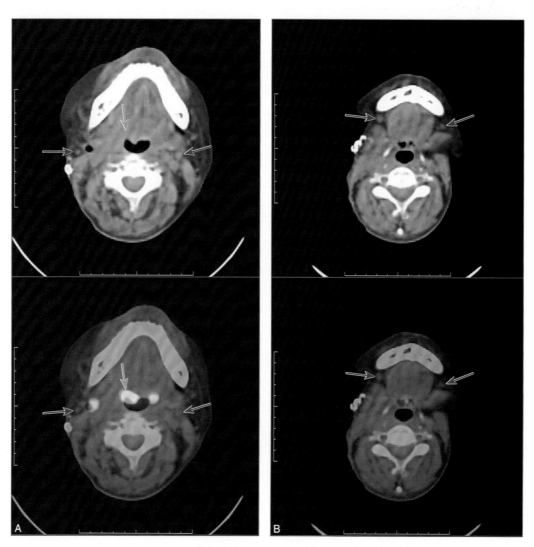

**图 5-4-17　右舌根扁桃体鳞癌,右颈部淋巴结反应性增生**

A. 口咽部舌根右侧软组织隆起 FDG 代谢增高(长径 1.7cm,SUVmax 为 11.1),考虑为恶性病变(绿色箭头);右颈术区 FDG 代谢不均匀性增高(SUVmax 为 5.5),见气体及高密度缝线影,考虑为术后改变;左颈部ⅡA 区淋巴结 FDG 代谢轻度增高(短径 0.6cm,SUVmax 为 2.3)。B. 双侧颈部ⅠB 区小淋巴结未见 FDG 代谢增高(短径 0.5cm)。上述淋巴结考虑为炎性淋巴结(红色箭头)。

　　**病例 12**　患者男性,54 岁,双侧上颌窦鳞癌、左上唇鳞癌术后,颏下淋巴结转移术后,出现左鼻孔及右眶下肿块(图 5-4-18,图 5-4-19)。

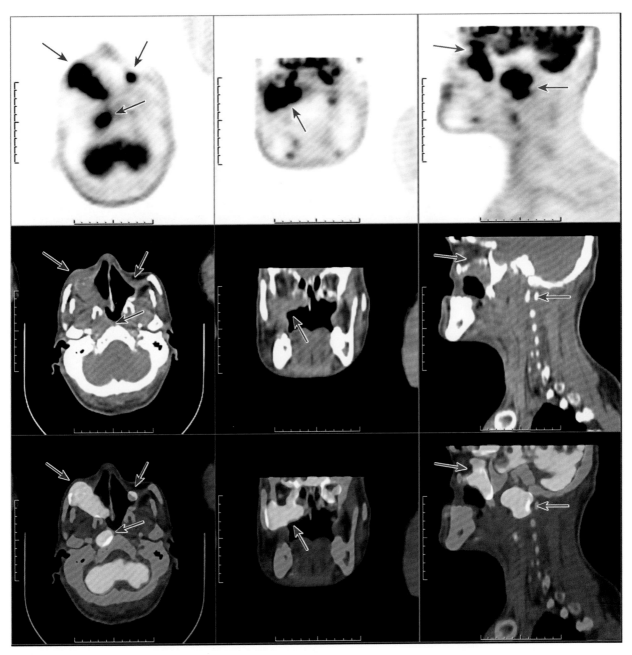

**图 5-4-18　双侧上颌窦及左上唇鳞癌术后复发,双侧颈部淋巴结转移**

PET/CT 示双侧原上颌窦区(右侧为主)、右侧颌面部及部分筛窦区、右侧鼻咽部软组织肿块 FDG 代谢增高(SUVmax 为 28.6),侵犯颅骨及周围软组织,考虑为复发伴颅骨侵犯。

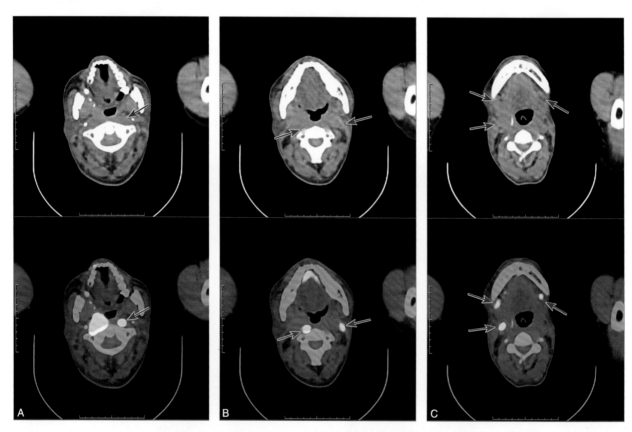

**图 5-4-19　双侧上颌窦及左上唇鳞癌术后复发,双侧颈部淋巴结转移**

PET/CT 示双侧咽后、双侧颈部ⅠB、ⅡA 区多发淋巴结 FDG 代谢增高(较大者短径 1.1cm,SUVmax 为 14.9),其中双侧咽后淋巴结与周围软组织分界不清,考虑为双侧颈部多发淋巴结转移。先行辅助化疗,后予放疗(淋巴结靶区:左、右咽后,双侧颈部ⅠB、ⅡA 区)。

**病例 13** 患者男性,57 岁,体检发现 CEA 升高(5.4ng/ml),B 超示甲状腺两叶结节,甲状腺右叶 2 枚结节穿刺见异型细胞及乳头状癌细胞。遂行术前 PET/CT 评估(图 5-4-20~图 5-4-22)。

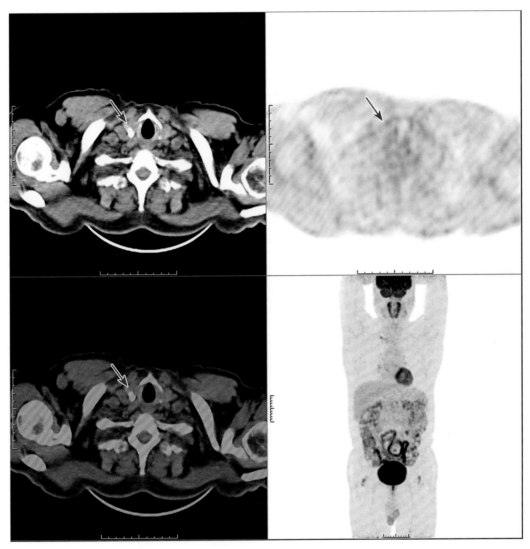

图 5-4-20 甲状腺两叶乳头状癌伴右颈部淋巴结转移
甲状腺未见 FDG 代谢异常增高灶,右叶多发粗大钙化(箭头所示)。术后病理证实为双侧甲状腺乳头状癌。

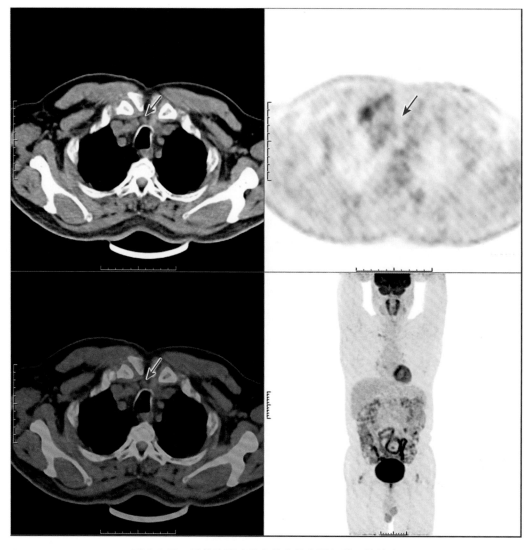

**图 5-4-21　甲状腺两叶乳头状癌伴右颈部淋巴结转移**

术前 PET/CT 评估：气管右前缘（Ⅵ区）淋巴结未见 FDG 代谢增高（短径 0.8cm）。后行颈部淋巴结清扫术（右侧Ⅱ～Ⅵ区、左侧Ⅵ区），病理示右中央区淋巴结 9/10 见癌转移。

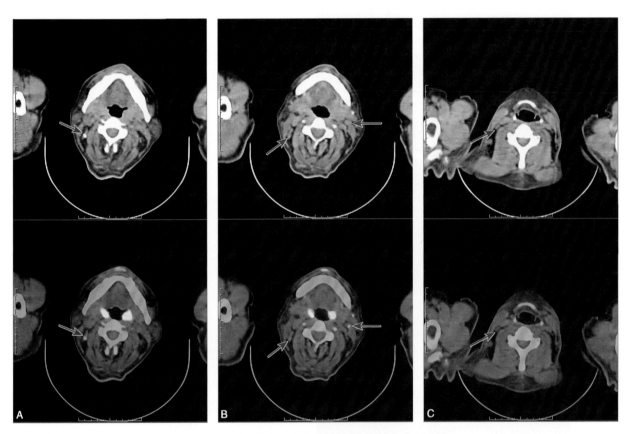

**图 5-4-22　甲状腺两叶乳头状癌伴右颈部淋巴结转移**

图 A~C 示:右侧颈部Ⅱ~Ⅲ区、左颈部Ⅱ区散在小淋巴结部分 FDG 代谢轻度增高(短径 0.3~0.6cm,SUVmax 为 2.1),其中右颈部Ⅱ区一枚淋巴结伴钙化(图 A 所示)。后行颈部淋巴结清扫术(右侧Ⅱ~Ⅵ区、左侧Ⅵ区),术后病理示右中央区淋巴结 9/10、右侧颈部(Ⅱ~Ⅴ区)5/11、左中央区 0/7 淋巴结见癌转移。

　　**病例 14**　患者女性,65 岁,双侧甲状腺髓样癌术后 4 个月,降钙素进行性升高,末次检查为 3 522pg/ml,CEA 为 16.62ng/ml(图 5-4-23,图 5-4-24)。

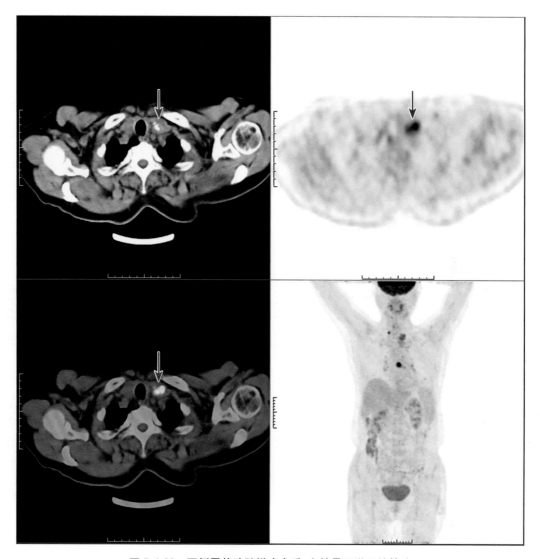

**图 5-4-23　双侧甲状腺髓样癌术后,左锁骨区淋巴结转移**
PET/CT 示左侧锁骨区肿大淋巴结 FDG 代谢增高(短径 1.5cm,SUVmax 为 10.7),伴不规则钙化,考虑为淋巴结转移。

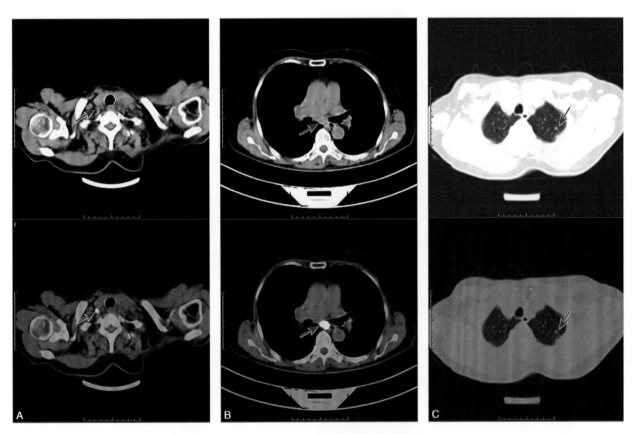

**图 5-4-24　双侧甲状腺髓样癌术后,多发转移**

PET/CT 示右颈部Ⅳ区淋巴结(图 A)、纵隔内隆突下淋巴结(图 B)、左肺小结节 FDG 代谢增高(图 C),考虑为多发转移。

**病例 15** 患者女性,68 岁,卵巢癌术后 1 年余,术后多次化疗。复查 CA125 显著升高(868.3U/ml),
PET/CT 示右颈部Ⅳ区淋巴结 FDG 代谢增高(短径 0.5cm,SUVmax 为 7.2),考虑为转移淋巴结;MIP 图示
纵隔内、右肺门、后腹膜多发淋巴结转移,腹膜广泛转移,左肺转移(断层未展示)(图 5-4-25)。

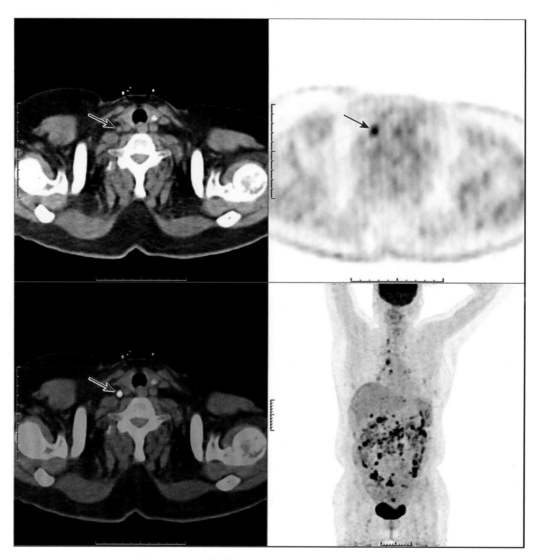

图 5-4-25 卵巢癌术后、化疗后,右颈部淋巴结转移

**病例 16** 患者女性,64 岁,发现左颈部肿块,穿刺病理倾向转移淋巴结,行 PET/CT 寻找原发灶(图 5-4-26,图 5-4-27)。

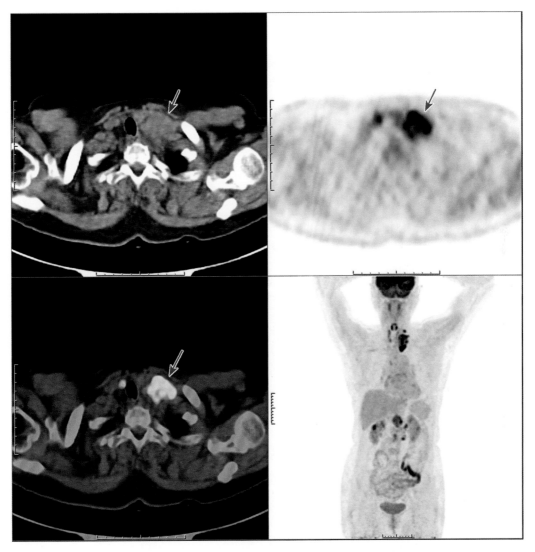

图 5-4-26 **横结肠癌伴左锁骨区淋巴结转移**

PET/CT 示(箭头所示)左锁骨区多发淋巴结 FDG 代谢不均匀性增高,部分融合(较大者短径 3.3cm,SUVmax 为 20.0),气管受压轻度向右移位,考虑为转移淋巴结。

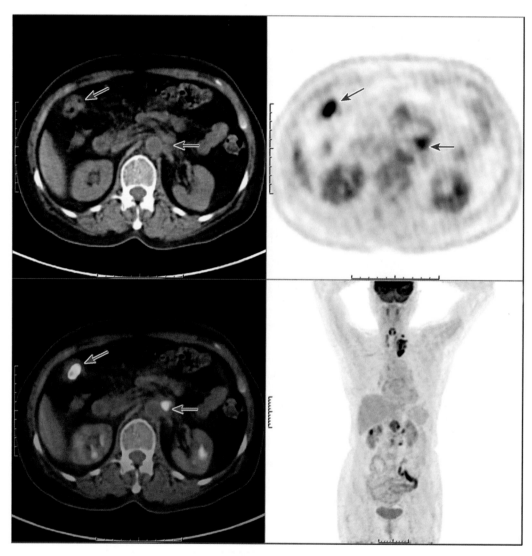

**图 5-4-27　横结肠癌伴后腹膜淋巴结转移**

PET/CT 示结肠肝曲肠壁增厚伴 FDG 代谢增高(SUVmax 为 19.6),后腹膜肿大淋巴结 FDG 代谢增高(短径 1.6cm,SUVmax 为 15.1),考虑为结肠恶性病变伴淋巴结转移。后肠镜证实为横结肠癌。

**病例 17**　患者男性,77 岁,发现左颈部肿块,针吸病理示转移性癌,原发灶不明。PET/CT 示左颈部 Ⅴ 多发淋巴结 FDG 代谢增高(短径 1.3cm,SUVmax 为 26.2),考虑为转移淋巴结;MIP 图示左肺、左肺门、纵隔内、左颈部多发 FDG 代谢异常增高灶,考虑为左肺恶性病变伴多发淋巴结转移(断层图未展示)。后左上肺穿刺活检,病理示低分化鳞癌(图 5-4-28)。

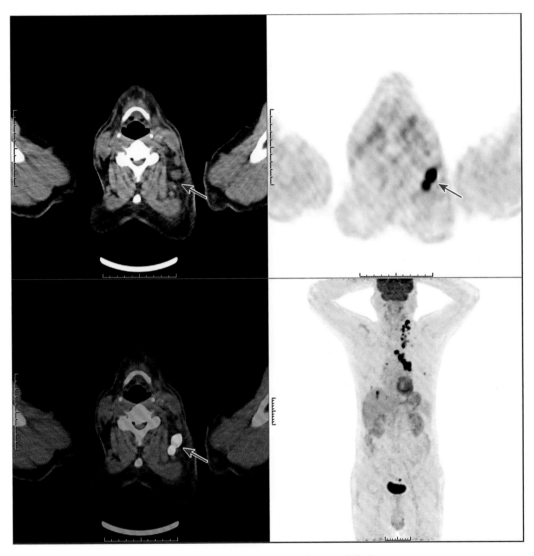

图 5-4-28　左肺癌伴左侧颈部淋巴结转移

**病例 18**　患者男性,69 岁,胃镜提示食管距门齿 20~25cm 鳞癌,锁骨区肿大淋巴结穿刺示转移性癌,放疗前 PET/CT 评估(图 5-4-29,图 5-4-30)。

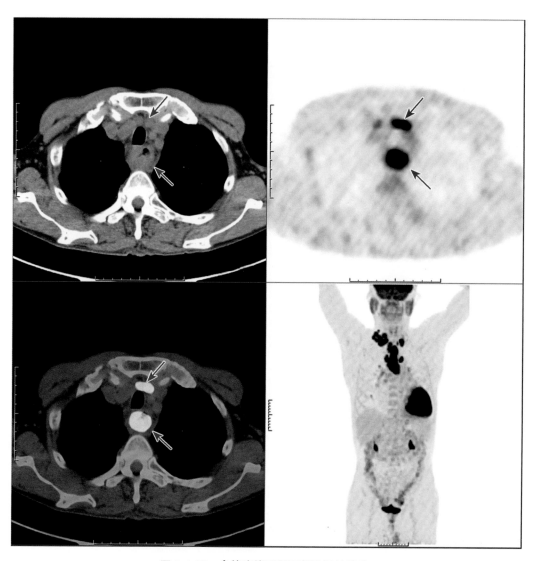

**图 5-4-29　食管癌伴双侧颈部淋巴结转移**
PET/CT 示食管中上段管壁增厚伴 FDG 代谢增高(长径 9.4cm,SUVmax 为 29.4),上纵隔(Ⅶ区)多发淋巴结 FDG 代谢增高(较大者短径 0.9cm,SUVmax 为 17.4),考虑为食管恶性病变伴多发淋巴结转移。

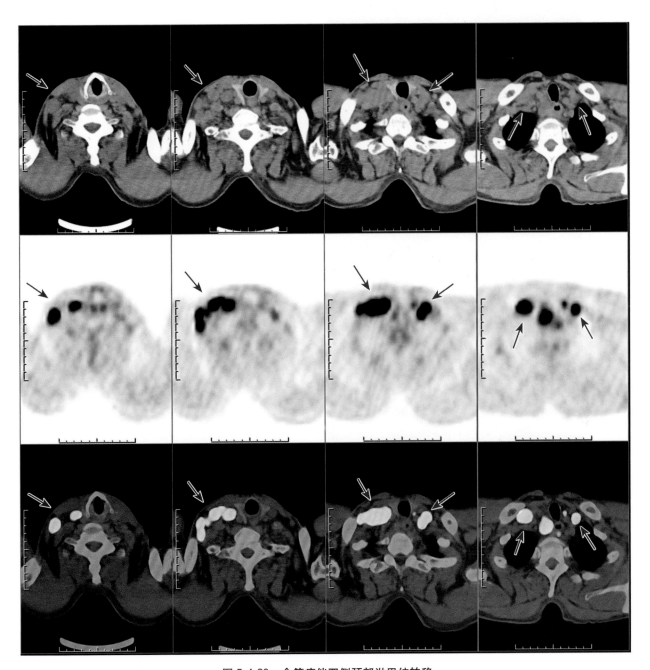

**图 5-4-30　食管癌伴双侧颈部淋巴结转移**

PET/CT 示双侧颈部 Ⅴ~Ⅵ区、锁骨区多发肿大淋巴结 FDG 代谢增高,部分融合,无明显坏死(较大者短径 2.3cm,SUVmax 为 23.2),考虑为多发转移淋巴结。

　　**病例 19**　患者男性,65 岁,全胃切除,病理示贲门腺体溃疡型腺癌,中-低分化,化疗 3 程后行 PET/CT 评估(图 5-4-31)。

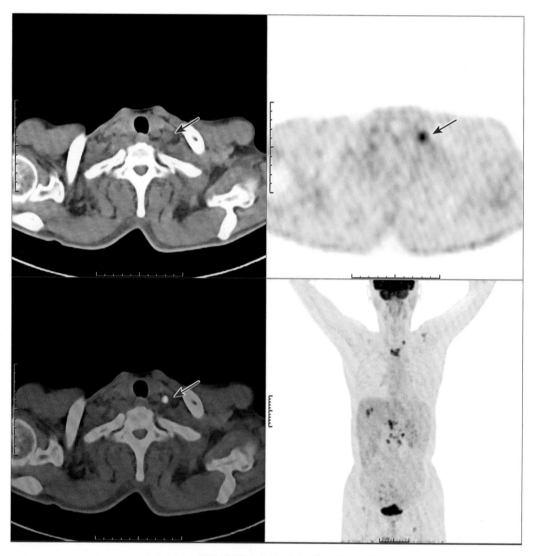

图 5-4-31　**胃癌术后化疗后,左锁骨区淋巴结转移**

PET/CT 示左锁骨区淋巴结 FDG 代谢增高(短径 1.1cm,SUVmax 为 7.4),考虑为转移淋巴结;MIP 图示后腹膜淋巴结、肝、骨多发转移(断层图未展示)。

**病例 20** 患者女性,70 岁,左侧乳癌术后 13 年,因声音嘶哑,颈部肿块行 PET/CT 检查(图 5-4-32)。

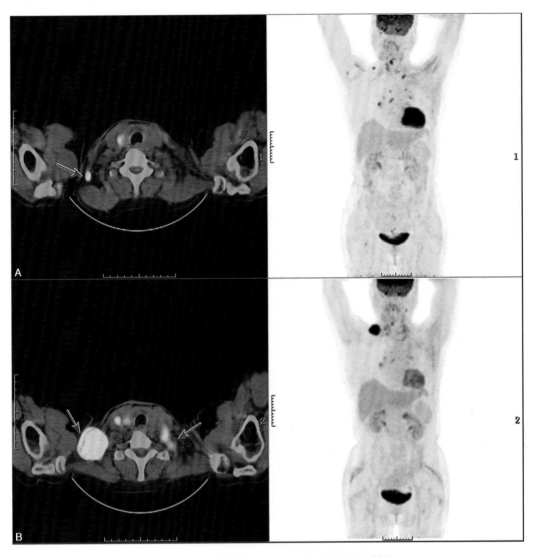

**图 5-4-32 左侧乳腺癌术后,双侧颈部淋巴结转移**

A. PET/CT 示右颈部 V 区淋巴结 FDG 代谢增高(短径 1.8cm,SUVmax 为 7.2),考虑为转移淋巴结,行化疗联合内分泌治疗;B. 治疗后复查 PET/CT 示颈部淋巴结较治疗前增大、增多,FDG 代谢升高,部分融合,其中右锁骨上 V B 区淋巴结短径 3.2cm,SUVmax 为 19.6,提示病情进展。

**病例 21**　患者男性,61 岁,因"左肩部肿块"行 PET/CT 检查(图 5-4-33)。左肩部肿块穿刺病理示甲状腺癌转移;甲状腺手术病理证实为左叶滤泡状癌。

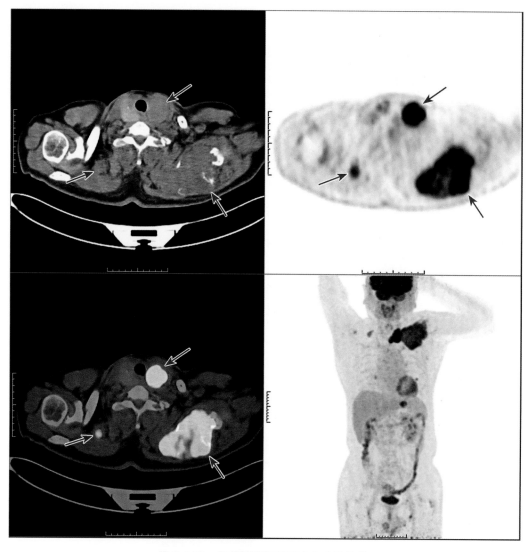

图 5-4-33　甲状腺滤泡状癌全身广泛转移

PET/CT 示甲状腺左叶低密度结节伴 FDG 代谢增高,长径 4.0cm,SUVmax 为 16.1,考虑为恶性病变;右颈部 V 区肿大淋巴结 FDG 代谢增高(短径 2.7cm,SUVmax 为 5.1),考虑为转移淋巴结;左肩胛骨骨质破坏伴软组织肿块 FDG 代谢增高(SUVmax 为 10.0),考虑为骨转移。

## 四、少见病例

患者男性,51 岁,因体检发现 CEA 升高行 PET/CT 检查(图 5-4-34)。手术病理:甲状腺右叶髓样癌,右中央区(Ⅵ区)1/3、左中央区(Ⅵ区)0/5 淋巴结转移。

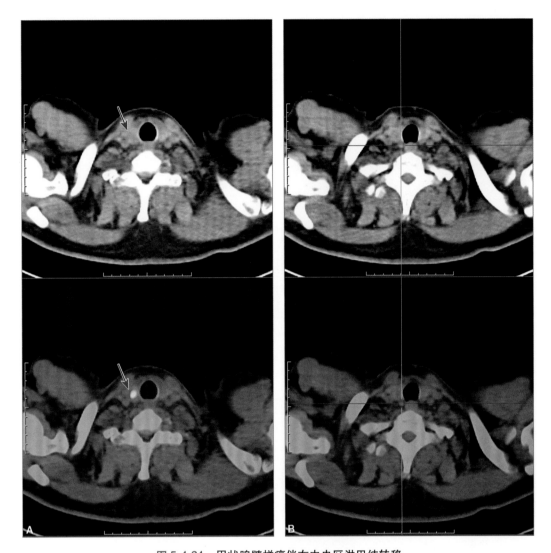

**图 5-4-34 甲状腺髓样癌伴右中央区淋巴结转移**
A. 甲状腺右叶类圆形低密度灶（长径 1.0cm, SUVmax 为 5.4），考虑为恶性病变；B. 右颈部 Ⅵ 区淋巴结
未见 FDG 代谢增高，短径约 0.5cm。

## 五、鉴别诊断

需要与颈部转移性淋巴结相鉴别的疾病包括两大类：①非转移性淋巴结病变：淋巴瘤、淋巴结结核、结节病等；②颈部非淋巴结性肿物：神经鞘瘤、甲状舌管囊肿、淋巴管瘤等。分述如下：

1. **淋巴瘤** 淋巴瘤常累及颈部淋巴结，典型表现为双侧多发肿大淋巴结，直径为 1~10cm，密度均匀，增强扫描呈轻度均匀强化；除惰性淋巴瘤、部分低度恶性淋巴瘤外，大多数病理类型的淋巴瘤呈明显的 $^{18}$F-FDG 高摄取，治疗有效，病灶可缩小、消失，还可出现中心密度减低（坏死），摄取减低或无摄取。淋巴瘤也可出现包膜外浸润，但较少见。根据组织学研究，当淋巴管通畅而仅有血供障碍，并不一定导致淋巴瘤累及的淋巴结中央坏死；而当肿瘤侵犯淋巴窦导致淋巴回流受阻，同时压迫或侵犯淋巴门的血管，可出现淋巴结广泛的中央坏死。患者可有不规则发热、消瘦等症状，还可出现其他部位淋巴结肿大、肝脾肿大等表现，诊断主要依据淋巴结活检病理。颈部淋巴瘤与转移瘤影像学表现相似，单纯使用 PET/CT 无法鉴别，需结合病史及其他临床资料（图 5-4-35，图 5-4-36）。

2. **淋巴结结核** 近年来全球结核病发病率增高，其中免疫缺陷人群感染结核者十分常见。颈部淋巴结是肺外结核较常见的感染部位，颈部淋巴结结核好发于青少年，女性多见。结核性淋巴结炎的病理过程分为 4 个阶段：①增殖性肉芽肿；②淋巴结内干酪或液化坏死，包膜完整；③淋巴结包膜破坏，相互融合，伴

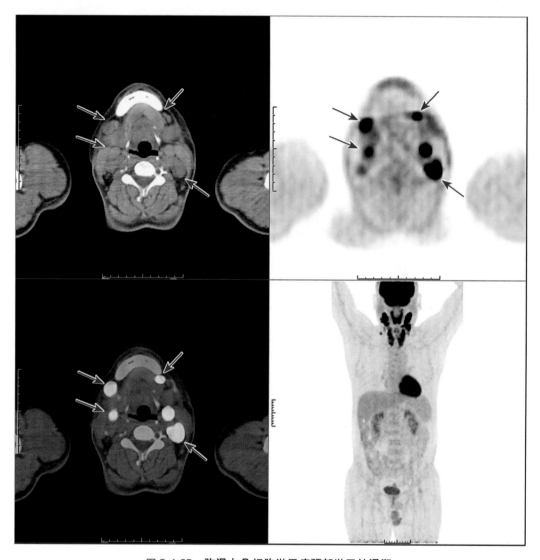

**图 5-4-35　弥漫大 B 细胞淋巴瘤颈部淋巴结浸润**

患者男性,49 岁,左颌下淋巴结活检病理示弥漫大 B 细胞淋巴瘤,化疗前 PET/CT 评估。PET/CT 示双侧颈部 Ⅰ～Ⅲ区多发肿大淋巴结 FDG 代谢增高(短径 2.4cm,SUVmax 为 29.7),考虑为淋巴瘤浸润。

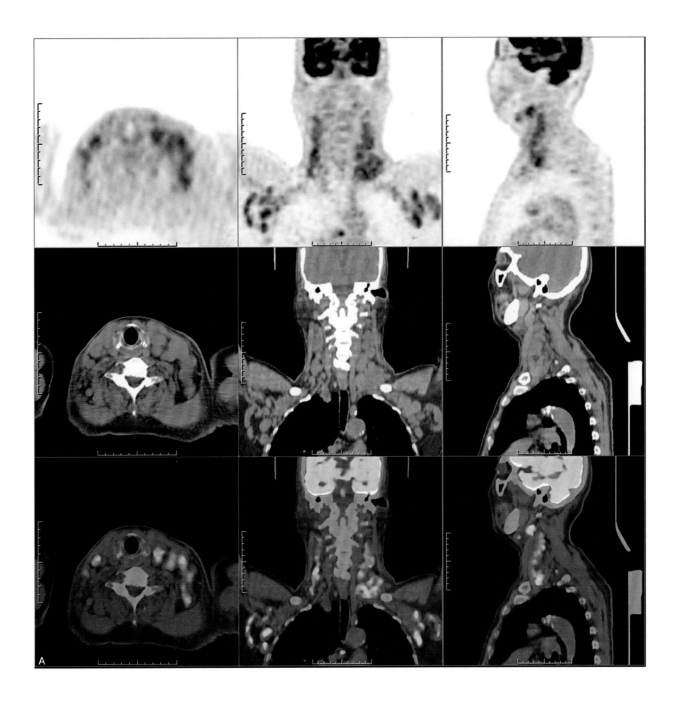

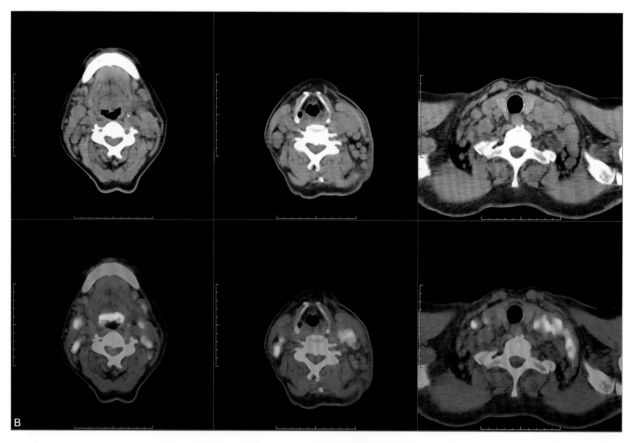

**图 5-4-36  T 淋巴母细胞白血病/淋巴瘤**

患者男性,77 岁,确诊 T 淋巴母细胞白血病/淋巴瘤,化疗前 PET/CT 评估:A.PET/CT 示双侧颈部 I~V 区布满大小不等的淋巴结,伴 FDG 代谢增高(短径 0.3~2.2cm,SUVmax 为 2.6~6.9),考虑为淋巴瘤浸润;B.PET/CT 示双侧颈部 I~V 区布满大小不等的淋巴结伴 FDG 代谢不同程度增高(短径 0.3~2.2cm,SUVmax 为 2.6~6.9),考虑为淋巴瘤浸润。

淋巴结周围炎;④干酪样物质穿破周围软组织形成冷脓肿或窦道。临床常见第②~④阶段的颈部淋巴结结核,各阶段病变常同时存在。

颈部淋巴结结核好发于Ⅳ区淋巴结,其次为Ⅱ、Ⅴ区,常累及 1 个以上区域。

颈部淋巴结结核典型的影像学表现与病理变化基本一致,同样常出现各阶段病理改变同时存在:①增殖型,单个或多个淋巴结肿大,密度均匀;②边缘肉芽组织呈环形摄取增高,中心干酪或液化坏死,呈低密度区,摄取减低或无摄取,病变可相互融合呈花环状;③周围伴炎症时呈网格状,边界不清,出现纤维组织包裹时边界清晰;④偶见钙化。

非头颈部鳞癌(肺癌、胃癌、食管癌、乳腺癌等)的颈部淋巴结转移部位与结核类似,但很少出现周围炎症反应;头颈部鳞癌的转移淋巴结较少单纯发生在Ⅳ区或Ⅴ区,但也可出现中央区坏死、周围组织侵犯,但相互融合者少见(图 5-4-37,图 5-4-38)。

3. **结节病**  结节病为原因未明的多系统非干酪性肉芽肿性病变,一般为良性过程,具有自限性,可累及淋巴结、肺、胸膜、皮肤、骨骼、眼、肝、脾、腮腺及扁桃体等器官。结节病多见于 20~40 岁女性,呈慢性病程,临床症状轻微。双侧颈部淋巴结受累后肿大,多呈对称性分布,密度均匀,极少相互融合,中心坏死罕见(图 5-4-39)。

4. **化脓性淋巴结炎**  通常存在典型的临床感染症状,即"红、肿、热、痛",并伴有炎症指标的改变;影像学特征为中央的脓腔呈低密度,伴摄取减低或无摄取,边缘呈环形摄取增高,周围炎症水肿,部分表现类似于结核(图 5-4-40,图 5-4-41)。

5. **神经鞘瘤**  神经鞘瘤是起源于神经鞘膜细胞的一种良性肿瘤,常见于颈动脉间隙,来自迷走、舌下神经干及颈交感神经丛。30~40 岁好发,病程较长。CT 表现为颈动脉间隙孤立的软组织密度肿块,呈类

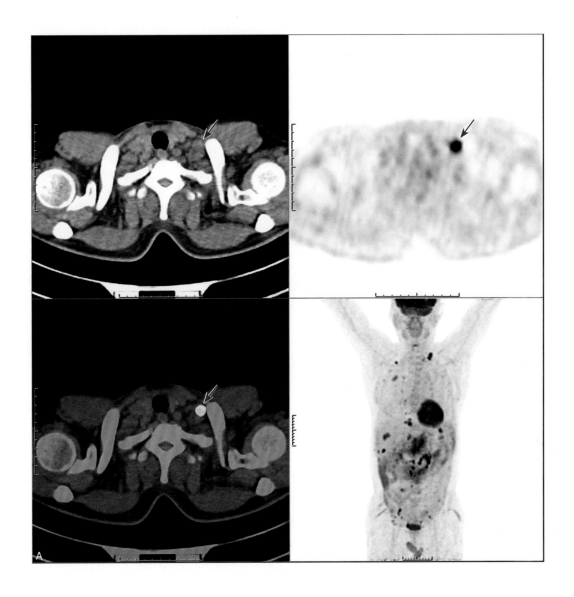

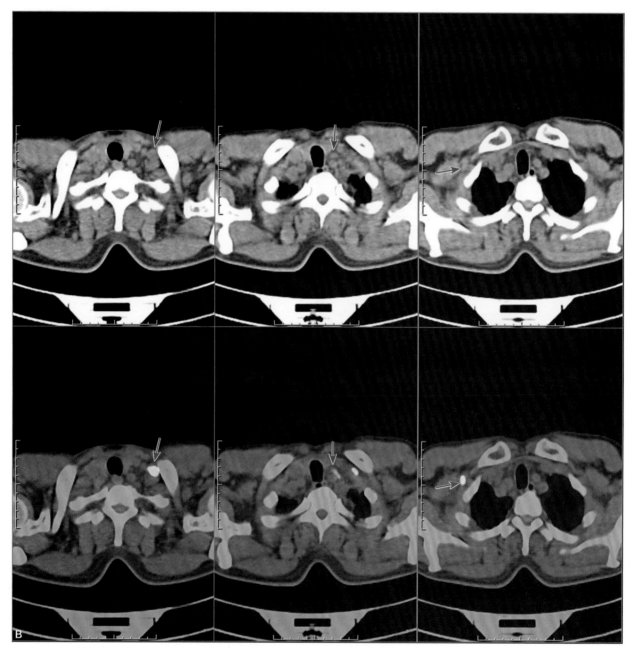

**图 5-4-37　结核累及颈部淋巴结**

患者男性,61 岁,反复腹胀,CT 发现胸腔、腹盆腔积液,腹腔淋巴结肿大:A. PET/CT 示左侧颈部 V 肿大淋巴结 FDG
代谢增高(短径 1.2cm,SUVmax 为 12.8);MIP 图示腹盆腔多发淋巴结 FDG 代谢增高(未展示)。B. PET/CT 示左颈
部Ⅳ~Ⅵ区、右锁骨区多发淋巴结 FDG 代谢增高(较大者短径 1.2cm,SUVmax 为 12.8);左颈部淋巴结活检提示肉芽
肿性炎(结核)。

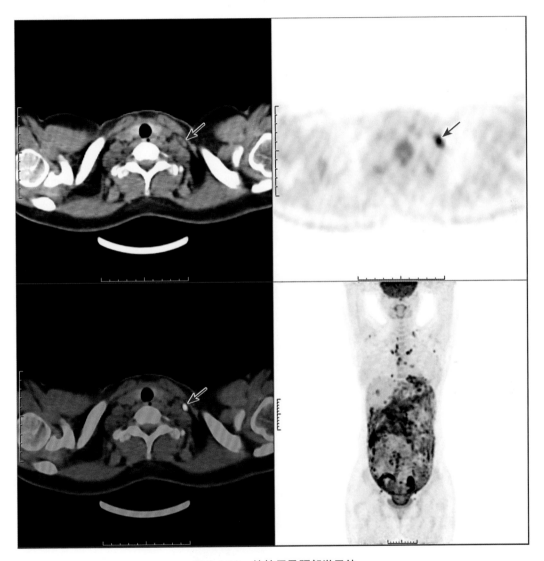

**图 5-4-38 结核累及颈部淋巴结**

患者女性,26 岁,产后 4 个月发现腹腔积液。PET/CT 示左侧颈部 Ⅴ 区淋巴结 FDG 代谢增高(短径 0.4cm,SUVmax 为 6.9);MIP 图示纵隔、腹盆腔、腹膜多发 FDG 代谢增高灶(未展示)。外院剖腹探查病理证实为结核,抗结核治疗后好转。

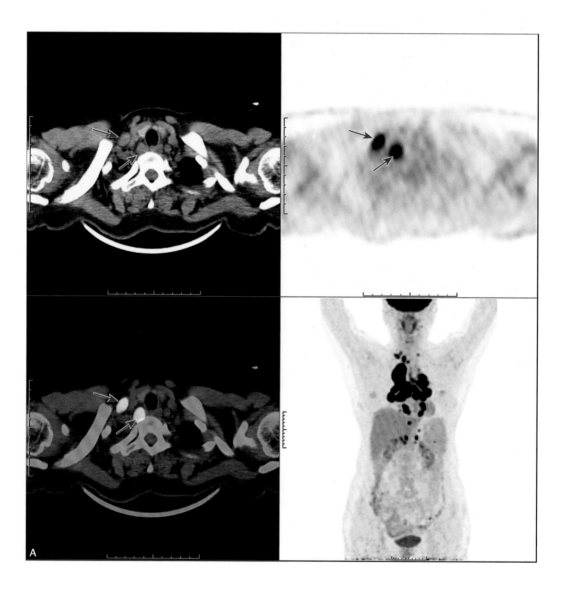

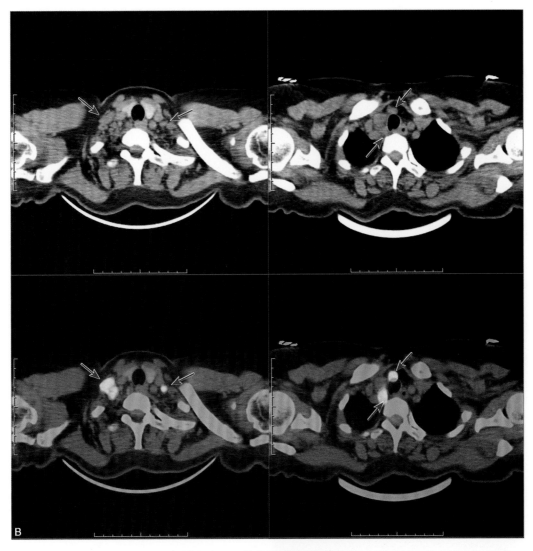

**图 5-4-39 结节病累及颈部淋巴结**

患者女性,57 岁,因纵隔多发肿大淋巴结行 PET/CT 检查:A. PET/CT 示右颈Ⅳ、Ⅵ区肿大淋巴结 FDG 代谢增高(较大者短径 1.1cm,SUVmax 为 14.1);MIP 图示纵隔及双肺门、后腹膜多发 FDG 代谢增高灶(断层图未展示)。B. PET/CT 示右颈部Ⅴ~Ⅵ区、左颈部Ⅴ区多发肿大淋巴结 FDG 代谢增高(较大者短径 1.1cm,SUVmax 为 14.1);纵隔镜活检示右锁骨下、右上纵隔、下纵隔淋巴结见多灶肉芽肿病变(结节病)。

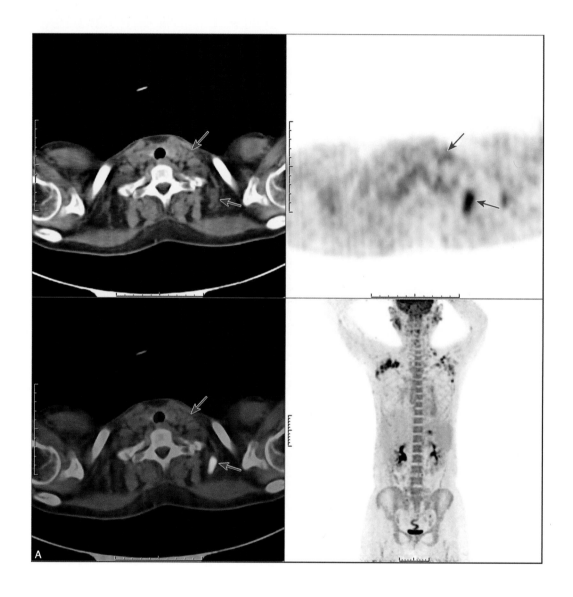

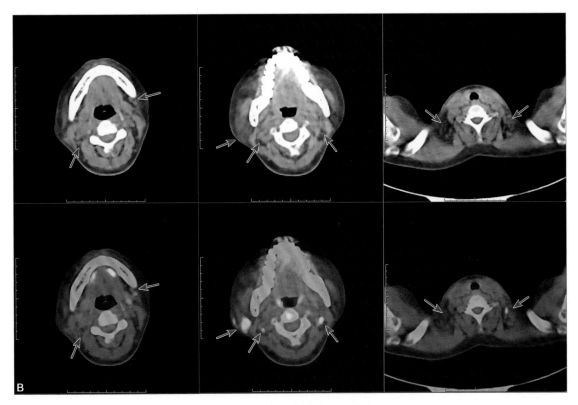

**图 5-4-40　颈部坏死性淋巴结炎**

患者女性,27 岁,发热待查:A. PET/CT 示左颈部Ⅳ、Ⅴ区多发淋巴结 FDG 代谢增高(短径 0.4~0.8cm,SUVmax 为 2.6~8.3),淋巴结较多,大小不等,FDG 代谢高低不等;MIP 图示双侧腮腺区、腋窝、腹盆腔内多发淋巴结 FDG 代谢增高(断层图未展示)。B. PET/CT 示右侧腮腺区、双侧颈部Ⅰ~Ⅴ区多发淋巴结 FDG 代谢增高(短径 0.4~0.8cm,SUVmax 为 2.6~8.3),淋巴结较多,大小不等,FDG 代谢高低不等;颈部淋巴结两次活检病理均为坏死性淋巴结炎,抗炎治疗后好转。

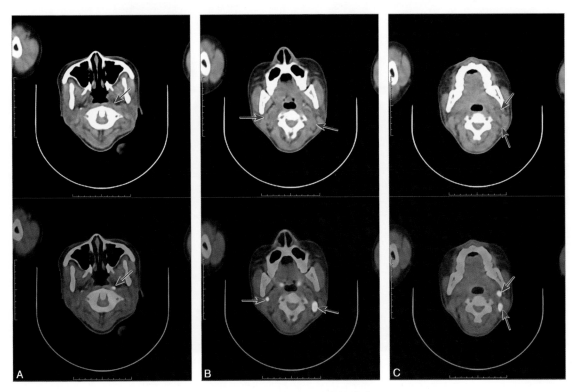

**图 5-4-41　颈部淋巴结炎性增生**

患者女性,22 岁,发热待查。PET/CT 示左咽旁间隙、双侧颈部Ⅱ区多发淋巴结 FDG 代谢增高(短径 0.4~1.0cm,SUVmax 为 2.6~21.8),淋巴结大小不等,FDG 代谢高低不等。颈部淋巴结活检病理提示淋巴结增生性病变,抗炎治疗后好转。

圆形,边界清晰,较小的肿瘤密度均匀,较大的肿瘤中央可出现坏死、囊变,并可将颈内外动脉向前推移(图5-4-42,图5-4-43)。

**6. 淋巴管瘤**　属于先天性淋巴管畸形,多见于儿童,无痛,生长缓慢,易并发出血、感染。最常发生在颈后三角区,成人可发生于舌下、颌下、腮腺间隙及咽旁间隙,也可延伸至纵隔。淋巴管瘤分单纯性、毛细管性、海绵状 3 种病理亚型。单纯性淋巴管瘤为单房,可完整切除;其余两型可浸润生长,不易完整切除。影像学表现为单房或多房的薄壁囊状肿物,内部呈水样密度,可出血而密度增高,出现液-液平面。

**7. 其他**

(1)HIV 感染:双侧颈部广泛的淋巴结肿大,部分为淋巴结反应性增生,密度较均匀;部分为 HIV 感染合并卡波西肉瘤、淋巴瘤所致的淋巴结肿大,其中卡波西肉瘤的肿大淋巴结呈特征性的高密度。

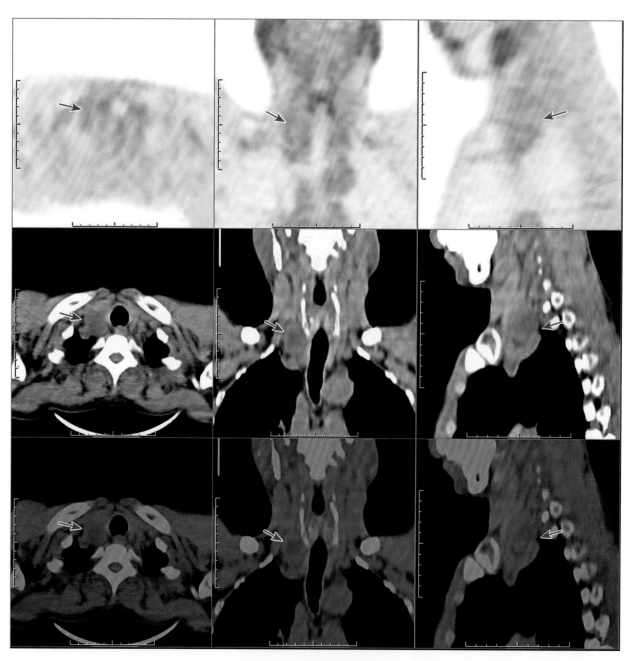

**图 5-4-42　颈部神经鞘瘤**

患者男性,59 岁,发现右颈部肿块。PET/CT 示右锁骨区(甲状腺右叶后方)类圆形低密度影,界清光整,大小约 3.4cm×2.3cm,CT 值为 24HU,FDG 代谢接近周围肌肉组织本底(SUVmax 为 2.1),中央区 FDG 代谢略低于本底(SUVmax 为 1.5)。后手术证实其为右侧颈迷走神经鞘瘤。

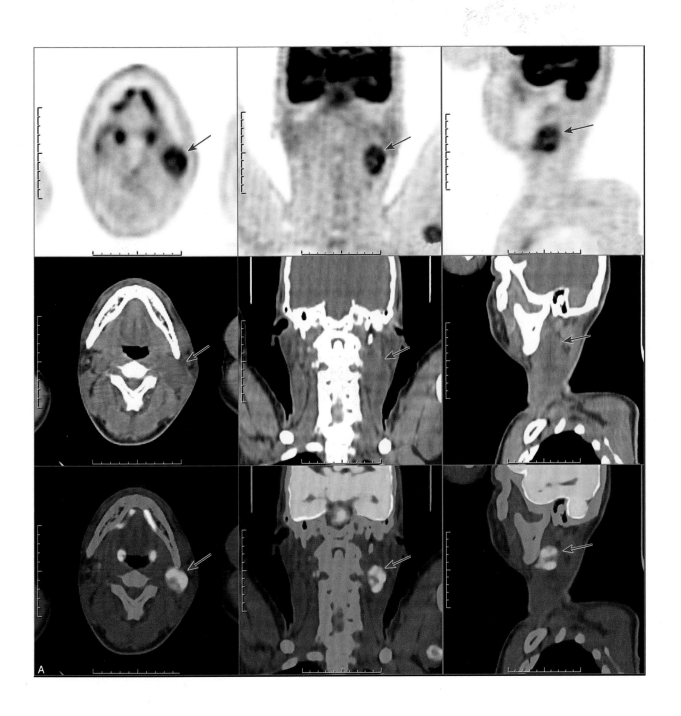

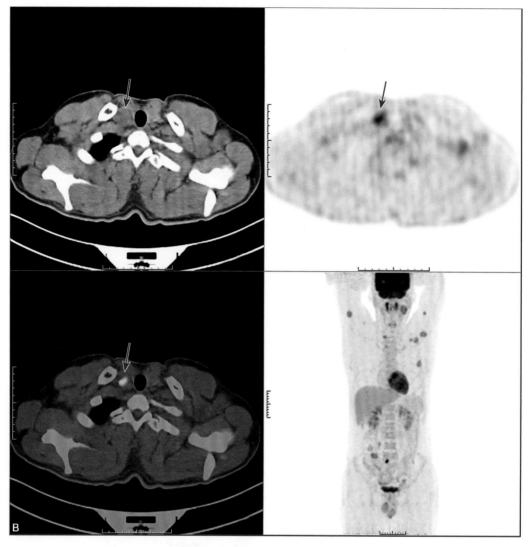

**图 5-4-43 颈部神经鞘瘤(多发性)**

患者男性,25 岁,发现左颈部无痛性肿块:A. PET/CT 示左颈部类圆形低密度影 FDG 代谢不均匀性增高(大小约 3.9cm× 2.5cm,CT 值为 27HU,SUVmax 为 7.8);左颈肿块切除术后病理示神经鞘瘤,伴出血,囊性变。B. PET/CT 示右锁骨区类圆形低密度影 FDG 代谢增高(大小 2.4cm×2.3cm,CT 值为 36HU,SUVmax 为 5.8);MIP 图示左颈部、左腋窝、双上臂、胸腹盆部多发 FDG 代谢异常增高灶;左颈部肿块切除术后病理示神经鞘瘤。

(2)猫抓热:由革兰氏阴性的巴尔通杆菌感染所致,具有自限性。表现为淋巴结肿大,周围广泛水肿,淋巴结强化不均匀,可有中央坏死。

(3)巨淋巴结增生症:多见于纵隔,也可见于颈部,肿大淋巴结呈均值等密度改变。

(4)甲状舌管囊肿:胚胎时期的甲状舌管上端在舌根部形成的盲管未退化而形成的囊肿,常位于舌骨附近,完全或部分开放形成漏管。影像学表现为颈前正中类圆形囊性肿块,边界清晰,边缘光整,壁薄,囊内呈均匀的液体密度,其后缘见柄状突起,伸入舌会厌韧带及甲状软骨后方。

## 六、小结

利用 PET/CT 探测颈部转移淋巴结,对确定临床分期、制订治疗决策和预后评估具有重要的临床意义。根据淋巴结的大小、有无中央坏死、形态、数量、有无结外侵犯、是否呈 [18]F-FDG 高摄取,可以进行转移淋巴结的诊断,然而也存在部分转移淋巴结仅为轻度摄取或无摄取,因此,摄取 [18]F-FDG 的水平不能作为鉴别是否为转移淋巴结的依据,还需紧密结合其他临床信息进行判断。在实践过程中,需与炎性淋巴结、淋巴瘤、结核等多种淋巴结病变进行鉴别诊断。

(王跃涛 邱春 牛荣)

55检